*Selvarajan Yesudian und Elisabeth Haich*

# SPORT UND YOGA

# Sport und Yoga

von

Selvarajan Yesudian

und

Elisabeth Haich

DREI EICHEN VERLAG AG
ENGELBERG/SCHWEIZ + MÜNCHEN

»Sport + Yoga« erschien bisher in 1 200 000 Exemplaren in Ungarn, Schweiz, Deutschland, Frankreich, Holland, Italien, England, USA, Argentinien, Spanien, Israel, Norwegen, Finnland, Japan und Türkei. In Vorbereitung: Rumänien und Tschechoslowakei.

ISBN 3 7699 0231 9
Verlagsnummer 231

23. Auflage 1973 (111.—115. Tausend)
Gesamtherstellung: F. Marti AG, 3072 Ostermundigen - Bern

# Inhaltsverzeichnis

# Bilderverzeichnis

# Vorwort

*von Dr. D. B. Desai †*
*Außerordentlicher Gesandter und bevollmächtigter Minister für Indien in der Schweiz*

In Europa haben schon viele irrtümliche Auffassungen über Yoga geherrscht. Es ist ein Begriff, der gelegentlich von jenen gebraucht wurde, die von der östlichen Mystik angezogen wurden, und die sich mit Mystizismus und Spiritismus zu schaffen machten. Wenige nur haben den wahren Sinn des Yoga erfaßt.

Yoga ist auf die alten Weisen Indiens zurückzuführen; sie übten es aus. Es ist eine Methode, durch deren Anwendung ein menschliches Wesen vollständige Beherrschung von Seele und Körper erlangt, im Vertrauen darauf, daß es ihm letztlich möglich sein werde, sich mit dem Unendlichen zu vereinen. Es ist ein Weg zur Erlangung vollkommener Erlösung. Zur Erreichung dieses Zieles muß die Konzentrationsfähigkeit aufs höchste entwickelt werden, was nur möglich ist bei vollständiger Beherrschung der Gedankenwelt. Meisterschaft über die Gedankenwelt ist aber nur jenem möglich, der auch volle Herrschaft über seinen Körper hat. Vollkommene Beherrschung des Körpers bildet daher den ersten Schritt auf diesem Weg. Dazu muß der Körper ganz entwickelt und geschult werden, was nur durch eine Reihe von Übungen erzielt werden kann. Diese bezeichnet man als Hatha-Yoga.

Hatha-Yoga ist also eine Methode, durch deren Anwendung ein Mensch die Beherrschung über seinen Körper erlangen kann. Es wird betont, daß der allererste Schritt dazu darin besteht, richtig zu atmen. Nachher geht man über zu einer Reihe von »asanas« (Körperstellungen), welche die körperlichen Organe und deren Funktionen vervollkommnen sollen. Es ist eine Wissenschaft, und zwar eine vollkommene. Sie verhilft allermindestens zu einem gesunden Körper, der seinerseits zur Erlangung einer gesunden Seele beiträgt. Es gibt keine versteckten Geheimnisse; Hatha-Yoga kann von Menschen im Osten und im Westen geübt werden, ohne Rücksicht auf soziale Stellung, Glaube und Religion. Es setzt nur den Wunsch voraus, einen gesunden Körper zu besitzen, und für die Erfüllung dieses Wunsches muß der Mensch bereit sein, einige Mühe auf sich zu nehmen. Yoga ist nur insofern mystisch, als es in unserem alten Land seit urdenklichen Zeiten, unter anderen, auch von Mystikern ausgeübt wurde. In seiner praktischen Anwendung aber ist es eine Wissenschaft, die ebenso modern ist wie jene der körperlichen Ausbildung.

Ich begrüße dieses Buch, weil es viele falsche Ideen zerstreuen wird, die bisher über Yoga und dessen Anwendungen bestanden. Sicherlich wird es all jenen Nutzen bringen, welche die Geduld haben, es zu lesen. Es freut mich, daß dieses Buch durch zwei Menschen veröffentlicht wird, die dazu befähigt sind. Sie haben dieser Arbeit viele Jahre gewidmet und in Ungarn damit einen bemerkenswerten Erfolg erzielt. In Ungarn wurde ein ähnliches Buch veröffentlicht, das große Verbreitung fand. Ich bin gewiß, daß dieses Buch in der Schweiz zahlreiche Leser finden wird; möge das gesunde Schweizervolk seine Gesundheit weiter vervollkommnen.

# Vorwort des Verfassers

Dem Gebot eines inneren Dranges folgend, dem ich den Gehorsam nicht verweigern konnte, verließ ich Indien und kam nach Europa. Ich handelte als Werkzeug in den Händen des Schicksals und nahm als Gefäß alles auf, was es mir gab. Ich fand keine Ruhe, bis ich die Antwort erhalten hatte auf meine größte und einzige Frage: *Mensch,* denn jetzt weiß ich:

Man, thou art thy secret alone!
Who can ope thy gates but thee?
And none to enter in but thee!*)

Der Mensch ist ein geheimnisvolles Wunder, das sich zwischen den beiden todbringenden Faktoren von Zeit und Raum bewegt. Die Begrenztheit seiner Tage fordert von ihm, daß er aus seinem traumvollen Schlummer erwache, damit er das Wirkungsvermögen seines Wesens und die Unbegrenztheit seines Selbst erkenne. In seinem Herzen dämmert dann Glückseligkeit auf, in ihrer goldenen Pracht und unvergänglichen Herrlichkeit, und der Mensch erwacht zur Erkenntnis, daß seine wahre Natur nichts als Glückseligkeit ist.

Dieser inneren Stimme folgend, entschloß ich mich, all das niederzuschreiben, was ich gesehen und gelernt hatte, in der Hoffnung, es möge jenen Gefährten, die auf der gleichen Suche sind, ein nützlicher Führer werden.

---

*) Mensch, Du allein bist Dein Geheimnis!
Wer kann Deine Pforten öffnen, außer Dir?
Und keiner kann eintreten, wenn nicht Du!

Ich hege nicht den Wunsch, irgend einen Orientalismus oder Kult zu verbreiten. Wahre und dauernde Glückseligkeit kann jedoch nur erlangt werden in einer gesunden Hülle; daher seien einige uralte Regeln und Anregungen erwähnt, die einer erfolgreichen Verwirklichung dienen mögen. Sie sind zusammengestellt worden, um den Forderungen jener Abendländer zu entsprechen, die gewillt sind, durch das Opfern einer blinden und ziellosen Geschäftigkeit täglich einige Augenblicke zu erübrigen. Der Kampf um die Gesundheit ist schwer, und der Sieger muß sowohl Körper wie Seele erobern. Geheimnisse warten darauf, enthüllt zu werden, wenn dieses Rätsel Mensch sich selbst löst als eine zur Blüte aufbrechende Knospe und sich die Herrlichkeit seines wahren Seins offenbaren wird. Dies aber verlangt Zeit und geduldige Arbeit. Wie ein Gärtner kann man seinen Weg für eine erfolgreiche Verwirklichung nur bahnen, wenn man Körper und Seele dazu bringt, im Gleichklang gehorsam die Forderungen des innewohnenden, unsterblichen Überselbst zu erfüllen. Mit dem Öffnen der feinen Blütenblätter des Gehirns, mit dem Bilden des einzigartigen Körpers drückt sich das Überselbst als vollkommene Gesundheit, Erkenntnis und Wissen aus. Seid als Ganzes bewußt, und ihr werdet dieses Ziel erreichen.

Die Welt braucht heute Gesundheit dringender als alles, was der Reichtum bieten kann. Die Verhütung der Ursachen von Krankheit und Leiden ist eine ebenso heilige Aufgabe wie die Heilung selbst, nach der Millionen so verzweifelt lechzen. Beginnet daher, indem ihr weder im Seelischen noch im Körperlichen irgendwelchen negativen Zuständen Raum gewährt; denn Krankheit ist Fehlen positiver Lebenskraft, eine Leere der Konstitution, die im Zusammenbruch des Systems gipfelt. Die alte Wissenschaft des Yoga ist ebenso vollkommen wie genau, indem sie jene vernünftigen Schritte zeigt, welche sowohl in körperlicher als auch in seelischer Hinsicht zu tun sind.

Meine Arbeit wurde überreichlich unterstützt durch Elisabeth Haich, die nicht nur in unserer Yoga-Schule meine Kollegin ist, sondern mir auch half, die genauen Bedürfnisse des Abendlandes zu deuten. Wir haben dieses Buch gemeinsam geschrieben, gestützt auf die Erfahrungen langer, harter Jahre der Arbeit und einer reichen Ernte ermutigender Ergebnisse. Diese Seiten sind für jene geschrieben, welche keine Yoga-Schule und keinen »ashram« besuchen können, die nicht das Glück haben, einen persönlichen Führer zu finden. Wir hoffen aufrichtig, daß dieses Buch es dem eifrigen Sucher ermöglichen werde, die Übungen durchzuführen und den bewußten Weg des Hatha-Yoga zu beschreiten.

To see, open then thine eyes,
And behold below the veil of
blindness, that mortal flesh
covereth . . . MAN the DIVINE*).

Selvarajan Yesudian**)

---

*) Um zu sehen öffne deine Augen,
Und siehe: unter dem Schleier der Blindheit,
In sterbliches Fleisch gehüllt,
Bist du, oh MENSCH, Du GÖTTLICHER!

**) Selwaradschan Yesudian

ERSTER TEIL

# I. Wahre Geschichte eines kranken Jungen

Einst lebte im sonnigen Indien, in der Stadt Madras, ein schmächtiger, kränklicher kleiner Junge. Bis zu seinem fünfzehnten Lebensjahr hatte er fast alle schweren Krankheiten durchgemacht: Scharlach, Dysenterie, Typhus, Cholera und sonstige in den Tropen so häufige Seuchen. Es grenzte an ein Wunder, daß er überhaupt am Leben blieb. Er blieb es, aber in welchem Zustand! Er war nur Haut und Knochen, sein Gesichtlein war eckig, die Augen eingefallen, der schmale Brustkorb flach. Dabei litt dieser Junge nie Mangel. Im Gegenteil! Sein Vater war ein weithin berühmter, reicher Arzt, zu dem die Kranken in Scharen kamen. Die Mutter war die sanfteste, beste Mutter der Welt. Trotzdem wurde das Haus in Madras mit dem großen, schattigen Hof vom Engel des Glücks gemieden. Stete Trauer und Sorge waren das Los der Bewohner. Denn das sorgsam gehütete und verzärtelte Kind glich eher einem Schatten als einem Jungen.

Der Vater versuchte alles, war er doch Arzt. Doch das einzige, was er erreichen konnte, war, das Kind mit großer Mühe am Leben zu erhalten.

Eines Tages wurde der Knabe in die Schule geschickt. Er mußte nun nicht mehr, wie bisher, in einem fort daheim auf dem Ruhebett liegen, sondern er lebte von dieser Stunde an so wie seine Altersgenossen. Vom Turnen war er natürlich befreit, und man bewahrte ihn zu Hause, wie bisher, vor jedem Lüftchen. Als Vierzehnjähriger bekam er eine Lungenentzündung, doch blieb er wieder wunderbarerweise am Leben. Die endlose Pflege und Mühe begann von neuem.

Nach Ablauf eines halben Jahres ging es ihm verhältnismäßig gut, aber auch vom kleinsten Luftzug bekam er Schnupfen. Es läßt sich in Worten schwer ausdrücken, wie sehr dieser arme kleine Junge seine kräftigen, heiteren, gesunden Schulkameraden beneidete. Während der Turnstunde im englischen Gymnasium zog er sich in eine Ecke des Hofes zurück, von wo aus er wehen Herzens und mit sehnsüchtigen Augen die beschwingten Turnübungen der Knaben verfolgte. War die Stunde zu Ende, blieb er noch im Hof, und wenn er sich unbewacht wähnte, lief und sprang er umher und vollführte mit den Armen Freiübungen, wie er sie den Kindern abgeguckt hatte. Als Fünfzehnjähriger fühlte er sich etwas wohler. Die Erkältungen kamen nicht mehr so häufig, jedoch die unregelmäßig und im geheimen vollführten Leibesübungen verursachten ihm Kopfweh und Herzklopfen.

War aber sein Körper auch schwach und gebrechlich, um so ungebrochener blieb sein Unternehmungsgeist. Oft kniff er aus und wanderte durch Wald und Flur, um in den fernen Bergen Yogi-Siedlungen — sogenannte Aschrams — aufzusuchen. Doch seine Bemühungen blieben erfolglos. So begnügte er sich damit, fahrende Fakire, die auf der Landstraße ihre Künste zum besten gaben, zu bestaunen. Während er jedoch nicht viel von diesen hielt, bewunderte und achtete er die echten Yogis sehr. Die mystische Wissenschaft Urindiens zog ihn, dank eines angeborenen Instinktes, in ihren Bannkreis. Er las alle einschlägigen Werke, die in der Bücherei seines Vaters zu finden waren. Er kannte und bewunderte die Theorie der geistigen Wissenschaften: die Lehren des Radscha-Yoga, des Dschnani-Yoga und des Karma-Yoga, die eine beseligende Vertiefung, Zufriedenheit, Glauben und Seelenkraft spenden. Er fand auch zahlreiche Bücher über Hatha-Yoga, die die einfachen, aber viele Jahrtausende alten Geheimregeln zur Erlangung von körperlichem Wohlbefinden, von Kraft und Gesundheit enthalten. Die Begeisterung eines Menschenkindes von so schwacher Konstitution läßt sich leicht vorstellen. Fast in einem Zuge — von den frühen Nachmittagsstunden bis in die Nacht, und wiederum bis zum Morgengrauen — verschlang er den Inhalt der entdeckten Bücher. Er jauchzte vor Begeisterung, als er von Asanas, den Kraft und Gesundheit spendenden Yoga-Körperhaltungen und den Atmungsübungen las. Er saß sofort im Bett auf, legte seine Beine über Kreuz — wie dies in der ersten Übung vorgeschrieben ist — und versuchte alle wichtigen Körperhaltungen nachzuahmen, so daß er nahe daran war, sich die Beine zu verrenken. Zwischendurch nahm er — nach der Vorschrift des Pranayama — tief Atem, nachdem er gelesen hatte, daß die tiefe Atmung von besonderer Wichtigkeit im menschlichen Leben sei. Er füllte seine schwache Lunge und hielt den Atem an, und dies so lange, daß er fast barst. Dann stand er auf den Kopf und wand die Beine durcheinander. Das Ergebnis war, daß er in der Nacht vom Bett kollerte, seine Stirne tüchtig anschlug und das ganze Haus aus dem Schlaf aufschreckte. Dabei wäre die keuchende Lunge des übereifrigen Jungen infolge der mehrstündigen Überanstrengung beinahe geborsten. Am nächsten Tag schmerzten ihn alle Glieder, und er fühlte sich schwach und elend. Nach einwöchiger Anstrengung legte er die Bücher beiseite, bittere Tränen weinend. Der Gedanke, daß ihm auch diese letzte Möglichkeit zur Erlangung körperlicher Kraft verschlossen blieb, versetzte ihn in eine trübe, verzweifelte Stimmung. Er glaubte, nie die Gesundheit zu erlangen, nie mit seinen Kameraden herumtollen und sich balgen zu können und nie die Freuden kraftstrotzender Jugend genießen zu dürfen.

Von diesem Tag an wurde er verschlossen. Er verachtete den Körper und hatte nur für geistige Dinge Interesse. Das Lernen und das viele Lesen befriedigten ihn aber nicht. Seine Aufmerksamkeit lenkte sich immer mehr Problemen zu, die für sein Alter zu ernst und tief waren.

An einem schwülen Herbstabend riß er wieder aus und fand einige Kilometer von der Stadt, in einem Mangohain, endlich den so sehr gesuchten Hatha-Yoga-Meister!

Dieser unterwies eben eine Gruppe junger Leute, die ihren Meister umringt hatten. Solange der Unterricht anhielt, verfolgte der Junge die Gruppe nur aus der Ferne. Er sah, daß die jungen Männer von herrlicher Muskulatur waren und eigenartige Leibesübungen vollführten. Er sah auch, daß sie vor Gesundheit strotzten . . . Als sich die Gruppe auflöste, pirschte sich der Junge an den Meister heran und bat ihn demütig, ihn als Schüler anzunehmen . . .

Nach zwei Monaten erkannte der Arzt seinen Sohn kaum wieder. Er ging kerzengerade, seine Brust wölbte sich, die Schultern gewannen an Breite. Nach Ablauf eines Jahres war der Brustkorb um zehn Zentimeter weiter. Arme und Schenkel erreichten fast das doppelte Maß. Seither war er nie wieder krank. In der Schule war er, ohne je an den englischen Sportstunden teilgenommen zu haben, von heute auf morgen der Gewandteste.

Im zwanzigsten Lebensjahr, nach dem Tode seines Vaters, besuchte er in einer fernen Stadt noch einmal seinen Meister, dem er, nach Gott und den Eltern, Leben, Kraft und Gesundheit zu verdanken hatte. Diesem teilte er mit, daß er, einer inneren Eingebung folgend, eine längere Europareise antreten wolle. Nach einem rührenden Abschied sagte der Meister:

»Geh, mein Junge, lerne den Westen kennen. Vergleiche die Völker des Westens mit denen des Ostens, — den Weg des Westens mit jenem des Ostens — und erkenne, wo die zwei Wege sich vereinigen. Lerne von jenen das, was sie vor dir voraushaben und verkünde ihnen das, worin der Osten bereits ans Ziel gelangt ist. Sei auch du eine Zelle, die an der Verbindung der zwei Wege mitwirkt. — Du aber wirst im Westen erkennen, daß die Wissenschaft des Hatha-Yoga nicht nur der Weg der Gesundheit, sondern auch der einzige Körperkult der Welt ist, der sich auf die enge Verbindung zwischen Körper und Seele gründet, und der, wenn auch eine Wissenschaft zum Aufbau des *Körpers*, trotzdem auf *seelischen* und *geistigen* Kräften ruht.«

Der Jüngling schaute mit glänzenden Augen auf den Meister, faltete die Hände und verneigte sich. —

»Meister! Ich wußte dies schon damals, als ich, um den Aufbau meines Körpers bemüht, die Aufmerksamkeit meinen einzelnen Körperteilen, Muskeln, Nervenzentren zuwandte und dessen gewahr wurde, wie sich in mir unbekannte seelische Fähigkeiten entfalteten. Im selben Grade, wie ich über meinen Körper Herr wurde, erhöhte sich meine Willenskraft. Du gabst mich dem Leben zurück; den schmächtigen, kränklichen Jungen verwandeltest du in einen Athleten. Aus einem seelischen und körperlichen Zerfall führtest du mich zu mir selbst zurück! Ich verspreche dir . . .«

»Versprich nichts, mein Junge! . . . Der Westen ist in Gärung begriffen und hat dem Anschein nach wenig Zeit dazu, sich um den Osten zu kümmern. Du aber erfülle deine Pflicht. Der Sämann erntet nur selten. Hast du aber den Yoga des Körpers nur einigen deiner Freunde mitgeteilt, erfülltest du bereits deine Pflicht dem westlichen Mitmenschen gegenüber. Es werden ja ohnedies nur jene die Lehren befolgen, deren Geist aus der Blindheit des Materialismus befreit und deren Gedankenwelt für ein schöneres, höher geordnetes LEBEN aufgeschlossen ist . . . Deine heiligste

Pflicht sei aber: wenn du eine Botschaft über die Menge hinaus von mir erhältst, so sollst du wissen, daß deine Stunde gekommen ist und der Heimatboden dich ruft . . . Geh, mein Sohn, der Himmel sei mit dir! . . .«

So reiste ich nach Europa.

# II. Was ist Hatha-Yoga?

Das größte Wunder auf Erden ist der Mensch. — Sein aus Knochen, Fleisch und Blut geschaffener Leib birgt Geheimnisse, nach denen er seit Jahrtausenden unermüdlich forscht in der Suche nach einer Lösung des großen Geheimnisses, des Mysteriums, der großen Sphinx. Es gab deren viele, die es auf sich genommen haben, das Geheimnis Mensch zu enträtseln, doch wenigen gelang es, die Sphinx zum Sprechen zu bringen. Nur die allerwenigsten, die unermüdlich tiefer und tiefer schürften im eigenen Ich, brachten es dahin, daß sie endlich das größte Geheimnis verstanden: sich selbst.

In Indien befaßte man sich seit Urzeiten mit den Geheimnissen der menschlichen Seele, und es gab sehr viele, die ihr ganzes Leben diesem Ziel widmeten, um zu erforschen: *was ist der Mensch — und was ist seine Bestimmung hier auf Erden?*

Sie zogen sich vom Getriebe der Welt zurück und konzentrierten all ihr Sinnen und Trachten auf die einzige Frage: wer bin ICH? — Ihr unermüdliches Streben, die stählerne Ausdauer und die Sehnsucht, mit der sie die Wahrheit zu erkämpfen sich befleißigten, zeitigte Früchte: ihr Geist wurde erleuchtet, und vor ihnen ausgebreitet lag das ganze Geheimnis des SEINS. Sie verstanden das LEBEN, bekamen die allerletzten Ursprünge zu schauen, und es eröffnete sich vor ihnen der WEG, der hinausführt aus dem Leid, hinauf in Freiheit, Glück, Seligkeit . . . Sie wußten, daß dieser Zustand für jeden einzelnen Menschen erreichbar ist, und die also Erleuchteten begannen aus Erbarmen die in Leiden

schmachtenden Menschen zu lehren — ihnen den Weg zur Erlösung, zur Befreiung weisend.
Zum Gipfel führen verschiedene Wege. Mancher wird den bequemen Serpentinenweg nehmen (den Weg mit den weiten Windungen), da seine physische Verfassung für den Steilweg nicht geeignet ist. — Ein anderer wird den Weg abschneiden und einen steileren Pfad wählen. — Schließlich wird es auch solche geben, die sich für den kürzesten Weg entschließen und die schroffen Felswände erklimmen werden, um eher zum Ziele zu gelangen.
So kann also der Mensch auf verschiedenen Wegen seinem großen, inneren Ziel entgegenstreben, je nach seinen seelischen und physischen Fähigkeiten. Die großen Lehrmeister haben mehrere Systeme ausgearbeitet, um die selbstgesteckte Aufgabe für jeden erreichbar zu machen. Diese Systeme verkürzen den Pfad, und wer sie befolgt, wird sein Ziel einfacher und schneller erreichen. Der Sammelname für diese Systeme ist: Yoga.
Die großen Lehrer aber und die Meister, die den Weg des Yoga begangen und ihr Ziel erreicht haben, werden Yogi genannt.
Die verschiedenen Systeme des Yoga unterscheiden sich voneinander nur im Ausgangspunkt. Wesen und Ziel ist bei allen dasselbe: vollkommene Selbsterkenntnis. Zu dieser aber führt der Weg über bedingungslose Selbstdisziplin. Die Yogas lehren uns demnach in erster Linie die Selbstbeherrschung. Aber es gibt Yogas, deren Weg über die Disziplinierung des Verstandes führt, es gibt solche, die mit der Herrschaft über die Gefühle beginnen, und es gibt andere, deren Ausgangspunkt der Körper ist usw. — je nach Anlage und Fähigkeiten des Schülers. Den verschiedenen Wegen entsprechend unterscheiden sich auch die Benennungen der Yogas. Es empfiehlt sich jedoch, mit jenem Yoga zu begin-

nen, dessen Ausgangspunkt der Körper ist. Dies ist der Weg der vollkommenen Gesundheit, und sein Name ist: HATHA-YOGA.

Der Name Hatha-Yoga weist auf die Wahrheit hin, auf die dieses Yogasystem aufgebaut ist. Unser Körper wird von positiven und negativen Strömungen belebt, und wenn diese Strömungen sich in vollendetem Gleichgewicht befinden, dann erfreuen wir uns vollkommener Gesundheit. In der Ursprache des Ostens wird diese positive Strömung mit dem Buchstaben »HA« bezeichnet, — was soviel bedeutet wie »SONNE«. Die negative Strömung wird mit »THA«, dem zweiten Laut bezeichnet, — was soviel heißt wie: »MOND«. — Das Wort YOGA hat einen doppelten Sinn; der eine heißt soviel wie »Verknüpfung«, — der zweite entspricht dem Begriff »Joch«. »HATHA-YOGA« bedeutet demnach eine vollkommene Kenntnis der Energien, der positiven Sonnen- und der negativen Mond-Energien, ihre Verknüpfung in vollkommener Harmonie und vollem Gleichgewicht, und die Fähigkeit, unbedingt über diese zu herrschen, das heißt die Beugung dieser Energien unter das Joch unseres »ICH«.

Dieses System ist einmalig auf der ganzen Welt, da es den Leib bewußt vervollkommnet, seine etwaigen Mängel ausgleicht und ihn mit strahlender Lebenskraft erfüllt. Hatha-Yoga führt zurück zur Natur, macht uns mit den Heilkräften bekannt, welche den Gräsern, Bäumen, Wurzeln innewohnen, macht uns mit unserem eigenen Körper vertraut sowie mit den im Körper tätigen Kräften und führt uns zum engen Zusammenklang von Leib und Seele. Der Körper reagiert auf die kleinsten Regungen der Seele, und die Seele empfindet nachhaltig den Zustand des Körpers. Diese Wechselwirkung wird von Hatha-Yoga benützt und beide, Seele und Körper, gesund gemacht. Der einzuschlagende Weg besteht darin, unseren Körper und alle seine Tätigkeiten bewußt zu machen. Auch das Sympathische Nervensystem und alle jene Organe, deren Arbeit sonst von unserem Bewußtsein unabhängig ist, kann ich meinem Willen botmäßig machen. Der unschätzbare Vorteil dessen ist, daß jede unrichtige Funktion verhindert und der Körper vor Krankheiten, die von unrichtiger Tätigkeit herrühren, bewahrt werden kann. So kann ich zum Beispiel meine Herztätigkeit disziplinieren und verhindern, daß infolge eines äußeren Reizes — wie Schrecken, eine Hiobspost, oder plötzliche Freude — ein starkes Herzklopfen auftritt. So bewahre ich mein Herz vor Herzerweiterung, Herzmuskelentartung oder sonstigen Herzkrankheiten. Oder wenn es mir gegeben ist, die Drüsentätigkeit der Sekretion zu beeinflussen, kann ich nach Belieben die Funktion fast aller meiner Organe und somit meine ganze Körperverfassung regulieren. Der Hatha-Yogi, der die höchste Stufe erreicht hat, beherrscht seinen Körper unumschränkt. Er ist fähig, die Herztätigkeit, die Arbeit seiner ganzen Verdauung und die Leistung all seiner Organe nach Wunsch zu regeln. Unzählige Reisende aus dem Westen konnten die Erfahrung machen — falls es ihnen nach großen Schwierigkeiten gelungen war, einen echten Hatha-Yogi zu Gesicht zu bekommen, daß Yogis im Alter von 80 bis 90 Jahren den Eindruck von 30- bis 40jährigen Männern machten und für westliche Begriffe ein unerhört hohes Lebensalter erreichen, weil sie ihren Körper nach eigenem Gutdünken mit neuen Lebensenergien füllen können.

Indessen ist nicht die Verlängerung des Lebens das Ziel der Yogis. Hatha-Yoga ist kein Endziel, sondern Vorbereitung auf einen höheren, geistigen Yoga. In einem kranken Körper wird es sehr schwer sein, das Selbstbewußtsein zu entwickeln und einen höheren Geisteszustand zu erleben. Deshalb sollen wir zunächst die in unserem Körper tätigen

Kräfte kennenlernen, um sie nachher gut gebrauchen und beherrschen zu können. Da wird unser Körper nicht mehr ein Hindernis sein bei dem Emporstieg auf höhere, geistige Ebenen. Wer sich damit zufrieden gibt, in den Besitz magischer Kräfte zu gelangen, mit deren Hilfe er Dinge zuwege bringt, die Wunder genannt werden, der ist auf halbem Weg steckengeblieben und kann nicht vorwärts kommen. Das Ziel, das anzustreben ist, kann nur eines sein: Befreiung aus dem Kerker der materiellen Welt. Verwechseln wir also nicht den Zweck mit dem Mittel. Die Kenntnis des Körpers und seiner Geheimkräfte ist — wenn auch noch so wichtig — doch nur ein Mittel. Ein echter Hatha-Yogi wird demnach seine Wissenschaft und seine Fähigkeiten nie vor jemand zur Schau stellen, um die Neugierde zu befriedigen. Wer dies tut, ist kein echter Hatha-Yogi. Der echte Hatha-Yogi verwendet seine Fähigkeiten nur in dem einen Falle — wenn er anderen damit beistehen kann.

So hat zum Beispiel mein Meister niemals gesagt, über welche Kräfte er verfüge. Einmal saß er in seiner kleinen Hütte im tiefen Walde; wir Schüler waren in einer Lichtung vor der Hütte in ein Gespräch vertieft. Da kam ein kleiner Mungo aus dem Dickicht hervor. Halbtot schleppte sich die unglückliche kleine Kreatur weiter, und als sie näher kam, sahen wir, daß sie einen Schlangenbiß erhalten hatte. Der Instinkt trieb das Geschöpf zur Hütte unseres Meisters. Mit schwerer Mühe schleppte es sich vor den Eingang, wo es sich im Todeskampf wand. Nun legte der Meister seine Rechte auf das kleine Tier und fiel in Verzückung. Eine Zeitlang verharrte er darin. Plötzlich regte sich der Mungo, rappelte sich auf und lief hurtig davon. Nun sahen wir, über welche Kräfte unser Meister verfügt.

In letzter Zeit wandte sich die ärztliche Wissenschaft des Westens mit ernstem Interesse dem Hatha-Yoga zu, und so bieten diejenigen, welche in den Geheimnissen des Hatha-Yoga Bescheid wissen — die Yogis — wertvolle Einblicke für die Bestrebungen und Ziele der Wissenschaft.

Die Anfangsstufe des Hatha-Yoga ist so interessant und nützlich, daß es sich lohnt, diese kennenzulernen und sich damit zu befassen. Auch der größte Meister begann mit ihr sein Lernen, denn ohne Abc gibt es kein Lesen. Die unterste Stufe des Hatha-Yoga lehrt uns die Kunst, gesund zu sein.

Vor allem anderen müssen wir mit unserem eigenen Körper bekannt werden, jedoch nicht in der Theorie, wie es die Anatomie lehrt. Die Anatomie unterrichtet uns darüber, was im menschlichen Körper, und wo es zu finden ist. Daß ich aber meinen eigenen Körper wirklich kenne, bedeutet etwas ganz anderes. Es bedeutet, daß, wenn ich zum Beispiel mit meinem Verstand weiß, wo das Herz ist, ich auch mit meinem Bewußtsein in das eigene Herz hinuntersteigen kann, so, daß ich seine Formen, Kammern, Vorkammern, Klappen, seine Bewegungen und alles so deutlich und klar empfinde, daß dieser Zustand etwa auf folgende Weise zum Ausdruck gebracht werden könnte: »Ich bin das Herz.« Und das muß ich ebenso mit meinem Magen, meinen Gedärmen, der Leber, der Niere und jeder Faser meines Körpers zuwege bringen können. Wer noch keine Yoga-Übungen gemacht hat, wird höchstens seine Zunge und das Innere seines Mundes im erwähnten Grade kennen. Wer aber Hatha-Yogi werden will, der muß sich so lange üben, bis er sein Selbstbewußtsein auch in den kleinsten Teil seines Körpers versetzen kann. Ist er so weit gelangt, dann besteht der nächste Schritt darin, das Bewußtsein *mit der Willenskraft vereinigt* in die kleinste Faser des Körpers überzuleiten. Zurückkehrend auf das vorherige Beispiel: es genügt nun nicht mehr, mit dem Bewußtsein in mein Herz einzudringen, sondern ich muß es auch unter meine Botmäßigkeit bringen. Mein Herz muß sich meinem Willen unterordnen, damit es das Blut je nach meinem Gutdünken langsamer oder rascher in den Körper pumpe. Das ist nicht unmöglich! Ebenso wie jeder Mensch seine Zunge, seine Finger oder viele andere Körperteile nach Gutdünken bewegen kann, ebenso kann jedermann mit systematischen Übungen alle Teile des Körpers unter seine Herrschaft bringen. Auch unter den Durchschnittsmenschen gibt es große Unterschiede darin, wie weit einem Menschen sein Körper bewußt ist. Dies ist auch je nach seinem Beruf verschieden. Die Finger eines Pianisten sind viel unabhängiger und selbstbewußter als die eines Menschen, der nie Klavier gespielt hat. — Weshalb? — Weil der Pianist seine Finger durch ständiges Üben selbstbewußter gemacht hat. Der Hatha-Yoga-Schüler übt ebenfalls ständig — Jahre hindurch —, Tag für Tag, mit Geduld und Ausdauer. Er übt aber die Einführung des Bewußtseins in allen Teilen seines Körpers. — Lohnt sich das? — Ja! Denn das Ergebnis ist bewunderungswürdig. Er entdeckt geheimnisvolle Kräfte in sich, die er nach und nach meistern wird. Er lernt Bescheid darüber, daß zwei Lebensströmungen in seinem Körper tätig sind, deren vollkommenes Gleichgewicht vollkommene Gesundheit bedeutet. Gleichzeitig mit einer ständigen Erweiterung seines Bewußtseins gelangt er zur Erkenntnis, daß diese zwei Lebensströmungen nicht nur ihm innewohnen, sondern daß alles, was in Raum und Zeit lebt, deshalb lebt, weil es die Polarität und den Rhythmus in sich trägt. Er beginnt die Geheimnisse der Schöpfung zu erschauen. In dem Moment, da das schöpferische Prinzip aus dem Absoluten hervortritt und sich spaltet, wird der negative und positive Pol, wird die Polarität geboren. — Zwischen den beiden entsteht eine pulsierende Bindung, geboren wird der Rhythmus — und es beginnt die Offenbarung des LEBENS!

Schon in den Kristallen können wir das Vorhandensein

positiver und negativer Pole entdecken und ihre Anwesenheit bei allen Graden von Lebensäußerungen feststellen, Polarität und Rhythmus beleben das ganze Universum. Der Kreislauf gigantischer Himmelskörper im unendlichen Raum mit ihren Planeten und Trabanten — inbegriffen die Sonnenflecken — der pulsierende Herzschlag der Lebewesen, unser Atem und Sein, all dies geschieht in einem Rhythmus, welcher der Polarität entspringt. Die positiven und negativen Energien lösen einander rhythmisch ab, positive und negative Zustände in vollkommenem Gleichgewicht verursachend.

Der im Weltall tätige Rhythmus wird in der indischen Mythologie durch die tanzende Gestalt des Gottes Schiwa symbolisiert. Der Tanz ist eine Offenbarungsform des Rhythmus.

Auch unsere Erde hat zwei Pole, und wir Menschen, die wir aus Staub geworden sind und wieder zu Staub werden, wir tragen die Polarität ebenfalls in uns, als positive und negative Pole. Der Sitz des positiven Pols ist in der Schädeldecke, im Gehirn, dort, wo der Haarwuchs in Form eines spiralen Wirbels aus einem Punkt hervorgeht. Am Kopf der Kinder ist dieser Ort gut sichtbar. Der negative Pol sitzt im Steißbein, im letzten Knochenwirbel. Zwischen den beiden Punkten kreist ein Hochspannungsstrom. Diese Spannung selbst ist das LEBEN!

Der Träger des Lebens ist die Wirbelsäule.

Das Leben wollte sich offenbaren, und so erweiterte es den obersten Wirbelknochen des Rückgrates und schuf darauf den Schädel. Es entwickelte den in diesem befindlichen feinen Stoff zum Träger seiner Spannung und gab ihm die Eignung zum Ausdruck von Vernunft und Gefühl. So entstand das Gehirn. Durch diese Materie wollte es sehen, hören, riechen, den Geschmack der Dinge wahrnehmen und tasten. So entstanden die Sinnesorgane: Augen, Ohren, Nase, Mund und Tastnerven. Um sich im Raume fortbewegen und handlungsfähig zu sein, sorgte es für Füße und Hände. Damit aber dieses Gebilde fortbestehen könne und dazu fähig sei, im Falle einer Abnützung Ersatz zu stellen, schuf es die verschiedenen Organe zur Selbst- und Arterhaltung. Der Vermittlung des Lebensstromes dient das Nervensystem. Schließlich wurde dieses sich auf zwei Füßen fortbewegende Werkzeug der Offenbarung des LEBENS mit einem Namen bedacht: »Mensch«. Das LEBEN wurde sich im MENSCHEN seiner bewußt, infolgedessen sprach es und sagte: »ICH BIN!«

Das LEBEN in uns ist das, was der Mensch in sich selbst »ICH« nennt. LEBEN und ICH sind das Immerwährende, Unsterbliche SELBST, das nie geboren wurde, also auch nie sterben kann, denn das ICH ist das LEBEN, und das LEBEN kann nicht sterben. Es ist nur der Körper, der geboren wird und stirbt. Dieser ist jedoch bloß die Kleidung, die Hülle des ICHS, ein Hilfsmittel, damit das ICH sich auch auf der Ebene des Stoffes offenbaren kann.

Wenn das LEBEN seiner selbst bewußt wird und dieses Bewußtsein über die Vernunft in das eigene ICH zurückleitet, so nennt man diesen Zustand SELBSTBEWUSSTSEIN.

Das SELBST bekleidete sich mit dem Körper und strömt mit Hilfe des Nervensystems sich selbst — also das LEBEN — in alle Fasern seines Körpers aus, diesen mit vollkommenem Gleichgewicht und mit Harmonie erfüllend. So ist die Funktion des Körpers regelmäßig, das heißt: GESUND.

Der Mensch trägt die positiv sendenden und gleichzeitig die negativ empfangenden, widerstehenden Eigenschaften seines Wesens in sich. Innerhalb seiner — aus Gegensätzen verwobenen — Persönlichkeit muß er das volle Gleichgewicht wahren, die Gegensätze miteinander verbinden, durcheinander ergänzen, in sich selbst ausgleichen. Nur dann ist er vollkommen, nur dann ist er ein Ganzes und gesund und kann seiner irdischen Aufgabe entsprechen, wie im Sonnenstrahl die Komplementärfarben sich in vollkommenem Gleichgewicht ergänzen: Rot und Grün — Lila und Gelb — Blau und Orange. Diese Farben sind einander kraß entgegengesetzt und gehören gerade deshalb zusammen. Ihre Einheit ergibt die VOLLKOMMENHEIT. — Die Gesetze von Geist und Körper befinden sich im gleichen krassen Gegensatz. Das Gesetz des Geistes ist die Selbstlosigkeit, das des Leibes aber die Selbstsucht. Und doch muß der Mensch lernen, die zwei Extreme in völliger Harmonie zu verbinden und in sich selbst zu offenbaren. Diese Wahrheit wurde von allen Propheten und großen Lehrmeistern hienieden gelehrt, denn diese kannten das Geheimnis des Seins: die Spannung zwischen dem positiven und dem negativen Pol. Deshalb stellten sie den unbedingten Gebieter der entgegengesetzten Kräfte: den Gottmenschen, der die Vollkommenheit erreichte, in jeder Religion mit demselben Symbol, dem aus der Verflechtung von zwei Dreiecken entstandenen sechseckigen Stern dar: ✡. Dieser Stern versinnbildlicht das Geheimnis der Kräfte, die das Weltall erhalten, gleichzeitig aber auch jenes vollendete Wesen, welches Herr des Lebens ist und *den Geist und den Stoff in gleicher Weise offenbart: den Menschen, der die Schöpfung in sich selbst vollendet hat, das heißt: den GOTTMENSCHEN.*

Der Gottmensch gebraucht den Körper nicht als Selbstzweck, sondern als Offenbarungswerkzeug des Geistes: der SELBSTLOSEN LIEBE und erfüllt ihn gleichmäßig mit den allerhöchsten geistigen Energien. Sein Körper ist demnach bewußt: eingelebt.

Das Selbstbewußtsein des Durchschnittsmenschen befindet sich noch auf sehr niedriger Entwicklungsstufe. Daher ist die Auseinanderstrahlung des Lebensstromes im Körper nur in sehr geringem Maße bewußt und zum größeren Teil unbewußt, automatisch. Der Körper eines auf niedriger Bewußtseinsstufe befindlichen Menschen ist bei weitem nicht so eingelebt, wie der des höher geordneten. Letzterer hat viel mehr Gehirnwindungen, sein Nervensystem ist viel dichter, somit eingelebter, lebendiger, und infolgedessen ist sein Körper ein viel willigeres Werkzeug seines ICHS.
Auch die Körperbewegungen des selbstbewußten Menschen mit eingelebtem Körper sind anders geartet, als die eines Menschen niederer Ordnung. Als »grazil«, »geschmeidig«, »schön« bezeichnen wir die Körperbewegungen, den Gang eines eingelebteren Menschen. Und »ungeschlacht« oder »plump« nennen wir einen andern, in dessen Körper die Äußerungen des LEBENS auf niedriger Stufe stehen. Der Mensch wird immer dort etwas als schön, als entzückend finden, wo sich das LEBEN ausgereifter entfaltet, das heißt da, wo wir das universelle SELBST, unser eigenes ICH, erkennen und auffinden!
Die einzige Glückseligkeit ist: *sich selbst zu finden!* Das ist es, was wir in jeder Freude, in jedem Glücksgefühl suchen. Befindet sich unser ICH in diesem Zustand, ruht es in sich selbst, so ist ein vollkommenes Gleichgewicht in unseren ausgestrahlten Lebensenergien vorhanden. In diesem Falle ist unsere Seele, ist unser Körper gesund!
Bei Menschen niederer Stufe kann das Gleichgewicht infolge Unwissenheit oder mangelhaftem Selbstbewußtseins leicht umkippen. Sie fallen aus ihrem ICH heraus, weil der unbewußte Teil bei ihnen schwerer ist als der bewußte. Diese Gleichgewichtsstörung drückt sich auch in ihrer Denkweise und ihrem Seelenleben aus. Die Folge davon ist, daß das

Gleichgewicht der positiven und negativen Strömungen gestört wird. Besteht aber kein vollkommenes Gleichgewicht zwischen den ausgeströmten Lebensenergien, so bildet sich der Zustand, den wir Krankheit nennen.
Eine Hauptbedingung der Gesundheit ist es demnach, das Selbstbewußtsein stufenweise zu erweitern und in alle Teile des Körpers einzuführen. So können wir verhindern, daß die Ordnung gestört wird und können den Krankheiten vorbeugen. Sollte aber die Krankheit schon da sein, so stellen wir diese Ordnung bewußt wieder her.
Dies lehrt uns jene Wissenschaft und Kunst, die HATHA-Yoga genannt wird.

# III. Jede Krankheit hat seelische Ursachen

»Ich bin der Weg, die Wahrheit und das Leben«, heißt es in der Bibel. Diese Tatsachen verkünden die indischen Yogis: das LEBEN sei das SELBST.

Das ICH ist in seiner Wesenheit strahlend, vollkommen, makellos, rein und ohne Sünde. Als es sich aber in die Materie kleidete — einen Körper annahm — nahm es die Sünde des Stoffes, der Welt, auf sich. Die Materie, die Zeitbedingtheit, setzte sein Selbstbewußtsein herab, und es bedurfte der Entwicklung von Jahrmillionen, um im Körper wieder seiner selbst bewußt zu werden. Diese Entwicklung ist auch heute noch nicht beendet, da das Selbstbewußtsein des Durchschnittsmenschen noch weit davon entfernt ist, zur Entfaltung zu kommen und sich mit seinem eigenen, höher geordneten, göttlichen ICH zu vereinigen. Die Menschheit hat wie ein großer Körper den Entwicklungsweg durchgemacht, und so hat jedes Zeitalter einen gewissen Entwicklungsgrad. Doch gibt es stets Individuen unter dem durchschnittlichen Entwicklungsgrad und solche, die über diesem stehen. Es gibt nicht zwei Menschen, deren Bewußtseinsgrad vollkommen gleich wäre. Nur Menschen, die die Vollkommenheit erreicht haben, sind gleich, nur solche, deren Selbstbewußtsein das höher geordnete universelle ICH erreicht haben und mit diesem verschmolzen sind, denken vollkommen gleich. Doch auch diese tragen noch den individuellen Stempel des Filters, des Körpers, an sich. Nur im Wesentlichen, im Geiste, sind sie eins.

Die mannigfaltigen Ereignisse des Lebens, die unendlichen Spielarten menschlicher Schicksale verursachen verschiedene

Erfahrungen und Einflüsse. Demnach entwickelt sich das menschliche Selbstbewußtsein auf verschiedene Weise. Bei dem einen werden die erworbenen Erfahrungen und Eindrücke das Selbstbewußtsein gerade in jenem Teil stärker zur Entwicklung bringen, wo dieses bei einem anderen Menschen verkümmern wird. Aber es ist auch möglich, daß der erste in einer anderen Richtung rückständig ist, wo der zweite schon starke Fortschritte aufweist. Diese unzähligen Variationen der Bewußtseinsgrade sind die Ursache der Gegebenheit: so viele Menschen, so viele Individualitäten.
*Das ICH, diese ewige Quelle des LEBENS strahlt gleichmäßig in vollkommenem Gleichgewicht und in vollkommener Harmonie die Lebensenergie in den Körper aus. Ist eines Menschen Selbstbewußtsein — selbst wenn es auf niedriger Stufe steht —, in jeder Richtung gleichmäßig entwickelt, so wird bei ihm die Lebensenergie gleichmäßig in den Körper strömen. Die positiven und negativen Ströme funktionieren dann im Gleichgewicht, und der Körper wird gesund sein. Der Bewußtseinszustand des Menschen wirkt so wie ein Filter, der die ausgestrahlte Lebensenergie* in die verschiedenen Seelen- und Nervenzentren — die indischen Yogis nennen diese Tschakras —, *verteilt. Wenn das Bewußtsein aus irgendeinem Grunde aus der gleichmäßigen Entwicklung herausfällt,* entweder dadurch, daß es sich in einer gewissen Richtung einseitig entwickelt — oder in einer anderen Richtung rückständig ist —, *so entsteht auch in der Strömung der Lebensenergien eine Verschiebung, und das Gleichgewicht hört auf. Die Strahlung des höher geordneten ICHS mit seinem vollkommenen Gleichgewicht ist jedoch bestrebt, Unregelmäßigkeiten auszugleichen und bricht sich mit großer Kraft durch die unregelmäßige Kraftverteilung. Dieser Ausgleich, der Kampf um die Wiederherstellung der Ordnung, ist jener Zustand, den man Krankheit nennt.*

Für den Körper ist die Gesundheit Voraussetzung und natürlich. Die Lebenskraft im Menschen ist nicht nur durch *bewußten Lebenswillen,* sondern — auch davon abhängig — als *unterbewußter Lebensinstinkt* tätig. Der Lebensinstinkt manifestiert sich zweifach, als SELBSTERHALTUNGS- und als ARTERHALTUNGSTRIEB. Beide sind weltbewegende, mächtige Urkräfte. Der Arterhaltungstrieb sorgt für die ewige *Kontinuität,* wenn das Mittel zur Offenbarung, der Körper, abgenutzt ist, er sorgt für Ersatz *durch die Zeugung von Nachkommen.* Der Selbsterhaltungstrieb aber ist bemüht, das Leben der Einzelwesen so lange als möglich unbeschadet zu erhalten. Die Natur ist unbedingt bestrebt, die beständige Gesundheit zu sichern, und wenn wir uns nicht gegen die Gesetze der Natur versündigen, können wir unsere Gesundheit bis zum Tode ungestört erhalten. »Die Natur wollte nie, daß der Mensch sich vor dem späten Greisenalter von seinem Körper trenne«, — sagt der berühmte Yogi Ramacharaka —, »und wenn jedermann von seiner Kindheit an die Gesetze der Natur beachten würde, anstatt diesen ständig entgegenzuarbeiten, wäre der tödliche Abgang durch Krankheit bei Menschen im jugendlichen oder mittleren Alter ebenso selten wie der gewaltsame Tod.«
Die Lebenskraft ist ständig tätig in uns, sie sorgt für das Gegengewicht, sie gleicht aus und bewahrt die Gesundheit und dies, trotzdem der Mensch die goldenen Regeln des gesunden Lebens Tag für Tag mit Füßen tritt. Der Selbsterhaltungstrieb hat nur einen Zweck — und da gibt es kein Feilschen — er will das Leben um jeden Preis, er will LEBEN und GESUNDHEIT! Dieser Trieb ist derart stark im Menschen, daß er in den Augenblicken der Gefahr auch aus dem sanftesten Menschen eine wilde Bestie macht. Unzählige Male konnten wir lesen, daß auf einem sinkenden Schiff die Menschen einander würgten und niederstampften, um in ein

Rettungsboot zu gelangen, und nur Menschen mit hochentwickeltem Seelenleben, die bereits bis zur Unpersönlichkeit emporgestiegen sind, waren so selbstlos, daß sie den Selbsterhaltungstrieb zu bekämpfen und gegen diesen zu handeln vermochten. Diese mächtige Kraft arbeitet ohne Unterlaß Tag für Tag in uns, um die Gesundheit zu bewahren und die von den Menschen begangenen Fehler wettzumachen und zu heilen. Sie macht uns oft krank, damit wir nachher gesünder werden. Sie veranstaltet ein großes Reinemachen, um unseren Organismus von den vergiftenden Schlacken, die sich infolge unserer Fahrlässigkeit angesammelt haben, zu befreien.

Die Lebenskraft stellt den Selbsterhaltungstrieb in den Dienst unserer Gesundheit. Der große Yogi Ramacharaka sagt von ihm: »— Dieser arbeitet unabhängig von unserem Willen in uns — wie die Magnetnadel, die — wohin wir auch den Kompaß aus der Gleichgewichtslage drehen mögen —, ständig nach dem Nordpol, der Gesundheit, zeigt.« Vergebens sind wir unfolgsam, vergebens wenden wir uns ab von ihm, er lebt trotzdem in uns und wirkt ohne Unterbrechung. Dieselbe Kraft zieht aus der Frucht den zarten Trieb und zwingt ihn oft durch eine tausendmal härtere Schicht hindurch, damit er den Sonnenstrahl finde. Dieselbe Kraft läßt den jungen Baumsetzling dem Himmel entgegenstreben und die Wurzeln sich in der Erde ausbreiten. Entsteht eine offene Wunde am Körper, so wird diese von der Lebenskraft mit erstaunenswerter Treffsicherheit und Vollkommenheit geheilt, wie es der Mensch nie würde vollbringen können. Medicus curat, natura sanat, sagten unsere Altvordern mit Recht. Der Arzt führt das Operationsmesser, näht die Wunde und schafft die Voraussetzungen zur Heilung. Das übrige wird der Natur überlassen. Bricht sich der Mensch ein Bein, wird der Arzt die verletzten Knochen zusammenfügen, der Heilprozeß selbst wird aber von der Lebenskraft besorgt. Kann diese ihre ganze Wirkung nicht in unserem Interesse entfalten, gibt sie noch lange nicht den Kampf auf, sondern paßt sich den Umständen an, um dort und in jenem Zeitpunkt zu helfen, wo dies eben möglich ist . . . Geben wir ihr freie Hand, erhält sie uns in vollkommener Gesundheit. Auch wenn wir sie durch unvernünftige und naturwidrige Lebensweise unterdrücken, gibt sie es nicht auf, in unserem Interesse zu wirken. Sogar unter beschränkten Umständen ist sie stets, trotz Undank und Unwissenheit unsererseits, bemüht, uns zu helfen. Die Lebenskraft kämpft bis zum Augenblick unseres Todes für die Aufrechterhaltung der Gesundheit unseres Körpers. Ihre Anpassungsfähigkeit ist fast grenzenlos. Fällt ein Samenkorn in einen Felsspalt, so sprengt es den Stein oder, falls dies seine Kraft übersteigt, treibt es aus der engen Ritze empor. Das *Leben* muß unter allen Umständen siegen.

Ein lebender Organismus erkrankt nicht, solange er den uralten Regeln der Natur nachlebt. Gesundheit ist nichts weiter als ein Leben unter natürlichen Umständen. Die Krankheit jedoch ist eine Folge des widernatürlichen Lebens. Zu unserem Leidwesen zwingt uns die heutige Form der Zivilisation in eine naturwidrige Lebensweise hinein, so daß die Lebenskraft unsere Gesundheit nur in beschränktem Maße beschützen kann, essen, trinken, schlafen, atmen, kleiden wir uns doch nicht auf richtige, natürliche Weise. —

Hatha-Yoga lehrt uns die Gesetze der Gesundheit zur vollkommensten Ausnützung, Speicherung und Förderung der freien Strömung der Lebenskraft. Wer die Regeln des Hatha-Yoga befolgt, wird niemals krank und erfreut sich bis ins späte Alter einer vollen Gesundheit. Eine der wichtigsten Bedingungen aber ist, mit allen Manifestationen der Lebenskraft vertraut zu werden und zu lernen, wie diese entwickelt und ausgestaltet werden können, mit einem Wort: wie wir diese Energien in den Dienst unseres Selbstbewußtseins zu stellen vermögen.

Der Mensch ist in Fleisch gekleideter Geist. Er birgt sowohl die Gesetze des Geistes wie auch die des Körpers in sich. Die Strömung der Lebensenergie offenbart sich im Menschen vom absoluten geistigen *Selbst* bis hinunter zur stofflichen Ebene — zum Körper —, auf jeder Stufe. *Die auf der dem Ich naheliegenden geistigen Ebene sich offenbarende Energie ist positiv. Die dem ICH am fernsten liegende, den Körper belebende Energie ist negativ.* Die positive Energie ist die LEBENSPENDENDE, die negative aber die EMPFANGENDE und TRAGENDE. Solange die zwei Energien sich im Gleichgewicht befinden, ist der Mensch seelisch und körperlich gesund; sobald er aber sein Selbstbewußtsein einseitig der geistigen oder der körperlichen Ebene zuwendet, hat er den verschiedenen Regelwidrigkeiten das Tor geöffnet. Wir wissen aus Erfahrung, daß Menschen, welche beständig und ausschließlich geistige Arbeit verrichten, stets von zartem, eher schwächlichem Körper sind. Die positiven Energien schwellen an auf Kosten der negativen, und ein solcher Körper verfügt dann über wenig Widerstandskraft. Wenn jener Mensch mit bewußt geführten Übungen des Hatha-Yoga sein Selbstbewußtsein täglich zumindest auf einige Minuten jenen Nervenzentren zuwendet, die berufen sind, den Körper mit Lebenskraft zu speisen, stellt sich das Gleichgewicht wieder her. — Sein Körper wird gestählt, und die Widerstandskraft nimmt zu. Ebenso ist es ein krankhafter Zustand, der die Anfälligkeit zu mannigfachen Leiden fördert, wenn jemand dem anderen Extrem verhaftet ist, sein Selbstbewußtsein überwiegend im Stofflichen trägt und nur für Völlerei und Trinkgelage Sinn hat. Das Überwiegen des Körperlichen, Verfettung und geistige Stumpfheit stellen die Folgen derartiger Gleichgewichtsverschiebungen dar. Dies sind einfache Beispiele für die einseitige Verschiebung des Selbstbewußtseins in das eine oder andere Extrem. In diesen Fällen verschiebt der Mensch die einzelnen Ebenen in ihrem Verhältnis zueinander, — von der geistigen zur stofflichen Ebene oder umgekehrt. Es ist aber auch eine Versündigung gegen das richtige Verhältnis möglich, wenn jede Ebene in sich genommen, gesondert betrachtet wird.

Der Mensch kann die Schaffenskraft von der geistigen Ebene bis zur materiellen in jedem Grade gesondert offenbaren als positive und negative Energie. Er ist ausgeglichen, wenn er seine Kräfte richtig: *nach innen negativ und nach außen positiv* verwendet. Einen solchen Menschen werden wir *nach seiner äußeren Offenbarung einen positiven Menschen nennen.* Diese führenden Persönlichkeiten, die Schaffenden, die auch aus dem Nichts etwas hervorzubringen imstande sind, um die herum Leben und Fruchtbarkeit entsteht, solche Menschen verwenden die geistigen positiven und negativen Energien im richtigen Verhältnis: *nach innen,* in der Richtung der göttlichen Strahlung, *negativ* also empfangend. Sie nehmen die Intuition in sich auf, sie glauben an sich, sie vertrauen dem eigenen ICH. *Nach außen positiv:* geben sie, sie erschaffen, sie bringen hervor. Auch auf der gefühlsmäßigen oder seelischen Ebene sind sie ausgeglichen, gesund: Frohsinn, Sonnigkeit, Vertrauen ausstrahlend, Liebe, Güte, Wärme spendend, also als Offenbarung positiv, aber am richtigen Ort auch negativ, denn sie nehmen die ihnen entgegenstrahlende Liebe an. Solche Menschen werden auch körperlich gesund sein, denn *die Lebensenergie* — das Brennen des Körpers —, befindet sich im Gleichgewicht mit dem *Widerstand,* mit der Materie des Körpers.

Wer jedoch die Kräfte verkehrt anwendet, dessen Körper

wird früher oder später erkranken. Die Menschen begehen den Fehler schon auf der geistigen Ebene. Sie glauben nicht an ein höheres SELBST, das ihre Persönlichkeit belebt. Anstatt sich der in ihrer Seele innewohnenden ewigen Kraftquelle aufzuschließen, versperren sie diese mit ihrem Kleinmut, fallen aus dem eigenen ICH heraus und leiden *Mangel an Selbstvertrauen.* Ein solcher Mensch erwartet stets von anderswo die Hilfe, er ist ohne Macht und unbeholfen, hat vor allem Angst und sieht in allem und jedem Böses. Anstatt eine Schaffenskraft auszustrahlen und eine Aufbautätigkeit zu entfalten, verdirbt er sich alles mit seinem Unglauben. Er versagt da, wo andere Erfolg haben. Dieser Menschentyp ist wie ein luftleerer Raum, ein Vacuum, in das alles hineinfällt und verschwindet. *Das ist der negative Mensch!* Eine dunkle Schlucht, ein hoffnungsloser Brunnen, in den jedes bessere menschliche Streben hineinstürzt, ein Negativum, das jede positive Energie aufsaugt und spurlos verschlingt. Seien wir auf der Hut vor solchem Schicksal! — Der Fehler beginnt schon mit den Worten: »Mir gelingt gar nichts!« Wehe uns, wenn wir eine solche Erklärung je über die Lippen bringen! Damit bauen wir eine Mauer vor die eigenen Kraftquellen, die nur mit schwerster Mühe wieder abgetragen werden kann. Wir sollen nie negativ sein. Hüten wir uns davor, wenn jemand eine gute und nützliche Sache in Angriff nehmen will, ihn damit zu entmutigen: »Das wird ohnehin nicht gelingen!« Doch, es wird gelingen, wenn wir daran glauben und es richtig anpacken, wenn wir genug Selbstvertrauen haben, um mit den Schwierigkeiten fertig zu werden. Vertrauen wir unserem ICH, das unabhängig von unserem Bewußtsein unseren Körper aufbaute, dieses wunderbare Instrument, dieses allen Zweckmäßigkeiten entsprechende herrliche Werkzeug, und glauben wir daran, daß uns in den Tiefen unseres SELBST diese prächtige Baukraft auch heute innewohnt. Warum denn nicht! Wir leben doch, also ist sie da, und wenn wir mit unserem Glauben die Pforte öffnen, hilft sie uns, auch unser Schicksal so großartig und zweckmäßig aufzubauen, wie unseren Körper, sie hilft uns auch, bereits verfehlte Dinge einzurenken.

Der negative Mensch erwartet die Hilfe von außen und nicht von innen. Er ist egoistisch und hat weder Verständnis für andere, noch für sich selbst. Er ist griesgrämig, sauertöpfisch und beschwert sich ständig. Er ist lieblos, erwartet aber von anderen die Liebe; er ist also auch darin negativ. Die richtige Liebe kennt er gar nicht, wohl aber die Leidenschaften. Was er für Liebe hält, ist einfach das Begehren nach etwas oder nach jemand. Die so verkehrt verwendeten Energien stören sein seelisches Gleichgewicht. Die Seele wirkt durch die Leitung des Nervensystems unmittelbar auf den Körper. Gerät unsere Seele aus dem Gleichgewicht, so verursacht dies so starke Stöße und Schwankungen, daß die Nerven zerrüttet werden. Da die Arbeit der Körperorgane von den Nerven gelenkt wird, wirkt sich dies auf die Gesundheit aller Organe des Körpers schädigend aus.

Jeder Mensch weiß aus eigener Erfahrung, in wie enger Verbindung die Funktion seines Organismus mit den Gemütsschwankungen steht. Auch der gesundeste Mensch kann beim Vernehmen einer Hiobspost sofort gewisse körperliche Veränderungen erleiden, obwohl niemand seinen Körper auch nur mit einem Finger berührte. Er verliert den Appetit, bekommt Kopfschmerzen, oder es zeigen sich andere unliebsame Erscheinungen. Vor Schrecken kann er erblassen, das Blut verläßt den Kopf, es kann eine Ohnmacht eintreten. Der Schrecken entwickelt als Bewußtseinszustand ein negatives Strömungsplus, so daß in den Strömungen des Körpers die Ordnung gestört wird, und ein negativer Zustand die Folge ist. Gerät ein Mensch in Wut, so steigt ihm das

Blut zu Kopf, und er bekommt Herzklopfen. Dies ist das Gegenteil zum vorher Gesagten: positive Strömungen erhalten das Übergewicht, — ein positiver Zustand tritt in Erscheinung. Jede ähnliche Störung ist mit unangenehmen Symptomen verbunden, doch vermag der Selbstschutz der Natur meistens rasch wieder Ordnung zu schaffen. Wiederholen sich aber schlimme Wirkungen in rascher Folge oder dauern sie an, so erfolgt früher oder später eine ernstliche Störung in der Ordnung der Strömungen, und die Folge davon ist: KRANKHEIT!

Die einseitige Entwicklung des Selbstbewußtseins — oder deren Stockung — kann ebenfalls Ursache zahlreicher schwerer Krankheiten, nervöser Störungen und sogar von Geisteskrankheiten sein. Unser Körper und unsere Seele sind gesund, wenn sich die auf der stofflichen Ebene — in unserem Körper — manifestierende positive Strömung der Lebenskraft in vollkommenem Gleichgewicht mit der negativen Kraft befindet: mit der Widerstandskraft des Körpers. Demnach stehen einander gegenüber: die *Lebenskraft* und als ihr Träger der Widerstand, der Körper. Bei einem auf niedriger Bewußtseinsstufe stehenden Menschen ist die Spannung der in den Körper strömenden Lebenskraft niedrig. Sein Nervensystem ist auf einen dementsprechenden Widerstand abgestimmt. Mit der Erweiterung des Bewußtseins steigert sich die Spannung der Lebenskraft, demzufolge muß sich auch die Widerstandsfähigkeit des Nervensystems erhöhen. Geschieht dies von Stufe zu Stufe in vollem Gleichgewicht, so hat das Nervensystem Zeit, mit den Lebensströmungen höherer Spannung Schritt haltend, sich zu stählen und den entsprechenden Widerstand zu entfalten. Geschieht aber die Entwicklung durcheinander, sprunghaft und stoßweise, so erkrankt das Nervensystem an den ihm nicht angemessenen starken Strömungen und jähen Veränderungen, da es nicht über die nötige Widerstandskraft verfügt. Es ist ähnlich, wie wenn in eine Leitung ein überdimensionierter Strom geschaltet wird, die Folge davon ist: Ausschmelzung des Widerstandes! Der Widerstand gegen die Lebensströmung ist das Nervensystem, das von einem plötzlichen, zu starken Strom erkrankt. Es entstehen Funktionsstörungen, Entzündungen, ja sogar vollkommene Lähmung ist möglich. Die im Bewußtsein erfolgte Störung verursacht verschiedene Geisteskrankheiten.

Der Zweck des Yoga ist, das menschliche Bewußtsein von unserem Willen abhängig zu machen, es systematisch, bewußt, von Stufe zu Stufe zu erweitern und ebenso den Widerstand des Trägers der ständig zunehmenden Lebensenergie, das Nervensystem, stufenweise zu erhöhen und zu stählen. Das Endziel ist demnach: *das zur Vollkommenheit entwickelte göttliche Selbstbewußtsein und dessen vollkommene Offenbarung im Körper: der GOTTMENSCH!* Die Hindus nennen Menschen, welche diese Stufe der Vollkommenheit erklommen haben: Dschiwan Mukti.

Dies ist der Sinn und Zweck unseres Lebens. Das Schicksal mit seinen Heimsuchungen und Erfahrungen verursacht ebenfalls eine ständige Erweiterung des Selbstbewußtseins. Doch zahlen wir, stets im Dunkeln tastend, für unsere Unwissenheit, und die ungleichen Kräfteverteilungen lassen tausenderlei Krankheiten über uns kommen.

Da Krankheiten stets daraus entstehen, daß von den zwei Lebensströmungen die eine auf Kosten der anderen ins Übergewicht geraten ist, so teilen wir sie in zwei Hauptgruppen, in positive und negative Krankheiten ein.

Übersteigern wir die Lebenskraft im Körper entweder durch übertriebene Sexualität oder durch überspannte geistige Arbeit, so entsteht eine Mehrverbrennung. Der Körper wird erschöpft und gelangt in einen negativen Zustand. Der

Widerstand ist zu gering. Solche Krankheiten sind zum Beispiel: die Tuberkulose, chronische Entzündungen, allergische Krankheiten, Magen- und Darmgeschwüre usw. Rekonvaleszenz, Neurasthenie und Depressionen sind gleichfalls negative Zustände.

Das Gegenteil hiervon ist, wenn die Lebensenergie zu sehr herabgesetzt ist oder aus irgend einem Grunde sich zurückzieht, so daß die Zellen des Körpers in Ermangelung einer zusammenfassenden Kraft zu wuchern beginnen zu Geschwüren und Verkrebsungen. Die Folge davon ist ebenfalls ein negativer Zustand des Körpers, doch liegt die Ursache auf der entgegengesetzten Seite, nicht wie bei der Tuberkulose oder bei den Krankheitserregern der Allergie. Das ist auch die Erklärung dafür, daß Menschen vom allergischen Typ in den seltensten Fällen eine Anfälligkeit für Krebs besitzen.

Positive Krankheiten sind allgemein jene mit hohem Fieber verbundenen akuten Leiden, also Entzündungen, wie zum Beispiel Lungen-, Mandel-, Nieren- oder Nervenentzündungen und jene Arten von Infektionskrankheiten, die ebenfalls mit hohem Fieber verbunden sind, wie Typhus und Scharlach.

Es gibt gemischte Krankheiten, bei denen der positive und negative Zustand einander ablösen, so zum Beispiel Malaria, oder die Anwesenheit von Eiter im Körper, wenn 40 Grad Fieber mit subnormaler Temperatur abwechseln.

Der Organismus strebt beständig nach Ausgleich. Gerät zum Beispiel unser Körper infolge starker Abkühlung in einen negativen Zustand und wird er gegen den Angriff von Bakterien schutzlos, so entwickelt der Organismus sofort zum Selbstschutz große Mengen positiver Strömungen, und es entsteht der positive Zustand: hohes Fieber. Das plötzliche Überwiegen positiver Strömungen verursacht Blutfülle und Entzündung, letztere aber vernichtet die während der Dauer des negativen Zustandes angesammelte Bazillenmenge, und das Gleichgewicht stellt sich nach und nach wieder her. Es kommt vor, daß bei einer schweren Entzündungskrankheit, nachdem die Bakterien vernichtet sind und die Überproduktion positiver Strömung nicht mehr nötig ist, ein plötzlicher Umschwung in den negativen Zustand erfolgt, subnormale Temperatur entsteht und der Kranke — obwohl die eigentliche Krankheit überwunden ist —, durch den übergangslosen Strömungswechsel in einen kritischen Zustand gelangt. In solchen Fällen rufen wir mit künstlichen Mitteln einen positiven Zustand hervor: wir reichen Reizmittel, schwarzen Kaffee usw. — Nach positiven Krankheiten entsteht normalerweise ein milder negativer Zustand, die Rekonvaleszenz. Das Pendel wird, nach einer starken Ausschwingung nach rechts, ebenso stark nach links zurückschwingen und nur nach und nach in die normalen Schwingungen zurückkehren, die seiner Länge entsprechen: *zu seinem eigenen Rhythmus.* Das ist auch beim Menschen der Fall. Wenn er von irgendeiner Energie mehr bekommt, als es seiner Persönlichkeit entspricht, so verursacht dies eine starke Reaktion, und das Gleichgewicht wird erst nach und nach wieder gefunden.

Wenn ich aber die erste unregelmäßige Ausschwingung des Pendels bewußt verhindere, so wird die Krankheit gar nicht eintreten.

Nehmen wir ein Beispiel: meinen Körper trifft eine unerwartete, plötzliche Abkühlung. Wenn die blinden Gesetze der Natur in mir unbewußt wirken, so entsteht als Folge ein negativer Zustand — die Bakterien vermehren sich —, die Natur verteidigt sich dagegen und entwickelt mehr positive Kraft — es entsteht Fieber —, und die Krankheit geht auf ihrem natürlichen Weg weiter . . .

Wenn ich aber dann, wenn die starke Abkühlung meinen Körper trifft, gleichzeitig, bewußt, entsprechend mehr positive Kraft entwickle und in meinen Körper leite, so stellt sich das Gleichgewicht sofort her, die Bakterien vermehren sich nicht, und so wird auch kein Fieber notwendig. Ich habe die Krankheit verhindert! –

*Das ist Yoga!* –

Wir haben schon gesehen, welche physischen Veränderungen ein einfacher Schrecken verursachen kann, wenn auch nur auf kurze Zeit irgendeine Kraft auf Kosten der anderen das Übergewicht erlangt. Ob nun die Überproduktion irgendeiner Energie aus andauernder seelischer Störung oder aus einem stationären seelischen Zustand entspringt, es werden schwere körperliche Veränderungen, schwere Krankheiten verursacht. Diese Tatsache wurde schon durch die Forschungen von Psychiatern des Westens erhärtet. Zorn, Furcht und Trauer, Sorge, Angst, Eifersucht, Kleinmut, Pessimismus und ähnliche negative Regungen untergraben die Gesundheit, zerstören das Nervensystem, vermindern die Widerstandskraft des ganzen Organismus, machen ihn für Krankheiten empfänglicher und verzögern den Heilprozeß.

Der amerikanische Professor der Medizin, Gates, veröffentlichte schon im Jahre 1879 die Ergebnisse seiner diesbezüglichen Experimente. Er ließ den Hauch seines Patienten in einem eisgekühlten Glasrohr zum Niederschlag bringen. Bei normalem Atem lösten die »Rhodopsiniodide« keinen nennenswerten Niederschlag aus. Fünf Minuten später aber, als der Kranke erzürnte, war im Rohr ein bräunlicher Niederschlag zu sehen, woraus zu schließen ist, daß nach der jähen Gemütsaufwallung ein gewisses chemisches Produkt im Atem auftrat. Wurde dieser Stoff extrahiert und bei Tier und Mensch injiziert, so verursachte es bei diesen eine große

Aufregung. Tiefe Trauer, wie etwa der Schmerz über den Verlust eines kürzlich verstorbenen geliebten Kindes, verursachte einen grauen Niederschlag.

»Im Laufe meiner Erfahrungen und Versuche gelangte ich zu der Überzeugung« — schreibt Doktor Gates — »daß zornerfüllte, böse und deprimierte Gemütsaufwallungen im Organismus schädliche, vergiftend wirkende Produkte erzeugen, während Zufriedenheit, Glücksgefühl, Heiterkeit, gute Laune und Liebe, also die guten Gefühle, und gute Gedanken überhaupt, die Heilkräfte des Organismus mobil machen. Von den negativen Gefühlswallungen sind vielleicht die Furcht und die Verzweiflung die zerstörendsten für das Nervensystem.« Nach Horace Fletcher füllt die Furcht uns mit giftigem Kohlendioxyd und vergiftet unsere Atmosphäre. Sie verursacht eine geistige, seelische und moralische Erstickung, sehr oft einen langsamen Tod.

Tatsächlich kennt die ärztliche Wissenschaft zahlreiche Fälle, wo Menschen mit empfindlichem Nervensystem in tödlicher Angst leblos zusammenbrechen, als wären sie vom Blitz getroffen worden. Sehr interessant berichtet darüber ein Professor der Medizin aus Australien: »Die größte Gefahr, die einem im Wachstum befindlichen Kinde drohen kann, ist die ständige nervöse Angst der Mutter. Nervöse junge Mütter, die ihr Kleines vor jedem Luftzug bewahren und dem Kinde alles verbieten, was dazu geeignet wäre, den Mut, die Ausdauer und das Selbstvertrauen zu erhöhen, träufeln ihm ein langsam wirkendes Gift ein und richten es für das ganze Leben zugrunde. Wir sollen unsere Kinder so erziehen, daß sie nicht wissen, was Furcht ist. Das wird die schönste, wertvollste Erbschaft sein, mit der wir sie bedenken können . . .«

Statt dessen werden die Kinder mit dem Wauwau und dem Teufel in Angst getrieben. In jeder Sprache gibt es dafür einen entsprechenden Ausdruck. In allen Teilen der Welt werden Kinder von ihren Eltern und Erziehern abgeschreckt, damit sie dies oder jenes unterlassen sollen. Eine Seelenzerstörung, deren Grundelement die von den westlichen Menschen sehr wenig gekannte und unterschätzte Suggestion ist, versetzt dem Kinde für die Zeit seines Lebens einen Klaps, und wenn es heranwächst, so wird es von Furcht, Angst, Minderwertigkeitskomplexen, ferner von moralischen, sexuellen und Berufshemmungen ohne Zahl bedrückt sein.

*Achtzig Prozent der Menschen haben Angst:* Furcht vor Krankheit, vor Armut, vor Unglück; Besorgnis darüber, jene zu verlieren, die man liebt, Angst vor dem Tode und schließlich Angst vor der Angst selbst.

Wie viele Menschen richten ihr eigenes Leben und das ihrer Angehörigen damit zugrunde, daß sie Angst haben vor dem Morgen und aus dieser Angst heraus es nicht wagen, sich eine körperliche oder seelische Ruhe zu gönnen. Sie fürchten sich vor den mageren Jahren, die ihrer vielleicht noch harren. Die meisten Menschen bereiten sich ständig für das Schlechte vor und sammeln und geizen wie fleißige Ameisen. Auch ihre Kinder darben und entbehren mit ihnen, damit einstmals, nach dreißig oder vierzig Jahren, »das kleine Familienheim« beisammen sei. Die ungesunde Lebensweise, der Jahrzehnte lang andauernde Ausfall einer seelischen und körperlichen Erholung rächt sich mit eiserner Konsequenz. Mit einem Magenleiden, Arterienverkalkung oder Herzanfällen behaftet, hat einer von seinem Landhaus und den Bankeinlagen nachher nicht mehr viel.

Der große Lehrmeister der Welt, der aus dem Osten kommende Jesus Christus, sagte der Welt in herrlichen Worten, wie Seele und Körper gesund erhalten werden können:

»Sorget nicht für euer Leben, was ihr essen und trinken werdet; auch nicht für eueren Leib, was ihr anziehen werdet!

Ist nicht das Leben mehr denn die Speise? und der Leib nicht mehr denn die Kleidung? Sehet die Vögel unter dem Himmel an: sie säen nicht, sie ernten nicht, sie sammeln auch nicht in die Scheunen; und euer himmlischer Vater nähret sie doch.
Seid ihr denn nicht viel mehr denn sie? Wer ist aber unter euch, der seiner Länge eine Elle zusetzen möge, ob er gleich darum sorgte? Und warum sorget ihr für die Kleidung? Schauet die Lilien auf dem Felde wie sie wachsen; sie arbeiten nicht, auch spinnen sie nicht. Ich sage euch, daß auch Salomo in aller seiner Herrlichkeit nicht bekleidet gewesen ist, als derselbigen eine. So denn Gott das Gras auf dem Felde also kleidet, das doch heute stehet und morgen in den Ofen geworfen wird: sollte er das nicht vielmehr euch tun, o ihr Kleingläubigen? Darum sollt ihr nicht sorgen und sagen: Was werden wir essen? Was werden wir trinken? Womit werden wir uns kleiden? Nach solchem allem trachten die Heiden. Denn euer himmlischer Vater weiß, daß ihr dies alles bedürft. Trachtet am ersten nach dem Reich Gottes und nach seiner Gerechtigkeit, so wird euch solches alles zufallen. Darum sorget nicht für den andern Morgen; denn der morgige Tag wird für das Seine sorgen. Es ist genug, daß ein jeglicher Tag seine eigene Plage habe.«
So wunderbar hat wohl niemand die Grundregel des Hatha-Yoga zum Ausdruck gebracht: eine seelische Heiterkeit, die keine Furcht kennt, körperliche Besonnenheit und die Lebensanschauung des gläubigen Menschen, der ein unbedingtes Vertrauen in die höher geordneten Mächte setzt und seine Gefühlsregungen zu beherrschen weiß.
Zur Bekämpfung der Furcht haben die Hatha-Yoga-Übungen eine wunderbare Wirkung. Sie geben die Grundlage zur körperlichen Selbstbeherrschung. Wir müssen wissen, daß der Körper auf jede geistige Regung reagiert. In erster Linie

tut dies das Nervensystem und das zur Aufrechterhaltung des Lebens so hochwichtige innere Sekretions-Drüsensystem, das vom Gesichtspunkt des Nervennetzes und der Sicherung des Lebens von ausschlaggebender Wichtigkeit ist.

Dr. Lorand und Dr. Sajous haben bewiesen, daß die verschiedenen vegetativen Funktionen hauptsächlich vom Zustand der Drüsen innerer Sekretion abhängen, die keine Leitung haben und ihre Produkte direkt dem Blute übermitteln. Wird diese Tätigkeit herabgesetzt, so kommen Krankheit, vorzeitige Vergreisung und schließlich der Tod. Die Gefühlsaffekte und Leidenschaften sind demnach durch ihre zerstörende Wirkung auf die endokrinen oder Blutdrüsen die unerbittlichsten Feinde der Gesundheit.

Die wichtigsten Blutdrüsen sind die Schilddrüse, Zirbeldrüse, Hypophyse, die Nebenniere und die Sexualdrüsen.

Auf die Nebenniere, die den Blutdruck reguliert, üben heftige Gemütswallungen eine blutdrucksteigernde Wirkung aus. Damit ist zu erklären, daß bei Menschen von heftigem Temperament eine frühe Arterienverkalkung und häufige Störungen im Blutkreislauf auftreten. Nach Feststellungen nicht nur der Wissenschaftlichen Anstalt für Yoga-Forschung im indischen Lonawla, sondern auch der ärztlichen Wissenschaft des Westens, wirkt sich eine ständige Depression und Melancholie so sehr auf die Schilddrüsen aus, daß Myxödem, eine dem Basedow-Leiden ähnliche schwere Krankheit, verursacht werden kann. Die Schilddrüsen am Hals sind Schutzvorrichtungen erster Güte der Natur gegen verschiedene Arten von Vergiftungen. Entartete Schilddrüsen verursachen mannigfaltige Krankheiten, vorzeitige Vergreisung und frühen Tod. Andererseits aber können wir bis ins späte Alter unseren Körper elastisch bewahren, wenn die Schilddrüse bei ständig heiterer Gemütsverfassung regelmäßig funktioniert! Auf die Hypophysis des Gehirns

und die Zirbeldrüse wirken die Gefühlsregungen am stärksten, wie dies von Doktor Sajous anhand von Experimenten bewiesen wurde. Professor Pel sah nach heftigen Emotionen auch Fälle von Akromegalie (Riesenwuchs).
Das Absonderungs-Drüsensystem spielt im Yoga eine besonders wichtige Rolle, da diese Drüsen die Standorte gewisser seelischer Zentren bilden, die von den Indern Tschakras genannt werden. Diese Tschakras sind ein Verbindungsglied zwischen Seele und Körper. Kennt jemand die Rolle dieser Tschakras auf dem Gebiete der Kraftverteilung, der Vorratsbildung, dann weiß er, welche Reaktion beim Festhalten eines Seelenzustandes durch das Absonderungs-Drüsensystem im Körper ausgelöst wird. So kann er den näheren Zusammenhang zwischen einzelnen Seelenzuständen und einzelnen Organen des Körpers erlernen und die Herrschaft über den Körper gewinnen. Einige Beispiele: Die Erfahrung und die Seelenforschung zeigen, daß der Steinbildung, Gallensteinen, Nierensteinen usw. in der Regel langandauernder Kummer und Sorge vorangingen. Ein plötzlicher Schrecken verursacht Durchfall; anhaltende Angst und Besorgnis ziehen chronischen Darmkatarrh nach sich. Ständige Aufregungen sind Wegbereiter für Herzleiden und Krampfadern. Getäuschte Hoffnungen oder unbefriedigte Sehnsucht erzeugen Magensäure und machen uns für Magengeschwüre empfänglich. Andauernde Todesangst hindert nachhaltig die Funktion der sexuellen Drüsen. Bezeichnend dafür ist — laut der im Kreise meiner Schülerinnen gemachten Erfahrung — daß während der Judenverfolgung als allgemeines Symptom das Ausbleiben der Menstruation bei Jüdinnen festgestellt wurde. Man vermutete, es sei ihnen ein Sterilisationsmittel verabreicht worden, bis dann bei langdauernden Belagerungen zahlreicher Städte und als Nachwirkung der überstandenen schrecklichen Todesangst dieselben

Anzeichen bei christlichen Frauen beobachtet werden konnten. Die Todesangst wirkte sich also als eine weise Maßregel der Natur aus. Die Natur will nämlich keine Nachkommen, solange sehr hemmende Lebensbedingungen andauern. Bei den Männern wirkte sich dieselbe Ursache in einem stark herabgesetzten sexuellen Trieb, in Impotenz, aus. Nach unseren Erfahrungen sind diese allgemeinen Symptome nach Aufhören der Todesangst ebenfalls verschwunden. Bei den Männern trat nun das andere Extrem in Erscheinung. — Die Natur stellt auf diese Weise das Gleichgewicht, sowohl für die Individuen, als auch für die Gesamtheit wieder her.

Übersteigerte Sinnlichkeit macht anfällig für Tuberkulose. Deshalb ist die Inklination für Tuberkulose am größten in der Pubertätszeit. Der überreizte Zustand der Geschlechtsdrüsen verpflanzt sich auf die anderen mit diesen zusammen arbeitenden Absonderungsdrüsen, sodann auf alle übrigen Drüsen, also auch auf den Hilus (Lungendrüse). Der Erregungszustand des Hilus macht die Lunge überempfindlich und verursacht Katarrh. Auf diese Weise wird die Widerstandskraft der Lunge stark herabgemindert, so daß sie die Infektion nicht bekämpfen kann. Der Organismus spornt zum Selbstschutz die Drüsen zu gesteigerter Tätigkeit an, der Erregungszustand erhöht sich, das Individuum wird erotisch noch gereizter, und sein Zustand verschlimmert sich.

In den Hatha-Yoga-Schulen wurde folgende Erfahrung gemacht: Gelingt es dem Kranken, auch seine Gedanken zu disziplinieren, so kann er ohne gewaltsame Unterdrückung längere Zeit hindurch, parallel mit der körperlichen Behandlung, in voller Enthaltsamkeit verharren, und so tritt dann, auch in sehr schweren, hoffnungslos erscheinenden Fällen, volle Heilung ein. — Auch die Ärzte des Westens haben einen Zusammenhang zwischen Tuberkulose und gesteigerter Geschlechtlichkeit erkannt. Sie vermuten aber, daß diese überhitzte Sinnlichkeit eine Folge der Tuberkulose sei, während das Gegenteil der Fall ist. Die auf Sinnlichkeit zu stark eingestellten Menschen sind für Tuberkulose also empfänglicher. — Würden die westlichen Ärzte eine Statistik darüber anlegen, welcher Seelenzustand jeweils einer bestimmten Krankheit voranging, so würden sie die Wahrheit erkennen, die von den Hatha-Yogis verkündet wird, daß *jede Krankheit auf seelische Ursachen zurückzuführen sei, auch die Infektionskrankheiten!*

Die westlichen Ärzte schütteln den Kopf und berufen sich auf die Bakterien. Die indischen Hatha-Yogis wußten schon vor 6000 Jahren, daß die unmittelbaren Erreger der Krankheiten Bakterien sind. Wohl bemerkt, sie hatten keine Mikroskope. Sie wußten aber, was ein Bakterium ist, und daß dieses nur solche mit Erfolg angreifen könne, deren Widerstandskraft herabgemindert ist, oder die für diese Krankheit empfänglich sind. Beide Zustände sind aber Folgen einer unrichtigen seelischen Einstellung. Die Hatha-Yogis, die vor vielen tausend Jahren die indische ärztliche Wissenschaft, die Ayurveda, schufen, schrieben auf getrocknete und eigens hierfür präparierte Palmblätter:

». . . Erreger der Krankheiten sind Myriaden unsichtbarer, kleiner Lebewesen. Diese zusammen sind nichts anderes als der Körper des bösen Geistes. Angreifbar für sie ist nur jener, der ihnen an seiner Seele selbst eine Bresche öffnet.« — Bezeichnend ist allerdings, daß der große europäische Meister Paracelsus etwas ganz ähnliches verkündete: »Das Gegenmittel für alle Krankheiten ist der Seelenadel.« — Der Grundgedanke ist derselbe.

Mit Überraschung habe ich folgende Erfahrung gemacht: Während anerkannte Internisten die Behauptung der Menschen aus dem Orient, daß auch die Infektionskrankheiten auf seelische Ursachen zurückzuführen seien, oder daß man

Menstruationsstörungen mit seelischer Behandlung in Ordnung bringen könne und nicht mit Hormoninjektionen, als lächerlich bezeichnen, gibt es eine Gruppe westlicher Ärzte, die ebenfalls bemüht sind, den Beweis zu erbringen, daß Seele und Körper eng miteinander verbunden und der Seelenzustand von entscheidender Wirkung auf die Gesundheit sei. Das sind die *Psychologen.* In den Büchern weltberühmter Psychologen begegnete ich der Auffassung, die mit dieser der Yogis vollkommen übereinstimmt. Ich zitiere Stellen aus dem Buch, betitelt: »Die Seele ist alles« des weltbekannten Facharztes für Nerven und Hypnose Dr. Franz Völgyesi: »Die von Doktor Robert Heilig und Hans Holff gesammelten achtundsechzig Fälle über hypnotische Forschung beweisen, daß mit Hilfe seelischer Beeinflussung im Innern des Organismus serologische, selbstheilende und sonstige Veränderungen verursacht werden können, die von den Kranken um so weniger bewußt »gespielt« werden können, als ihr Ablauf und ihre Kontrolle die genaueste Fachkenntnis und die Verwendung von Instrumenten erfordert. Die Ergebnisse sämtlicher Autoren beweisen übereinstimmend, daß jede Reaktion des Organismus, die einen Selbstschutz bezweckt, also auch die Bereitschaft zu diesem Selbstschutz gegenüber *Bazillen und Infektionsstoffen, nachweisbar von der seelischen Konstellation abhängt.* Bei Individuen, die an seelischen Depressionen litten, aber auch bei allen anderen, die gesund waren, denen jedoch eine traurige Stimmungskonstellation posthypnotisch anbefohlen war, hat sich die Fähigkeit des Blutes zum Selbstschutz (Agglutination) gegenüber Typhusbazillen offenkundig herabgesetzt; aber ebenso hat es sich geändert beim sogenannten Opsoninindex, bei Coli, Strepto- und Staphylokokken. Bei Suggestionen mit freudiger Seeleneinstellung ergaben die Kontrollversuche gleichfalls nachweisbar überall gesteigerte

Möglichkeiten der Selbstschutzaktivität. *Mit anderen Worten: die seelischen Beeinflussungen kommen im Rahmen gewisser menschlicher Grenzen mit noch größerer Kraft zur Geltung als chemische, medizinische und Giftwirkungen.«*
Gibt es einen schlagenderen Beweis für die Behauptung der Yogis aus dem Orient?
Auch im Westen wurde beobachtet, daß es Menschen gibt, die gegen Krankheit unempfindlich sind. Sie sind IMMUN. Dies bedeutet, daß bei den Betreffenden die positiven und negativen Strömungen sich im vollen Gleichgewicht befinden und ihre Widerstandskraft jedem Angriff gewachsen ist. Die Hatha-Yogis besiegen die Bakterien *nicht mit chemischen Mitteln.* Sie wissen nämlich, daß, falls verringerte Widerstandskraft zurückbleibt, wir die Bakterien vergebens töten; diese werden sich wieder vermehren, oder es kommt ein anderer Krankheitserreger und greift den Organismus an. So nimmt die Krankheit nie ein Ende. Die Yogis beugen der Krankheit vor, indem sie das Gleichgewicht der Strömungen aufrechterhalten; — ist aber dieses schon gestört und die Krankheit da, wird das Gleichgewicht zwischen den Strömungen wieder hergestellt. So besiegt der Organismus *aus eigener Kraft* den eingedrungenen Feind und wird wieder gesund, und *diese Gesundheit ist von Dauer.* Das Gleichgewicht der zwei Strömungen ist vollkommen, wenn unser seelisches Gleichgewicht vollkommen ist. Wir wollen also die Schaffung der Ordnung in der Seele beginnen. —
Wenn ich aber in eine harte Brotrinde beiße und mein Zahn bricht, so hat das doch keine seelischen Gründe? — Doch! — Die Seele schaltet sich durch das Nervensystem in den Körper ein. Das Nervensystem wirkt unmittelbar auf das Drüsensystem. Die Hormonerzeugung des Absonderungs-Drüsensystems hängt demnach unmittelbar vom Seelenzustand des Menschen ab. Wir wissen ganz gut, daß der Kalk- und

Leimgehalt unserer Knochen, — und demzufolge die Härte und Elastizität unserer Zähne, von der Menge und Qualität der in unserem Blute kreisenden Hormone abhängt. Ist somit der Zahn mürbe und brüchig, so hat dies ebenfalls seelische Gründe!

Und die Unfälle? — Wenn jemand die Treppe hinunterkollert und Konfusionen erleidet, hat das auch seelische Ursachen? — Ja! Diese liegen jedoch tief hinter dem Bewußtsein.

Jeder Unfall ist eine Selbstbestrafung. Jeder Entschluß, jede Handlung, jede Bewegung hat in uns seinen Ausgangspunkt. Es hat seine inneren Gründe, daß jemand, der eine Treppe schon hundertmal passierte, nur eben dies eine Mal infolge einer verfehlten Bewegung hinunterfiel. Eine in der Seele schlummernde zweckwidrige Energie löst mittels des Nervensystems eine unrichtige Reflexbewegung aus — und der Unfall geschieht. Selbstbestrafung! —

Wer sich dessen bewußt ist, daß jeder Unfall eine Selbstbestrafung darstellt, wird sich im Moment, da er seinen Ellbogen anschlägt oder sich in die Zunge beißt, sofort die Frage stellen können: »Weshalb wurde mir dies?« — und schon hört er aus den Tiefen des Bewußtseins die Antwort . . .

Es gibt Menschen, die sich überall anstoßen, auf Schritt und Tritt stolpern, sich an jeder Schrankecke anschlagen. Eine gründliche Seelenuntersuchung ermittelt die Ursachen, und wenn wir in der Seele Ordnung schaffen, so stellt sich der Gesundheitszustand des Körpers wieder ein, und wir erleiden keine weiteren Unfälle.

Vergessen wir nicht, daß wir — und nicht jemand anders — jede unserer Bewegungen und Schritte machen. — Daß ich meinen Fuß nicht auf die Treppe setze, sondern daneben, — daß ich mein Bein höher als üblich oder niedriger hebe, daß ich bei einer Bewegung einen größeren Schwung nehme oder nach rechts oder links abweiche —: all dies hat seine in mir selbst liegenden Gründe. Es kann sein, daß zwischen Ursache und Ergebnis schon eine lange Zeit verstrich. Es ist möglich, daß ich vor Jahren etwas Unrichtiges getan oder gesagt habe, was sich unter mein Bewußtsein gelagert hat und nur auf eine Gelegenheit wartete, um als zweckwidrige — negative — Bewegung zur Entfaltung zu kommen. Das ÜBERSELBST vergißt nicht! Es straft im entsprechenden Moment. Es straft durch uns selbst. Es nützt unsere Gedankenlosigkeit oder den etwaigen gefährlichen Augenblick aus, wenn der Mensch keine Muße hat zur Überlegung, was zu tun ist, sondern wenn er *instinktmäßig* handeln muß. Die eingelagerten selbstischen — isolierenden — Kräfte rächen sich in solchen Augenblicken an uns; sie lösen nicht jene Bewegung in uns aus, die uns frommt, sondern eine, die uns schadet.

Schon der Urmensch erkannte diese Zusammenhänge; doch wußte er nicht, daß er über sich selbst Gericht hielt und die strafende Bewegung auslöste, sondern erschrak vor der Offenbarung einer unbekannten Kraft und sagte: »Gottes Strafe!« — Der Yogi dagegen ist sich bewußt — denn das Geheimnis seines SELBST liegt ausgebreitet vor ihm —, daß ein in den Tiefen unseres eigenen Wesens innewohnendes machtvolles Gesetz gewaltet hat. Auch die moderne westliche Psychologie ist dahin gelangt, die Welt, die hinter dem Bewußten, also im Unbewußten liegt, zu entdecken und beginnt nun, deren Gesetzmäßigkeit zu analysieren.

Das Gesetz des in uns tätigen höher geordneten SELBST bedeutet nicht nur, daß ich jede meiner Krankheiten und Unfälle selbst verursache, sondern es schließt auch die erhebende, tröstende und großartige Tatsache in sich, daß — falls ich meine Energien gut verwende — jede meiner Bewegungen und Entschlüsse zu meinem Besten sein werden. Der

Mensch mit ausgeglichener Seele wird stets genau jene Bewegung ausführen, die für ihn die zweckmäßigste, die beste ist. Er wird mit negativen Gedanken und Handlungen keine ISOLIERUNGSSCHLACKE zwischen seine Persönlichkeit und sein höheres SELBST bringen, wird also in Augenblicken der Gefahr die höchsten Ebenen ersteigen können. Sein Ohr öffnet sich für innere Eingebungen, und gleich einem Allwissenden oder Erleuchteten ergreift er die etwaige einzige Möglichkeit, die ihn vor der Gefahr rettet.

Was nennen wir einen richtigen Gebrauch der Energien?

Wenn das Motiv und die Sprungfeder meiner Handlungen stets die auf das universelle SELBST begründete unpersönliche, selbstlose LIEBE ist.

Dann wird meine Seele friedlich, ausgeglichen und gesund sein.

Dies aber ist die Voraussetzung dafür, daß ich auch körperlich gesund bin.

Die Vorbeugung und Heilung der Krankheiten muß demnach in der Seele anfangen. Und hier beginnt die wichtige Rolle der Wechselwirkung zwischen SEELE und *Körper*. Hatha-Yoga gründet hierauf sein System und entwickelt parallel die seelischen Fähigkeiten und die Gesundheit des Körpers.

Dieses System schließt von vornherein den Fehler aus, in den die westliche ärztliche Wissenschaft in höchstem Grade verfallen ist, daß sie die *Krankheiten* und nicht *die Kranken heilt!*

Hatha-Yoga verkündet: *da wir unsere Krankheiten selbst verursacht haben, müssen wir unseren verdorbenen Körper auch selbst wieder heilen!* Der Lehrer — auf indisch Guru — hilft, die Ursache ausfindig zu machen, *gesund werden müssen wir selbst.*

Hatha-Yoga lehrt uns, wie wir die Ordnung der unseren Körper belebenden Kräfte aufrechterhalten sollen und — falls wir uns durch naturwidrige Lebensweise gegen unsere Gesundheit versündigt haben —, wie letztere wieder zu erlangen sei. Der kranke Mensch fällt seinem Mitmenschen und sich selbst zur Last, deshalb ist die Grundthese des Hatha-Yoga:

*GESUND SEIN IST PFLICHT!*

# IV. Der größte Fehler: Wir können nicht atmen!

Am siebenten Tag meines Aufenthaltes im Walde von Tschituri lernte ich die größte Wahrheit des Hatha-Yoga kennen. Als ich aber sieben Jahre später in Europa die Lebensweise meiner europäischen Brüder beobachtete, nahm ich wahr, daß ihr Atmen nur eine auf der niedrigsten Stufe des Lebens stehende, leise Kurzatmung ist.

Die Bibel lehrt uns, daß der Mensch ohne Atem ein lebloser Erdklumpen sei, denn Gott schuf den Menschen aus Erde und hauchte ihm durch die Nase das Leben ein. Durch diesen Hauch, das heißt: Atem, erwachte Adam zum Leben.

Auch die Vedanta-Philosophie sagt dasselbe, wenn sie behauptet: »Ohne Atmung gibt es kein Leben auf Erden.«

Leben bedeutet Rhythmus! — Mit dem ersten Atemzug schaltet sich das neugeborene Kind in den Lebensrhythmus ein und beginnt mit dem Ein- und Ausatmen den Lebensstrom in seiner abwechselnd positiven und negativen Phase, der in uns wie ein Wechselstrom pulsiert, zu erleben. Das Leben ist diese ununterbrochene rhythmische Kette des Ein- und Ausatmens, bis der Mensch mit seinem letzten Atemzug, als letztes Glied, die Kette schließt.

Unser Leib trägt die verschiedensten Erscheinungsformen — Aggregatzustände — in sich. Dementsprechend ist auch unsere Nahrung. Die Altvordern drückten dies wie folgt aus: »Aus Erde wurden wir genommen, also essen wir eine feste Speise; mit Wasser wurden wir geknetet, deshalb trinken wir Flüssigkeit; die Seele verleiht der leblosen Masse einen Sinn, folglich atmen wir; der Geist aber belebt diese Zusammenstellung, damit sie Mensch werden könne.« Während wir ohne feste Speisen Wochen hindurch am Leben bleiben und ohne Wasser einige Tage lang, so währt das Leben ohne Luft nur wenige Minuten. Wir sehen daraus, daß der Zusammenhang zwischen Leben und Atem der engste, das Atmen also die wichtigste biologische Funktion des Organismus ist. Jede weitere Tätigkeit des Körpers ist eng mit dem Atmen verbunden; dieses ist von entscheidender Wirkung auf unseren Gesundheitszustand, unser Gemüt, ja sogar auf unsere Lebensdauer.

Nach der indischen Philosophie bringt der Mensch bei jeder Verkörperung eine bestimmte Zahl von Atemzügen mit sich. Wer rasch, hastig atmet, stirbt eher, weil er nicht mehr Atemzüge nehmen kann, als ihm vorgeschrieben sind. Wer dagegen ruhig, friedlich lebt und langsam atmet, hat mit seiner Gesundheit gut gewirtschaftet und wird ein langes irdisches Leben haben. Der Mensch des Ostens läßt sich nicht so leicht aufregen, will er doch das irdische Leben wohlweislich zu seelischem Fortschritt ausnützen. Kopfschüttelnd sieht er zu, wie seine Brüder aus dem Westen das große, göttliche Geschenk, das Leben, mit einem fieberhaften Lebenstempo und einem daraus folgenden schnellen, hastigen Atemholen verkürzen.

*Der zivilisierte Mensch versteht nicht zu atmen!* Die naturwidrige Lebensweise in den modernen Großstadtwohnungen, in den Fabriken und Büros mit den Phalanster-Tischen haben zur Folge, daß der Mensch den Rhythmus der uralten Atmung verlernte. Ein verkümmertes Seelenleben, ein Schwanken zwischen Leidenschaft und Angst, pressen dem Menschen die Kehle zusammen, und er wagt — im wahrsten Sinne dieses Wortes — nicht, tief zu atmen. *Die Art und Weise, wie das Kind des zwanzigsten Jahrhunderts atmet, reicht kaum zum nackten Vegetieren.* Sein Luftschnappen genügt gerade, um es noch am Leben zu erhalten. Wie würde sich aber dieses verändern, wenn die Menschen Verständnis für die uralte Wahrheit aufbringen könnten: *nur mit bewußter Ordnung unserer Atmungsweise können wir die Widerstandskraft erlangen, welche uns ein von Krankheit freies, langes Leben sichert!*

Eine vernachlässigte und fahrlässige Atmung verkürzt unsere Lebensdauer, vermindert die Lebenskraft und macht uns für die mildeste Krankheit, den Schnupfen, empfänglich.

Dem unter natürlichen Lebensumständen lebenden Urmenschen brauchte man das Atmen nicht beizubringen. Die Mühen der Jagd, des Fischfanges, des Kampfes mit den Elementen, der Unbill der Witterung, die ständige Bewegung in freier Luft und die natürliche Körperübung machten ihn instinktmäßig zu einem guten Atmer. Würden wir ein normales Leben führen, müßten auch unser Körper, unsere Lunge ebenso auf die Einwirkungen der Außenwelt reagieren, wie die des Urmenschen oder der Eingeborenen Afrikas.

Es genügt, von vielen tausend Beispielen ein einziges zu erwähnen. Wenn wir im Sommer von der großen Hitze im kalten Wasser Zuflucht suchen oder bei einem Ausflug von einem Platzregen überrascht werden, was ist die erste Reaktion unseres Organismus auf den äußeren Reiz? — Instinktiv, gegen unseren Willen, schöpfen wir tief Atem! Oder stellen wir uns in der Frühe unter die Brause des Badezimmers! Es ist gar nicht nötig, kaltes Wasser über uns laufen zu lassen, es genügt vollkommen, wenn es lauwarm ist. Was geschieht sofort? Unser Brustkorb, als würde er einem uralten Befehl Folge leisten, hebt und senkt sich so lange, bis der Außenreiz unserer Haut aufhört. Die Weisen Indiens erkannten schon vor Jahrtausenden die These der modernen ärztlichen Wissenschaft, daß die Haut die zweite Lunge sei, denn ohne Hautatmung gibt es kein Leben. *Jeder äußere Reiz, der unsere Haut trifft — kalt, warm, mechanische Einwirkungen — wirkt sich zwangsweise auf den Rhythmus der Lungenatmung aus.*

Auf diese Weise trägt die große Natur Sorge dafür, den Menschen öfter am Tage zu einer vom Gesichtspunkt der Gesundheit und Lebenskraft aus unentbehrlichen, tiefen und angehaltenen Atmung zu zwingen. Bedauerlicherweise aber *kann sie den von der natürlichen Lebensweise losgetrennten zivilisierten Menschen nur durch Krankheit dahin bringen, an seine Gesundheit zu denken.* Der zivilisierte Mensch verschließt die Atmungsporen seiner Haut mit schweren und unnötigen Kleidungsstücken. Eine gesteigerte und kräftigere Tätigkeit der Haut und — im Zusammenhang mit der Lunge stehend — die wohltätige Wirkung der anspornenden äußeren Impulse des vegetativen Nervensystems werden auf diese Weise vollkommen verhindert.

Nachdem der Mensch des Westens sich auf diese Weise gegen die Einwirkungen der weisen Natur in bezug auf Kraft, Gesundheit und Erstreben eines langen Lebens für alle Zeiten taub gemacht hat, bleibt für ihn nur die unmittelbar auf die Lunge einwirkende Leibesübung, der SPORT. Wie steht es im Westen in diesen Belangen in bezug auf die Gesundheit? Der Stadtmensch des XX. Jahrhunderts wird zu einem derart widernatürlichen Kerkerleben gezwungen, daß, wenn er nach Feierabend müde vom Schreibtisch aufsteht und die Straßenbahn besteigt, um ehestens in den Familienkreis heimzukehren, er weder Lust noch Muße für Leibesübungen hat. Es ist wohl möglich, daß dieser Mensch in seiner Kindheit oder in jungen Jahren, als er noch mit der Natur in engerer Fühlung stand, Vergnügen am Spiel, am Schnellauf und Schwimmen oder am Schulsport hatte. Möglicherweise war er auch im einen oder anderen dieser Sportzweige erfolgreich. Später aber, im Mannesalter, gibt es sehr wenige Europäer oder Amerikaner, die systematisch Sport pflegen. Tatsächlich sind in dem Lebensalter, da man am meisten auf seine Gesundheit und auf die Elastizität der Muskeln bedacht sein sollte, neunzig Prozent der Menschheit nicht Herren ihrer Gesundheit, sondern Sklaven ihres Berufes.

Die ständig sitzende Lebensweise, das Plattfüße verursachende Herumstehen oder das Gebücktsein am Schreibtisch, haben zur Folge, daß der heutige Mensch das richtige Sitzen, Gehen, Stehen und Atmen verlernt hat. Das Ergebnis ist ein eingesunkener Brustkorb, schmale Schultern, Asthma, Krankheiten des Blutdruckes, Arterienverkalkung, Zuckerkrankheit und Lungenschwindsucht, wo doch eine einzig richtig atmende Generation imstande wäre, die Rasse zu regenerieren! Ein altes indisches Sprichwort sagt: »Es ist nicht gleich, ob nur die Mitte des Zimmers reingefegt wird oder alle Ecken und Winkel.« Daß aber der moderne Mensch nur »die Mitte seiner Lunge reinfegt«, wird aus folgendem Beispiel klar:

Nach Feststellung der westlichen ärztlichen Wissenschaft atmet ein in ruhiger Körperhaltung sitzender, arbeitender Mensch im allgemeinen fünfzehnmal in der Minute. Aus dem Inhalt der Lunge wird bei jedem Atemzug trotzdem nur *ein halber Liter Luft ausgetauscht.* Bei kräftigerem Atmen werden *eineinhalb Liter* sogenannte »Ersatzluft«, bei weitergesteigerter Atmung aber noch *weitere anderthalb Liter* »Reserveluft« ausgetauscht. Die Lunge eines erwachsenen Menschen hat also etwa dreieinhalb Liter »lebendiges Hohlmaß«, was schon daraus hervorgeht, daß in der Lunge eines Toten noch *anderthalb Liter* »zurückgebliebene Luft« nachweisbar sind. Was hat alles dies zu bedeuten? Nicht mehr und nicht weniger, als daß ein westlicher Mensch mit sitzen-

der Lebensweise nur ein Zehntel des fünf Liter messenden Luftinhaltes seiner Lunge austauscht.
Bei einem langsamen Spaziergang erhöht sich diese Menge auf das Zweieinhalbfache des Lungeninhaltes, beim Bergsteigen auf das Zehnfache, beim Schwimmen aber auf das Zwanzigfache.
Die Weisen Indiens und des Orients erkannten vor Jahrtausenden schon die erstaunlichen Ergebnisse einer Regelung der Atmung für die Aufrechterhaltung der Gesundheit und die Bekämpfung der Krankheit. Deshalb erhoben sie die mit Tiefatmung verbundenen beschaulichen Körperhaltungen sozusagen zu religiösen Zeremonien, damit diese von größeren Massen täglich und pflichtmäßig geübt werden sollten.
In unseren Tagen ist aber auch der Hatha-Yoga in Indien bereits aus dem Zauberkreis des Mystischen herausgetreten. In der Stadt Lonawla, in Puna, wurde mit der materiellen Unterstützung des Sir Natawarsinhadschi Bahadur Maharadscha und Rana Sahib of Porbandar ein großzügiges Forschungsinstitut errichtet, wo die körperlichen Yoga-Übungen mit den modernsten wissenschaftlichen Instrumenten kontrolliert und die überraschenden Ergebnisse vom ärztlichen Standpunkte aus bestätigt werden. Bevor wir uns der Frage zuwenden, was eigentlich die Atmungsmethode des Yoga ist, wollen wir erörtern, weshalb die richtige Atmung so überaus wichtig ist, und damit gelangen wir zu der Frage:

# V. Was ist »Prana«?

Die viele Jahrtausende alte Lehre der erleuchteten Weisen des Ostens verkündet, daß jede Kraft, jede Energie, die im Universum tätig ist, irgendeine innere Ursache, einen Kern, einen Keim hat — einen Urzustand, aus dem jedes Leben, jede Bewegung und jede Tätigkeit hervorgehen. Diese sich im Urzustand befindliche potentielle Kraft heißt: Prana. Der Prana ruht vor Beginn des Schöpfungszyklus im Absoluten als der Geist oder die Idee aller Kräfte.

Unwillkürlich kommen uns die Anfangsworte des Johannes-Evangeliums in den Sinn »Im Anfang war das Wort, und das Wort war bei Gott, und Gott war das Wort. Dasselbige war im Anfang bei Gott. Alle Dinge sind durch dasselbige gemacht, und ohne dasselbige ist nichts gemacht, was gemacht ist. In ihm war das Leben, und das Leben war das Licht der Menschen.« Das »Wort« der Bibel, der »Prana« der Orientalen, ist ein und derselbe Begriff. Nur die Benennung ist eine andere.

Der Beginn der Schöpfung bedeutet, daß der Prana »erwacht«, zu wirken beginnt, und daß jede Art von Kräften aus ihm hervorgeht. Ebenso geht jede Materie aus einem Urstoff hervor. Dieser ist im ruhenden, latenten Zustand die Idee, oder der Geist des Stoffes. Die orientalische Philosophie nennt dies Akascha. Bei Einsetzen der Schöpfung beginnt der Prana auf das Akascha einzuwirken, er beginnt zu modellieren und zu formen, und so entstehen die unzähligen Spielarten von Kraft und Stoff. In jeder Lebensform ist der Prana gegenwärtig als eine Lebenskraft, die dazu dient, dem alles belebenden Überselbst zur Entfaltung auf der stofflichen Ebene zu verhelfen.

Jede Kraft gründet sich auf Prana: die der Schwere, der Anziehung oder der Abstoßung, der Elektrizität, der Radioaktivität — ohne Prana gibt es kein Leben, denn der Prana ist die Seele jeder Kraft, jeder Energie. Dieses Urprinzip ist überall auf der Welt zu finden. Er ist in der Luft, aber nicht die Luft; er ist in der Nahrung, und ist doch keine Nahrung: er ist die Kraft des Vitamins; er ist auch im Wasser enthalten und doch nicht identisch mit den chemischen Bestandteilen des Wassers: diese selbst sind nur Träger des Prana. Die Luft ist erfüllt mit freiem Prana, und der menschliche Organismus kann ihn durch den Prozeß der Atmung am leichtesten aus der frischen Luft aufnehmen. Bei normaler Atmung saugen wir Prana von normaler Menge ein, aber mit Tiefatmung, noch mehr aber *durch die Atmungsregelung des Yoga speichert sich außer dieser noch eine erhebliche Menge von Reserveprana in unserem Gehirn und den Nervenzentren auf,* die wir im Notfalle verwenden können. Menschen, die durch eine unerwartete physische oder geistige Anstrengung aus ihrem täglichen Leben herausgerissen werden und in solchen Fällen trotzdem nicht zusammenbrechen, sondern zu staunenswerten Leistungen fähig sind, besitzen unbewußt die Eignung, Prana speichern zu können. Von solchen heißt es dann, daß sie eine »große Vitalität« besitzen. Diese »Vitalität« ist nichts anderes als Ersatzprana.

Über die Pranatheorie an dieser Stelle nur noch soviel, daß diese der naturwissenschaftlichen Auffassung des Westens nicht widerspricht. Die moderne westliche Wissenschaft ist ebenfalls der Auffassung, daß das ganze Weltuniversum mit »Äther« erfüllt sei. Woraus aber dieser Äther besteht, der eigentlich dem Prana entspricht — darauf gibt sie keine befriedigende Antwort. Denken wir nur an die kosmischen Strahlungen, an die Strahlen, die aus der Entfernung von vielen Lichtjahren uns erreichen und unablässig auf unsere Erde strömen. In ihrem belebenden Glanze von unendlich kleiner Wellenlänge leben und gedeihen wir, wie der Keim in der Frühlingssonne.

Unser Körper, der aus Myriaden von Molekülen und Atomen besteht, wird ebenfalls von dem Äther durchdrungen — dem Prana. Wo immer Leben oder Bewegung im Universum vorhanden ist, von den niederen Tieren angefangen bis zu den größten Sonnensystemen, ohne Prana wäre alles nur tote Materie. Dieses wunderbare Lebensprinzip ist die Mutter und der Ursprung jeder geistigen, chemischen und physischen Kraft. Nach der Vedanta-Philosophie ist Prana der innerste Sinn der »Naturkräfte« und deren Offenbarungsform. Unsichtbar, unmeßbar und unverwüstlich — wie jede Energie — aber nicht eins mit der molekularen Anziehungskraft, sondern viel feiner als diese. Prana ist die kosmische Lebenskraft, deren Wirkung jede Schwingung der Welt bewirkt. Das Samenkorn keimt im Frühling; in den Molekülen der Zelle, im Protoplasma beginnt das Leben. In der lebendigen Zelle aber offenbart sich nicht nur die Vitalität, sondern auch Intelligenz. Nach dem Yoga besteht eine Wahlverwandtschaft zwischen Prana und Geist; ein Verhältnis wie zwischen Roß und Reiter. Der tierische Organismus ist nämlich nichts anderes als die Offenbarungsform der Seelenkraft, ihr Mechanismus. Die Seele, die sich auf der stofflichen Ebene manifestieren will, entwickelt mit Hilfe des Prana die geeigneten Organe und baut die ihrem Ziel entsprechenden lebendigen Körper auf der Erde. Der Prana ist also die das Universum erfüllende Lebensschwingung.

Der in unserem Geiste, in Gehirn und Körper tätige Prana steht uns von dem das Universum erfüllenden, universellen

Prana am nächsten. Wir geraten nur dann mit dem Pranaozean des Universums in Harmonie, wenn wir imstande sind, die unseren stofflichen Körper belebende Pranawelle zu lenken und unserem Willen unterzuordnen. Der Lenker und unbedingte Herrscher des Prana ist der Gedanke! Der Gedanke ist der Schlüssel, mit dem wir die Pforte des LEBENS vor uns öffnen und schließen können. Machten wir uns durch Schaffung unrichtiger Gedanken selber krank, dann können wir mit bewußt erzeugten, richtigen Gedanken wieder gesund werden. (Siehe auch das Kapitel: Aufbaukraft des Selbstbewußtseins.)

Die wunderbar anmutenden Ergebnisse der Hypnose werden für uns verständlich, wenn wir den Zusammenhang zwischen Gedanken und Prana verstehen. Der Hypnotiseur *sammelt und lenkt* mit Hilfe ausgesprochener Gedanken den Prana im Medium. Die indischen Yogis machen jedoch keinen Gebrauch von dieser ihrer Fähigkeit, denn sie sind der Auffassung, *es stehe niemandem das Recht zu, einzugreifen in das Selbst und in die Handlungsfreiheit eines anderen Menschen.* Sie verwenden die Hypnose auch nicht zu Heilzwecken, weil das Ergebnis nicht von Dauer ist. Beharrt die durch fremden Eingriff geheilte Person weiterhin auf ihrem Seelenfehler und erzeugt sie auch weiterhin unrichtige Gedanken, so gelangt die Krankheit mit erneuter Kraft wieder zum Ausbruch. Die Hatha-Yogis lehren ihre Schüler, wie der Prana *aus eigener Kraft zu lenken* und zu speichern sei — sie lehren sie also die Autosuggestion —, damit sie nicht auf fremde Hilfe angewiesen sind, sondern im Gegenteil, jedem fremden Einfluß Widerstand leisten können.

Der Zweck des Yoga ist, in jedem Menschen dessen eigene Werte auszulösen und zur Entfaltung zu bringen, damit die mächtigen geistigen und seelischen Schätze, die jedem einzelnen Menschen innewohnen, aber durch unrichtige Erziehung, unzutreffende Auffassungen, Kleinmut und Mangel an Selbstvertrauen unterdrückt und von Hemmungen und Angstgefühlen überlagert wurden, befreit und aktiviert werden, auf daß jeder Mensch die seelische Entlastung, das Vertrauen zu sich selbst und dessen unbedingte Konsequenz erreiche: seine körperliche Gesundheit. Eine echte Heilung kann nur erreicht werden, wenn diese nicht fremden Einwirkungen und nicht nur Medikamenten überlassen wird, sondern *im Kranken selbst* die Heilkräfte wachgerufen werden!

Wollen wir gesund sein, so müssen wir vor allem an unsere Gesundheit *glauben*. Glauben wir an etwas, so kämpfen wir auch dafür! Bilden wir uns ein, unbedingt gesund zu sein! Der negative Mensch mit kranker Seele ist immer ein Hypochonder und tut das Gegenteil. Er vermutet und bildet sich immer ein, krank zu sein. Kein Wunder also, wenn sich tausenderlei Unregelmäßigkeiten melden, bis er schließlich in der Tat erkrankt. — Kämpfen wir für unsere Gesundheit! Nehmen wir uns die Mühe, etwas für sie zu tun! So, wie wir uns Zeit nehmen, uns täglich zu waschen, gerade so sollten wir auch eine kurze Zeitspanne, zehn Minuten, eine halbe Stunde darauf verwenden, unserem Körper das zu geben, dessen er unbedingt bedarf, um seine schwere Arbeit ungestört fortsetzen zu können. Geben wir ihm außer dem täglichen *Brot* auch die tägliche *Kraft*, um dieses verdauen zu können!

Diese Kraft ist der Prana!

Die am meisten ins Auge fallende Manifestation des Prana im menschlichen Körper besteht darin, daß er uns zum Atmen zwingt. Die Folge hiervon ist die Bewegung der Lunge. Wollen wir mit dem Prana näher bekannt werden und lernen, wie wir bewußt mehr Prana in unseren Nerven-

zentren ansammeln können, dann ist unsere erste Aufgabe die Disziplinierung der Lungenbewegung, das heißt, unserer Atmung. Dies ist so zu verstehen, daß wir nicht kunterbunt, unregelmäßig und unbewußt atmen, sondern jeden Atemzug bewußt, mit Gedankenkonzentration, tun und den eingesaugten Prana in die als Speicher dienenden Nervenzentren führen. Die bewußte Übung zur Beherrschung des Prana durch Disziplinierung der Atmung und der Gedankenkonzentration nennen wir: Pranayama. Pranayama ist der wichtigste Teil und die Grundlage des Systems des Hatha-Yoga. Der Prana ist der Treibstoff der Lunge und des ganzen menschlichen Körpers. Ist der Körper infolge einer Verletzung oder einer Krankheit, die durch widernatürliche Lebensweise auftrat, zur Aufnahme des Prana unfähig geworden, so schaltet sich der mächtige Lebensstrom ebenso aus wie der Strom des Senders aus einem verdorbenen Rundfunkapparat. Er ist weiterhin im Weltraum vorhanden, doch kann er sich nun nicht mehr manifestieren.
Nach dem oben Erwähnten können wir mit Fug und Recht behaupten, auch in europäischer Lebensart, daß es ohne Prana — nennen wir den Prana nun Äther, kosmische Strömung oder sonstwie —, kein Leben auf Erden gibt.
Die Krankheiten können wir am leichtesten beeinflussen, wie auch unsere Lebenskraft erhöhen und in entsprechendem Maße bewahren, wenn wir durch Yogi-Atmen unserem Organismus mehr und frischeren Prana zuführen. Der Hatha-Yoga verdient es mit vollem Recht, daß Europa den aus dem Osten kommenden Pranayama nicht als eine mit mystischem Firlefanz behangene Theorie betrachte, sondern daß sich auch die Ärzte des Westens ernstlich mit ihm befassen.

# VI. Vollkommene Atmung

Die erste und wichtigste Regel der richtigen Atmung ist: Atmet durch die Nase! Es ist verblüffend, daß der zivilisierte Mensch, der sein halbes Leben mit Lernen zubringt, diese elementarste Regel der Gesundheit nicht kennt. Würde er wissen, welchen Gefahren er durch die Nasenatmung entgehen kann, würde er diese Frage nicht so nachlässig behandeln. Nach meiner eigenen Erfahrung atmen in Europa die meisten Menschen durch den Mund — insbesondere während des Sprechens. Sie bemühen sich auch nicht im geringsten darum, beim Schlafen mit geschlossenem Mund zu atmen. Ich sah voller Mitgefühl, daß sehr viele Kleinkinder gleichfalls durch den Mund atmen, ohne daß sich die sonst intelligenten und gebildeten Eltern auch nur im geringsten darum kümmern und bemüht wären, das Kind von dieser bösen Angewohnheit abzubringen. Das Ergebnis ist, daß die Schilddrüse des Kindes verkümmert. Die weitere Folge ist ein Rückstand der geistigen Fähigkeiten, ja, es droht sogar die Gefahr des Schwachsinns. Gleichzeitig vergrößern sich die Rachenmandeln, die man dann nach westlichem System durch eine Operation beschneidet. Mit richtiger Atmung wäre dies alles vermeidbar. Das Kind atmet nicht deshalb mit offenem Munde, weil die Rachenmandeln zu groß sind, sondern die Mandeln schwellen deshalb an, weil das Kind mit offenem Munde geatmet hat. Lehren wir das richtige Atmen parallel mit entsprechenden Yoga-Übungen, so können die vergrößerten Rachenmandeln zurückentwickelt werden.

*Die Pforte der Luftgänge ist die Nase!* Von der Natur wurde sie mit allen Schutzvorrichtungen ausgestattet, damit weder Unreinheit, noch allzu kalte Luft, noch vergiftende Gase in diese eindringen können. Am Eingang verstellt ein kleiner Haarbesen den Staubkörpern, kleinen Insekten und sonstigen Dingen, die nicht für die Lunge taugen, den Weg. Es folgt ein langer, gewundener mit Schleimhäuten bekleideter Gang, in dem die allenfalls zu kalte Luft sich erwärmt und der feinere Staub, der den Haarbesen passiert hat, niedergeschlagen wird. Dieser kann mit einer kräftigen Ausatmung mühelos aus der Nase geblasen werden, und schon sind wir von einer Menge Bazillen befreit. Sodann folgen innerhalb der Nase die Trabanten der inneren Pforte: die Drüsen, die mit den eingedrungenen Bazillen fertig werden, sowie das Riechorgan, dieses bewunderungswürdige Werkzeug, das uns sofort warnt, wenn irgendwo gärende, faulende oder giftige Gase und Stoffe die Gesundheit gefährden.

Die wichtigste Aufgabe des Riechorgans bildet — worüber man hier im Westen nichts weiß — *die Aufnahme des Prana aus der Luft.* Das Riechorgan, die Riechfläche, ist nicht nur ein Signalapparat für Düfte und Gerüche, sondern auch der Aufnahmeapparat des Prana. Sollte jemand an der Wahrheit dieser Behauptung zweifeln, so empfiehlt sich eine einzige Probe. Jeder kann selbst die entsprechende Erfahrung machen: Wandern wir im Hochgebirge oder am Wasser, wo viel Prana ist (hier sagt man, die Luft sei reich an »Ozon«), so schöpfen wir tief Atem, und wir werden sofort die große Erfrischung und Zunahme unserer Kraft empfinden. Jetzt holen wir durch den Mund ebensoviel Atem, und die Erfrischung bleibt aus. Die durch den Mund eingesogene Luft ist kraftlos, geschmacklos — der Ozonduft, der Prana, bleibt eben aus. Und wir haben doch dieselbe Luft eingeatmet.

Wenn wir einen starken Schnupfen haben und nicht durch die Nase atmen können, wie verlieren wir an Kraft, wie fehlt uns die durch die Nase erhaltene Pranamenge! Viele werden bei starkem Schnupfen von Herzschwäche befallen. Der Mangel an Prana ist die Erklärung dafür.
Im Mund gibt es keinen Apparat für die Pranaaufnahme. Nur der chemische Stoff der Luft wird aufgenommen. Selbstredend entsteht also bei jemand, der lange Zeit hindurch die Luft durch den Mund einholt, ein schwerer Pranamangel; der Mensch wird kraftlos, die Sekretionsdrüsen funktionieren mangelhaft, die Lebensfunktionen werden herabgesetzt, der ganze Körper gerät in einen negativen Zustand, und seine Widerstandskraft sinkt derart, daß er gegen jede Krankheit schutzlos wird. Hierzu gesellt sich noch, daß er bei der Atmung durch den Mund die Bazillenfilter der Nase nicht gebraucht und sich auf diese Art vollkommen den Infektionskrankheiten ausliefert, deren Erreger aus der Luft in die Lunge gelangen.

### *Gegen die Bazillen der Luft schützt die Nase*

Ähnliche Schutzvorrichtungen, wie sie die Nase besitzt, fehlen dem Mund. Die Aufgabe des Mundes ist zum Teil der Schutz gegen andere Arten von Bazillen, hauptsächlich aber die Verteidigung der Speiseröhre, das Signalisieren, Aufhalten und Entfernen von Kernen, Fischgräten und vergiftenden Stoffen von üblem Geschmack, damit diese nicht in den Magen gelangen. Die Filtrierung der Luft jedoch ist die Aufgabe der Nase. Sicherlich ist auch der Mund dazu fähig, die chemischen Bestandteile der Luft aufzunehmen. Diese weise Vorsorge der Natur ist jedoch nur für den Fall, daß die Nasenöffnungen infolge Krankheit oder Unfall verstopft sind, damit das Leben während der Dauer der Heilung ohne Unterbrechung fortdauern könne. So ist auch die Nase fähig, die Aufgabe des Mundes teilweise zu erfüllen, denn im Notfalle kann der Mensch auch durch die Nase ernährt werden. Aber einem gesunden Menschen wird es nie in den Sinn kommen, die Speise in die Nase zu stopfen — weshalb atmet er trotzdem durch den Mund?

*Jedes Organ soll dazu dienen, wozu es bestimmt ist!*

Die Grundbedingung zur Erhaltung unserer Gesundheit ist, jedes Organ an die vollkommene Erfüllung seiner Aufgabe zu gewöhnen. Atmen wir unbedingt durch die Nase! So werden wir mehrfach gewappnet sein gegen ansteckende Krankheiten! Die reichliche Aufnahme von Prana durch die Nase wird unseren Körper mit Hilfe der Lunge völlig mit Kräften versorgen. Kräftig wird in erster Linie unser Herz, welches das Blut pumpt und den Prana mittels des Blutkreislaufes in die kleinsten Blutgefäße gelangen läßt. Die Nasenatmung wirkt sich somit auch auf unsere Gehirntätigkeit aus. Ebenso stehen wir auch gegen Krankheiten gewappnet da, wird doch die Widerstandskraft der Schleimhäute und der Drüsen durch die Zuführung des Prana gefördert. — Hierin liegt die Erklärung dafür, daß in unzähligen Fällen schwache, kränkliche, bleichsüchtige Menschen von dem Moment an, da sie sich die ständige Nasenatmung zu eigen machen, wie durch ein Wunder kräftiger werden, mehr vom Leben haben und von ständiger Kränklichkeit und chronischem Müdigkeitsgefühl im Handumdrehen geheilt sind.
Würde man den Kindern schon in der Schule das Nasenatmen beibringen, könnte eine neue, kräftigere und verständigere Generation herangezogen werden!

Die Basis und der Ausgangspunkt aller die Atmung regelnden Übungen ist das sogenannte volle Yogi-Atmen. Dieses besteht aus der Zusammensetzung von drei Atmungsarten: 1. oberes Atmen, 2. mittleres Atmen, 3. Bauchatmen. Um das vollständige Yogi-Atmen zu verstehen, müssen wir zunächst mit seinen Bestandteilen bekannt werden.

Nehmen wir vor allem das obere oder hohe Atmen, das im Westen Schlüsselbeinatmung genannt wird. So atmen etwa neunzig Prozent der europäischen Frauen; wir werden bald sehen, weshalb. Bei dieser Atmungsweise, welche die Rippen, die Schultern und das Schlüsselbein hebt, wird nur der obere Teil der Lunge verwendet. Da dieser der kleinste Teil ist, gelangt dadurch nur die geringste Menge von Luft in die Lunge. Infolge Hebens des Zwerchfells kann sich die Lunge nicht nach unten erweitern. Die geringsten anatomischen Kenntnisse können jedermann davon überzeugen, daß die obere Atmung die meiste Energie verbraucht und dies bei geringstem Ergebnis. *Die meisten Krankheiten der Stimmbänder und der Atmungsorgane sind auf mangelhaftes Atmen zurückzuführen.* So kann man sich am ehesten erkälten oder sich an das Atmen durch den Mund gewöhnen.

Die Tatsache, daß die meisten Frauen unbewußt die obere Atmung üben — ohne davon bis zum Ende ihres Lebens eine Ahnung zu haben —, findet keine Erklärung im anatomischen Unterschied zwischen dem Brustkorb des Mannes und dem der Frau. Die wirkliche Ursache besteht darin, daß sich die Frauen zur Bewahrung ihrer schlanken Linie in Korsetts pressen. Die Gummigürtel und die sogenannten Strumpfhalter sind von schädlicher Wirkung, da sie das Bauchatmen, ferner den freien Lauf der Blut- und Säftezirkulation sowie die Funktion der Bauchorgane hindern. Hinzu kommt noch die widernatürliche Lebensweise der Frauen und ihre Berufstätigkeit, die mit gebückter Körperhaltung verbunden ist, ebenso das Nähen, Handarbeiten, das Bridgespiel; vom Maschinenschreiben gar nicht zu reden. Beugen wir uns nur eine oder zwei Stunden hindurch über die Schreibmaschine oder Handarbeit und versuchen wir, auf andere Weise Luft zu schöpfen als durch die obere Atmung! Es ist unmöglich. Die unteren Rippen drücken sich in einem scharfen Winkel über das Zwerchfell und verhindern das Abwärtsströmen der Luft.

Aber nicht nur unter den Frauen, sondern unter den Sängern, Priestern, Rechtsanwälten und Rednern finden sich sehr viele, die ganz unrichtig atmen. Die Ursache ist nicht bloß die zivilisierte Lebensweise selbst, sondern auch die biologische Gesetzmäßigkeit, derzufolge jeder moderne männliche Stadtbewohner, der eine widernatürliche Lebensweise hat, unverzüglich auf die obere Atmung übergeht, sobald die erwähnten Berufe größere Anforderungen an seine Lunge stellen.

Sollte nach all dem Gesagten jemand noch den geringsten Zweifel über die Schädlichkeit und das Verdammenswerte der oberen Atmung hegen, so kann ich ihm folgenden Rat geben. Er stehe gerade aufgerichtet in Achtungstellung, die Hände straff an der Hosennaht. Sodann hebe er ein wenig seine Schultern und schöpfe tief Atem. Er werfe sodann den Kopf in den Nacken, senke die Schultern und er wird sehen, daß *er noch weiter zu atmen imstande ist.* Er wird zumindest noch einmal soviel Luft einsaugen können wie vorher.

Zweite Probe: Setzen wir uns an den Schreibtisch, so wie wir es im Amt gewohnt sind, ein wenig vorgebeugt. Unser Atem wird wieder nur hoch sein, da wir unsere Schultern in eine naturwidrig hochgezogene Lage gebracht haben!

Nun können wir also verstehen, weshalb der Mann mit

unterer, mit Bauchatmung, in den modernen Großstädten immer mehr auf die obere Atmung übergeht.
Untersuchen wir nun die zweite widernatürlich westliche Atmungsweise, die sogenannte Mittelatmung, die von den europäischen Ärzten Intercostal- (zwischen den Rippen) Atmung genannt wird. So atmen die meisten Menschen, welche keine sitzende Lebensweise führen. Diese Flankenatmung ist um ein Grad besser als die obere Atmung, denn hier kann schon ein geringes Maß von Bauchatmen festgestellt werden, und statt der oberen Lunge füllt sich die mittlere mit Luft. Auf diese Art atmen die meisten Männer, wenn sie aufrechtstehen oder sitzen — insbesondere in einem Lokal mit schlechter Luft, im Kino, im Theater oder im Zimmer bei geschlossenem Fenster. Die Natur setzt sich instinktiv gegen eine tiefe Einatmung verbrauchter Luft zur Wehr, und so entsteht die flüchtige »Kurzatmung« zwischen den Rippen. Beobachten wir uns einmal, wenn wir im Kino sitzen!
Die Tiefatmung wird übrigens von der Natur nie vollkommen ausgeschaltet. Sogar der Mensch, der das widernatürlichste Stadtleben führt, holt öfter am Tage krampfhaft tiefen Atem, besonders, wenn er in guter Luft ist. *Dies ist ein dem Gähnen ähnlicher verzweifelter Reflex der nach der alten Atmungsweise durstigen, verkümmerten europäischen Lunge.*
*Die Bauchatmung* wird auch untere oder Zwerchfellatmung genannt. So atmen die meisten Männer in liegender oder ruhiger Körperlage. Auf diese Atmungsweise, die allerdings besser ist als die zwei ersteren, schwören die meisten amerikanischen und europäischen Gesundheitsapostel, wo sie doch nichts weiter ist als *ein Teil* der vollen Yogi-Atmung. Dieser Bauch- und Zwerchfellatmung bedient sich der stark und gutgebaute Europäer und Amerikaner, der eine gesunde

Beschäftigung hat. Die Bauchatmung wird deshalb überwiegend von Männern gebraucht, weil die Männer keine Korsetts tragen wie die Frauen, so daß ihre Lungen von den Fesseln des zivilisierten Lebens weniger mißhandelt werden. Ich wiederhole aber, daß die reinste Form der Tiefatmung nur bei starken, gesunden Männern, Soldaten, Sportsleuten, Bauern und Berghirten vorhanden ist.

Weshalb diese Atmung Bauch- oder Zwerchfellatmung benannt wurde, wird verständlich, wenn wir uns über den Standort des Zwerchfells im klaren sind. Das Zwerchfell spielt auch sonst eine sehr wichtige Rolle in dem Pranayama des Yogis. Es schadet also nichts, seine Funktion kennen zu lernen. Das Zwerchfell ist eine starke trennende Muskulatur zwischen den Bauch- und Brustorganen. Im Ruhezustand wölbt es sich nach oben in der Richtung des Brustkorbes; ist es in Funktion, so flacht es immer mehr ab, drückt die Bauchorgane nach unten und wölbt somit den Bauch nach außen.

Beim oberen Atmen füllt sich der obere Teil der Lunge mit Luft, bei der Mittelatmung bloß die Mitte und ein wenig der Oberteil, bei der Bauchatmung der ganze untere und der mittlere Teil. Deshalb ist auch die Bauchatmung besser als die zwei ersteren Methoden.

Aus dem Obengenannten ergibt sich von selbst, daß die vollkommenste Atmungsweise jene ist, die den unteren, mittleren und oberen Teil der Lunge gleicherweise mit Luft und so dem Organismus zum meisten Sauerstoff und zur größten Menge Prana verhilft. Diese Methode ist die uralte Yoga-Atmung, die ich im weiteren erörtern werde.

Die vollkommene oder vollständige Yogi-Atmung vereinigt in sich alle Vorteile der oberen, mittleren und Bauchatmung, mit Ausschluß aller Nachteile. Sie bringt den vollen Atmungsapparat, jede Zelle der Lunge und sämtliche Atmungsmuskeln in kräftige Funktion. Der Brustkorb kann sich endlich zu seinem normalen, natürlichen Umfang erweitern, und mit kräftiger Aktivierung der vernachlässigten Rippenmuskeln kann die Leistung der Lunge erhöht werden. Auch das Zwerchfell funktioniert regelmäßig und entfaltet eine überraschende biologische Wirkung durch die Massage der Organe der Bauchhöhle, über die ich in einem späteren Kapitel noch sprechen werde.

Die volle Yogi-Atmung ist die einfachste Spielart und die unentbehrlichste Basis der Yogi-Atmungskunst. Es braucht nicht besonders betont zu werden, daß wir mit Geduld beginnen müssen und uns nicht anstrengen dürfen. Jede Übertreibung, auch die überspannte und systemlose Übung des Pranayama, ist für die Gesundheit sehr gefährlich. Der Leser möge an mein Beispiel denken, als ich in der Bibliothek meines Vaters das erste Hatha-Yoga-Buch gelesen hatte und in meinem Übereifer Stunden hindurch Übungen durcheinander vollführte. *»Mit Geduld schreite der Schüler auf dem Wege«* — heißt es im indischen Sprichwort — *»sonst zerbricht unter ihm das Fundament, und das übereilig aufgezogene Gebäude stürzt über ihm zusammen.«*

Die Grundübung der vollen Yogi-Atmung wird wie folgt vollzogen:

Stehen wir aufrecht in ruhiger Körperhaltung (siehe Abbildung Nr. 1). Nach kräftiger Ausatmung beginnen wir mit dem Einatmen, das aus folgenden ineinander fließenden Phasen besteht: 1. *Die Bauchwand schieben wir langsam vor,* indem wir das Zwerchfell in Funktion setzen, das heißt wir wölben den Bauch nach außen, ohne bewußt Atem zu schöpfen. *Wir werden die überraschende Erfahrung machen, daß schon allein durch die Wölbung unseres Bauches Luft in den unteren Teil der Lunge strömt.* Es empfiehlt sich, vor Beginn der Übung — zumindest im Anfang — die zwei Handflächen auf den Bauch zu legen, um seine Bewegung zu kontrollieren. Bei den Männern wird der Versuch dieser ersten Phase der Yogi-Atmung, der niedrigen oder Bauchatmung, nicht schwer fallen, denn jeder gesunde Mann ist Bauchatmer. Mit Staunen beobachtete ich jedoch in Europa, daß zumindest die Hälfte der Frauen, die weder Leibesübungen noch Sport betreiben, ganz unfähig sind, mit dem Bauch (Zwerchfell) zu atmen. Meine weiblichen Leser bitte ich dringend, nicht weiter zu gehen, bis sie mit Anspannung all ihres Willens so weit gekommen sind, das Bauchatmen ohne Anstrengung, ohne besondere Schwierigkeit zu vollziehen. Unter meinen Schülern, in Indien wie in Europa, machte ich die Erfahrung, daß diese fünfzig Prozent Frauen, die nur die obere Atmung kennen, die also beim ersten Versuch zum Bauchatmen unfähig sind, fast ohne Ausnahme mit Verdauungsschwierigkeiten kämpfen, magenleidend sind, an chronischer Verstopfung leiden oder mit verschiedenen Frauenleiden behaftet sind. Ihr Bauch ist vollkommen unbewußt, das heißt so sehr »uneingelebt«, als wäre er ein fremder, nicht zu ihnen gehöriger Körperteil.

*Bei der zweiten Phase der Atmung* erweitern wir unsere unteren Rippen und den mittleren Teil des Brustkorbes, die Luft vom unteren Teil stufenweise *übernehmend.* Diese Phase entspricht der mittleren Atmung.

*Die dritte Phase* der Einatmung ist die volle Auswölbung der Brust. Mit diesem Atemzug saugen wir so viel Luft ein wie in unserer erweiterten Lunge Platz hat. Wir ziehen den Bauch ein, damit er der Lunge als Stütze dienen könne und damit sich gleichzeitig die oberen Lungenflügel vollständig mit Luft füllen können. Die letzte Phase ist also eine vollkommen vollzogene obere Atmung.

Auf den ersten Blick hat es den Anschein, als bestünde das Yogi-Atmen aus drei Bewegungsstufen. Dies ist aber nur im Prinzip so, beim Vollzug müssen wir aus der einen Phase reibungslos und flüssig in die andere gleiten. Die vollkommene Yogi-Atmung erscheint bei der Beobachtung der Körperlinie aus der Seitensicht als die einzige, von unten nach oben gehende, langsame Wellenbewegung. Mit geringer Übung erreichen wir, daß wir die Luft glatt, mit Übergang, aber nicht ruckweise, einsaugen.

Nun beginnen wir langsam die Ausatmung durch die Nase, so daß wir in derselben Reihenfolge die Luft ausstoßen, in der das Einatmen erfolgt war. Wir ziehen also zuerst die Bauchwand ein, pressen sodann die unteren Rippen zusammen, und schließlich senken wir das Schlüsselbein und die Schultern. Beim Ausatmen pressen wir die Bauch- und Rippenmuskeln so weit zusammen, daß möglichst wenig Luft zurückbleibt. Forcieren darf man die Sache natürlich nicht.

Eine halbe Stunde vor den drei Hauptmahlzeiten üben wir am ersten Tag wenigstens eine Minute lang diese einfachste Form des Pranayama. Vom zweiten Tage an steigern wir die Dosis täglich um je eine Minute fünf Tage hindurch. Erst dann können wir mit den andern Variationen des Yogi-Atmens beginnen, denn die vorgehend beschriebene Grundübung bildet das Abc dazu.

Untersuchen wir nun die Wirkung des vollkommenen Yogi-Atmens — die Vorteile des unteren, mittleren und oberen Atmens vollkommen vereinigt — nach den Feststellungen der Weisen Indiens und den Ermittlungen der Forschungsanstalt für den indischen Yoga in Lonawla.

Nach der Auffassung des Yoga macht die tägliche Übung der einfachsten Form des Yogi-Pranayama gegen Tuberkulose und sonstige Lungenleiden fast immun. Wer systematisch Yogi-Atmungsübungen ausführt, bekommt weder Schnupfen noch Bronchialkatarrh. Denn was ist eigentlich die Lungenschwindsucht? Eine *herabgesetzte Vitalität,* die durch Mangel an Luft verursacht wurde, also durch unrichtige Atmung. Die verminderte Lebenskraft setzt die Widerstandsfähigkeit des Organismus herab und bietet den Infektionskeimen einen guten Nährboden. Das gesunde, gute Lungengewebe *widersteht* den Bakterien. Eine gesunde Lunge können wir nur durch den richtigen *Gebrauch* der Lunge erlangen.

Lungenkranke sind im allgemeinen engbrüstig. Meistens stammt diese unvollkommene Ausbildung von einer falschen seelischen Einstellung her. Menschen mit Minderwertigkeits- und Angstkomplexen ziehen ihre Schultern nach vorne herauf und pressen so ihren Brustkorb stark zusammen. Man kann diese schlechte Gewohnheit leider oft schon bei vielen Kindern beobachten. Die Folge ist, daß die zusammengedrückten Lungen kaum atmen können. Da die richtige Ausdehnung des Brustkorbs fehlt, können sich die Lungen auch nicht gut entwickeln. Die Luftversorgung ist ungenügend. Dadurch entsteht im Blut ein ständiger Mangel an Sauerstoff und Prana. Nun wissen wir aber, daß ein abgeschwächter und in einen negativen Zustand geratener Körper ein Treibbeet für Tuberkelbazillen ist. Dazu müssen wir noch folgendes bedenken: Menschen, die an Minderwertigkeitsgefühlen leiden, also unglücklich sind, suchen meistens einen Ausgleich in der Sexualität. Es ist wohl bekannt, daß Kinder, die sich von Geschwistern verdrängt und von den Eltern nicht genug geliebt fühlen, sich in die gefährliche Leidenschaft der Selbstbefriedigung flüchten. Übertriebene Sexualität aber überreizt das ganze Drüsensystem, also auch die Lungen-Drüse — Hilus —; die Lungen werden von Katarrh befallen, und die Tuberkeln haben freie Bahn. — Wir sehen, was für eine Kette von schlechten Wirkungen eine negative seelische Einstellung und mangelhafte Atmung verursachen können.

In vielen Fällen ist eine vollkommene Heilung in kurzer Zeit zu erreichen, wenn der Kranke mit der Kurzatmung aufhört und anfängt, tief und gründlich zu atmen. Die Tiefatmung ändert auch seine seelische Einstellung, — denn wie kann man mit weitgedehntem Brustkorb und tief und langsam atmend Angst haben?

Die wohlgelüfteten Lungen übermitteln dem Körper mehr Sauerstoff und Prana, die Blutzirkulation belebt sich, der ganze Körper atmet auf, wird stärker, — die Krankheit verschwindet.

In gründlich durchlüfteten und durchbluteten Lungen können Tuberkelbazillen nicht gedeihen. (Siehe auch III. Kapitel.)

Nach der Yoga-Lehre hängt die Qualität des Blutes größtenteils von der Menge des in der Lunge aufgenommenen Sauerstoffes und des Prana ab. Erhält es wenig Prana und Sauerstoff, so wird seine Qualität auch minderwertig sein. Da wird es dann erfüllt mit unreinen Stoffen, die Schlacke wird vom Organismus nicht abgesondert, und der ganze Körper füllt sich mit Giftstoffen. Nicht nur der Organismus, sondern jedes einzelne Organ wird von der schlechten Qualität des Blutes in Mitleidenschaft gezogen. Der Magen und die Verdauungsorgane leiden meistens sehr infolge der unzulänglichen Atmung. Die Nahrung entzieht dem Blute Sauerstoff, denn bevor die Verdauung und die Assimilation einsetzen, ist ein Oxydationsprozeß notwendig. Ist aber die Assimilation nicht normal, so bekommt der Organismus weniger Nährstoffe, die Körperkraft nimmt ab, und die Energie und unsere Vitalität versiegen.

All diesen Übeln ist durch richtiges Atmen vorzubeugen. Vom unrichtigen Atmen werden nicht nur die Lunge und der Magen in Mitleidenschaft gezogen, sondern das ganze Nervensystem, das Gehirn, das Rückgrat, die Nervenzentren, ja sogar die Nerven selbst, da sie nicht genügend Prana und frischen Sauerstoff erhalten.

Das Zwerchfell, das durch das Yogi-Atmen auf natürliche Weise funktioniert, übt einen milden Druck auf die Leber, den Magen und die Magenorgane aus, und dieser Druck verwandelt sich infolge des Rhythmus der Lungenatmung in eine sanfte Massagebewegung, die eine natürliche Funktion der Organe fördert. Demzufolge wirkt sich jeder einzelne Atemzug mittelbar auf die Bauchorgane aus, belebt in diesen den Blutkreislauf und steigert den Stoffwechsel. Bei oberer und mittlerer Atmung fällt diese wohltätige innere Massage weg.

Die begeisterten Verkünder der westlichen Systeme für Körpererziehung sollen nicht vergessen, *daß die Übung der äußeren Muskeln noch nicht alles bedeutet. Auch die inneren Organe bedürften des Turnens.* Für diese sorgt die Natur auf dem Weg über das richtige Atmen. Sport, Turnen, Ringkampf, Fechten und ähnliche Leibesübungen setzen die inneren Organe allerdings unter günstigere Lebensbedingungen, als dies in einem schlaffen Organismus der Fall ist. Aber ohne Atemübungen kann der Sport nie eine so günstige Wirkung auf den Organismus ausüben, wie die natürliche Massage eines taktmäßigen rhythmischen Pranayama. Bei diesem Punkt könnte jemand unwillkürlich die Frage stellen, weshalb denn das tiefe Atmen im Leben so wichtig sei. Wozu sollen wir Atmungsübungen durchführen, wenn wir diesen Zweck auch durch den Sport erreichen können? Auch beim Laufen, Fechten, Rudern oder beim Tennisspiel funktioniert unsere Lunge mit voller Kraft; wir werden automatisch zu tiefen Atemzügen gezwungen und können demnach mittelbar auch auf diese Weise die segensreichen Wirkungen des Yogi-Atmens erzielen!

Dem ist indessen nicht so. Bei kräftigem Sport arbeitet die

Lunge tatsächlich in vollem Maße, aber *unsystematisch, mit einer krampfhaften, ruckweise funktionierenden Muskelarbeit.* Zur gleichen Zeit entfaltet der Organismus eine erhebliche Arbeit, und das *Plus an Sauerstoff, das der Lunge zugeführt wird, braucht sich infolge des ständigen Energieverlustes unverzüglich wieder auf.* Ohne Rhythmus gibt es kein Leben. Von der Schwingung der Atome bis zum Sonnenaufgang oder dem Herzklopfen wird alles auf dieser Welt vom Rhythmus beherrscht. Daraus wird verständlich, daß das unausgesetzte rhythmische Üben der Yoga-Atmung, ob in ruhender Stellung ausgeführte oder mit nur geringer Körperbewegung verbundene Übungen, eine unvergleichlich größere und wohltätigere Wirkung auf alle unsere Organe ausüben, als das Betreiben eines Sportes l'art pour l'art.

Es muß noch hinzugefügt werden, daß die westlichen Sportzweige dynamisch, aktiv, – die Leibesübungen des Hatha-Yoga aber passiv sind. Im *aktiven Sport verausgaben wir unsere Kräfte und legen uns danach müde zur Ruhe.* In der Passivität der Yoga-Übungen aber *sammeln wir eine riesige Energie, die sich in uns speichert.* Das ist so, wie wenn dem Strom ein Damm vorgebaut wird. Er staut sich mächtig auf, und darin ruht eine ungeheure Kraftreserve.

Mit den Hatha-Yoga-Übungen errichten wir in unserer Passivität einen Damm vor den Lebensstrom und speichern die disziplinierten Kräfte auf. Deshalb können wir die Hatha-Yoga-Übungen, wenn wir noch so abgespannt von unserer Arbeit kommen, leicht ausführen, denn die passiven Übungen verursachen keine neue Müdigkeit. Nach diesen werden wir jedoch bedeutend erfrischt sein. – Wer es auch einmal versucht hat, weiß es! –

Die wunderbare Wirkung des *angehaltenen Atems findet zum Teil auch darin ihre Erklärung.* Dem Leser wird es auffallen, daß die Inder die Pranayama-Atmungsübungen bei den Spielarten, die im praktischen Teil angegeben sind, stets mit kürzerem oder längerem *Anhalten der Atmung verbunden ausführen.* Dies ist die eigentliche *Regelung des Atmens, die auf den Organismus die staunenswerteste biologische Wirkung ausübt.* Wer hat wohl in seiner Kindheit nicht aus Neugierde oder Spiel versucht, den Atem anzuhalten, etwa im Wettbewerb mit andern oder mit dem Gedanken: »Wie lange ich es wohl aushalte?« Der Mensch des Westens wird aber als Erwachsener instinktiv vor derlei Dingen zurückschrecken, da er fest davon überzeugt ist, daß »ähnliche sinnlose und überflüssige Versuche aus Neugierde« ihm nur schaden könnten. Wer weiß, vielleicht platzt in seiner Lunge eine Ader, oder er erleidet einen Schlaganfall, weil er keine Luft mehr bekommt. Wie kindisch ist diese Vorstellung! Es genügt, auf den Urmenschen oder auf die in Gottes freier Natur lebenden Eingeborenen hinzuweisen.

Sehen wir von der schon erwähnten natürlichen Hautatmung ab, — wo die Lunge auf jeden von außen kommenden Hautreiz unwillkürlich mit einem tiefen Atemzug und mit krampfhafter, ruckweiser Zurückhaltung des Atems reagiert, und beobachten wir den Sportler oder den Menschen, der schwere körperliche Übungen vollzieht. Während dieser kann er nicht fortwährend Atem schöpfen, auch wenn sein Brustkorb infolge der Muskelarbeit sich stark hebt und senkt. Bei gesteigerter körperlicher Arbeit bedarf der Organismus mehr Oxygen, mehr Pranaenergie, und damit diesem Organismus zur Aufnahme und zur Verteilung von mehr Sauerstoff und mehr Pranaenergie auch entsprechend mehr Zeit zur Verfügung steht, sorgt Mutter Natur selbst dafür, daß der kräftig arbeitende und Energien verbrauchende Körper selbsttätig Atmungspausen einschaltet.

Beobachten wir einmal den Speerwerfer, den Diskuswerfer, den Fechter oder Tennisspieler, wie sie vor der entscheidenden Bewegung, vor dem Schwung ihren Atem anhalten und oft eine ganze Serie von Bewegungen durchführen, bevor sie die Luft ausstoßen. Je größer die Muskelarbeit, die Kraftentfaltung, um so stärker wird die diesen vorangehende tiefe Atmung sein und um so länger die Dauer der Zurückhaltung des Atems. Beim Lauf auf einer Strecke von hundert Metern nimmt der Sportler vor dem Ziel kaum einige Mal Atem. Bei Langstreckenläufern ist es Regel, daß nur der auf Erfolg rechnen kann, der »es versteht, mit dem Atem zu haushalten«. Die Yogi haben diese Wahrnehmung schon vor Jahrtausenden gemacht und sind darauf gekommen, daß Pranayama, mit Atmungspausen vollzogen, große Mengen Prana speichert, und daher von außerordentlich wohltätiger Wirkung ist, nicht nur für die Atmungs- und Verdauungsorgane, sondern auch für das Blut und das ganze Nervensystem. Wieviel mehr Prana speichert sich im Organismus auf infolge von Lungenübungen, die in ruhendem Zustand oder bei sehr mäßiger Körperbewegung vollzogen werden, als wenn der Körper schwere Arbeit verrichtet und das Energieplus sofort aufgebraucht wird! Bei einfachen Yogi-Atmungsübungen wirken sich diese Energien nicht nur stählend und erfrischend, wie bei den Sportübungen, sondern auch heilend auf den Organismus aus. — Die Atmungsregelung ist aber nicht nur deshalb von bewunderungswerter Wirkung, weil wir bewußt haushälterisch mit Sauerstoff und Prana umgehen, sondern auch deshalb, weil einige dieser Atmungsübungen speziell die unseren Körper belebenden positiven und negativen Strömungen regeln, ordnen und im Gleichgewicht halten.

*Das Atmen selbst ist eine Abwechslung zwischen positivem und negativem Zustand.* Bei dem Atemholen befinden wir uns in negativem Zustand: — wir empfangen, saugen das belebende Element ein. Beim Ausatmen sind wir positiv: wir verteilen die aufgenommene Kraft in alle Bereiche unseres Körpers, wir sind gebend, ausstrahlend. Wer logisch denkt, wird schon jetzt erkennen, daß, wenn wir bewußt die Gleichmäßigkeit unserer Atmung überwachen, dies schon an und für sich ein Gleichgewicht zwischen positiven und negativen Energien schafft. Das Anhalten des Atems zwingt den Menschen dazu, *daß er sich selbst im Zentrum fixiert — zumindest auf eine Zeit — und beide Energien zusammenfaßt.* Hierdurch gelangt er sowohl seelisch als auch körperlich in den Zustand vollkommenen Gleichgewichtes. Es ist dasselbe, wie wenn ich eine wippende Waage in dem Moment zum Stehen bringe, wo sich das Zünglein in der Mitte befindet, wo die Waage also in vollkommenem Gleichgewicht ist. — Indem ich den aus dem Gleichgewicht geratenen Kranken auf ähnliche Weise ins Gleichgewicht zurückbringe, wird seine Heilung mächtig gefördert. Die abwechselnden Atmungsübungen — wie zum Beispiel »Bastrika«, das heißt abwechselndes Atmen durch das rechte und das linke Nasenloch —, zwingen den Menschen noch mehr dazu, seinen Körper gleichmäßig in die positiven und negativen Energien einzuleben. So bewahrt der Körper seine Gesundheit; ist er aber infolge unrichtiger Kraftverteilung schon erkrankt, so wird er wieder ins Gleichgewicht gebracht und geheilt. Das ist das ganze Geheimnis.

Die Fixierung des Gleichgewichtszustandes — das heißt, das Anhalten des Atems — reinigt sämtliche Luftbläschen der Lunge gründlich und spornt sie zu gesteigerter Arbeit an. So werden die im Blute stockenden Schlacken und etwaige Toxine kräftig ausgestoßen. Der angehaltene Atem wirkt ähnlich auf die Lunge und das Blut, wie ein laxierendes Mittel auf die Verdauungsorgane. Deshalb finden sich unter denen, welche die Yogi-Atmung regelmäßig pflegen, keine

Lungen-, Magen-, Leber-, Gallen- oder Herzleidende, sowie auch keine Asthmatiker oder Sklerotiker.
Wer sich nach all dem Gesagten über das Wesen des Pranayama im klaren ist, wird erkennen, daß es nicht nur vom Gesichtspunkt der östlichen, sondern auch der westlichen Biologie und Heilkunde lebenswichtig ist, Pranayama zu üben, wenn er gesund und lebenskräftig bleiben will. Die Sache ist so einfach, daß die große Masse nicht ernstlich daran denkt, sondern vielmehr ein Vermögen für komplizierte Kuren und Medikamente ausgibt. Die Gesundheit pocht an ihre Türe, aber sie öffnet diese nicht. *Sie begeht die himmelschreiende Sünde, sich gegen die erkannte Wahrheit aufzulehnen.*

# VII. Schwimmen – die vollkommenste Atemregelung

Wahrhaftig, das Schwimmen ist der einzige Sport, dessen Anfänge sich im Nebel historischer Zeiten verlieren und der unter sämtlichen alten und modernen Sportarten auch heute noch als die *natürlichste, vollkommenste Leibesübung angesprochen werden kann.* Kein einziger anderer Sport ist von so wohltätiger Wirkung auf die Gesundheit. Die Gründe hierfür werden wir gleich erfahren.

Vor allem ist das Schwimmen keine gekünstelte, sondern eine natürliche Körperübung. Zweitens ist es auch heute *der einzige Sport der Welt, der infolge zwangsläufiger Regelung des Atems und der rhythmischen Bewegungen mit Tiefatmen verbunden ist, wie es eben Pranayama empfiehlt.*

Das ständige und maßvoll geübte Schwimmen ist dank seiner oben erwähnten Eigenschaften von überaus guter Wirkung auf die Gesundheit. Damit diese Wirkung jedoch vollkommen sei, passen wir unsere ganze Atemtechnik dem Pranayama an. Jene, welche täglich die Yogi-Atmung durchführen und auch die im praktischen Teil beschriebenen Ur-Asanus (Körperhaltungen) gewissenhaft pflegen, können den höchsten Grad von Gesundheit und Lebenskraft erreichen, sie werden nie erkranken, und nach der Hatha-Yoga-Pradipika »zieht sich ihres Lebens Schatten in die Länge, wie bei der langsam sinkenden Sonne«. Solche Yogi haben keinen besonderen Sport mehr nötig.

Daß ich dem Schwimmen trotzdem meine besondere Aufmerksamkeit widme, dazu habe ich außer dem vorher Gesagten noch einen besonderen Grund. Ich weiß aus Erfahrung, daß die meisten willensschwachen Menschen, die Pranayama üben, mit den Atmungsübungen rasche Erfolge erzielen wollen und nicht die Geduld aufbringen, wenigstens zwei Monate hindurch fleißig zu üben. Vorzeitig abgebrochene Pranayama-Praxis hat aber keine Dauerwirkung. Ein anderer Fehler des europäischen Anfängers ist, daß er, nachdem ihm die starke Überzeugung abgeht, die Übungen vernachlässigt, weil das angestrengte Atmen seine Lunge in den ersten Tagen tatsächlich ermüdet, oder er wird ihrer überdrüssig, weil sie zu lange dauern. Auch sonst ist starker Wille erforderlich, damit der Mensch nicht in das gewohnte Kurzatmen zurückfällt.

*Die Bedeutung des Schwimmens habe ich also aus dem Grunde so stark betont, weil sie die einzige Urbewegung des Körpers ist, die jeden Menschen zur Regelung des Atems zwingt.* Und jeder muß den Atem eine gewisse Zeit lang anhalten, wenn er nicht Wasser schlucken will. Die nachlässigen Yogi-Atmer und die skeptischen Anfänger können also mit Hilfe des Schwimmens zu einer ähnlichen Atmungsweise gezwungen werden, wie sie das Pranayama vorschreibt. *Wer aber wenigstens zwei Monate hindurch seine einfachen Schwimmübungen nach den Vorschriften des Hatha-Yoga vollzieht, erzielt die gleichen Ergebnisse wie durch das Pranayama!* Wünscht also jemand rasche Beweise und ist nicht willensstark genug, um die Atmungsvorschriften von Anfang an genau einzuhalten, so möge er ein, zwei Monate hindurch nach der Vorschrift des Yoga schwimmen.

Ich hatte in Madras eine englische Hatha-Yoga-Schülerin, eine dicke, etwa vierzigjährige Beamtin, die sich ständig darüber beklagte, daß sie nicht abmagern könne. Als 16- bis 18jähriges Mädchen betrieb sie Sport, schwamm und ruderte; — ließ es dann aber sein, denn sie heiratete nach Indien. Hier gab es so viel Arbeit, daß ihr keine Zeit für

Leibesübungen verblieb, außer einem kleinen Spaziergang. Seither versuchte sie alles mögliche. Sie nahm organotherapeutische Präparate und abführenden Kräutertee, sie versuchte es mit allerlei Sport, sogar mit dem Boxen, aber vergebens. Kein einziges Pfund nahm sie ab. Ein etwaiger Gewichtsverlust war immer bald wieder eingeholt. Auch Entfettungskuren blieben erfolglos. Ich versuchte Pranayama mit ihr zu üben, doch ihre Lunge war so schwach und die Willenskraft so gering, daß sie nach drei vollen Atemzügen nach Luft schnappte und der Sache überdrüssig wurde. Auch mit der Anhaltung des Ausatmens ging es nicht, was auf einen außergewöhnlich geringen Lungeninhalt schließen ließ.

Nachdem ich sah, daß ich ihr vergebens Atemübungen vorschrieb, die sie daheim doch nicht ausführte, nahm ich zu der Methode Zuflucht, die von meinem alten Meister Mohan Singh bei Schülern mit langsamen Fortschritten angewendet wurde. Ich fragte Mrs. Potter, ob sie schwimmen könne. Denn davon hing alles ab. Sie gab zur Antwort, in jüngeren Jahren sei sie eine tüchtige Schwimmerin gewesen, sie bringe es auch jetzt noch fertig, aber sie wolle sich damit nicht abmühen, da sie es schon einmal ohne Erfolg versucht habe. Man sage zwar, daß Schwimmen zehre, doch sie habe die gegenteilige Erfahrung gemacht.

Am Nachmittag desselben Tages brachte ich sie kurz nach Sonnenuntergang an den Meeresstrand. In Madras zeigte das Thermometer tagsüber 35—40 Grad. Der Strand belebte sich erst in den Abendstunden, wenn die brütende Hitze von einer angenehmen Sommerwärme abgelöst wird.

Wir begaben uns also mit Mrs. G. Potter nach einem weniger belebten Teil des Strandes, wo es keinen Wellenschlag gab. Jenseits der Mole tummelten sich die lustigen »Wellenreiter« von Madras. Mit hellem Gejohle liefen sie bis zum

Hals ins Wasser, erwarteten die nächste, große Welle, legten sich darauf und wurden mit Schnellzuggeschwindigkeit wieder ans Ufer geschleudert . . . Meine Schülerin pustete kläglich. Sie war in Schweiß gebadet. Als wir das stille Wasser erreichten, begann die »Abmagerungsstunde«.

»Liebe Mrs. Potter«, sagte ich, »jetzt gehen Sie schön ins Wasser und zeigen mir, wie Sie schwimmen.«

Sie ließ sich nicht lange bitten. Schon im Auto hatte sie sich ihrer Kleider entledigt und stand im Schwimmdreß vor mir. Sie platschte ins Wasser wie ein Seehund, als wollte sie sich damit brüsten, ungeachtet ihrer achtzig Kilo, den Startsprung noch nicht verlernt zu haben. Sie erreichte ihr Ziel, und mit Anerkennung sah ich ihrem schönen, gleichmäßigen Brustschwimmen zu.

»Nun, jetzt wird es klappen«, dachte ich.

»Mr. Yesudian«, rief sie prustend, »können Sie mir mit Ihrem Yoga das archimedische Gesetz beweisen, dann würde ich mit Freuden unter die eifrigen Fakire gehen!«

»Wieso?« fragte ich erstaunt, da ich die Sache nicht verstand.

»Der alte Knabe behauptete, daß jeder Körper so viel von seinem Gewicht verliert, als er Wasser verdrängt . . . Leider fühle ich mich hier um keine Unze leichter als am Ufer!«

Eine solch drollige Dame war Mrs. Potter. »Großartig«, dachte ich, »mit dem Gemüt scheint sie in Ordnung zu sein.« Heiteres Gemüt ist aber bei jeder Leibesübung Goldes wert.

»Ich garantiere Ihnen, my dear Lady«, — rief ich zurück, »wenn Sie jetzt auch nicht so viel abnehmen, als Sie verdrängen, so werden Sie doch in zwei Wochen mindestens zehn Kilogramm leichter sein. Fangen wir nun so an, als ob Sie keine Idee vom Schwimmen hätten. Sie kommen im Wasser mit schönen Tempi vorwärts, das will ich zugeben.

*Jetzt aber schwimmen Sie aus Gesundheitsrücksichten, Sie wollen abnehmen.* Dies kann jedoch nur durch Atmungsregelung, sagen wir durch Heilschwimmen erreicht werden.«
Mrs. Potter war so erstaunt, daß sie einen Moment untertauchte und dann prustend wieder heraufkam.
»Aber, halten Sie mich doch nicht zum Narren!«
»Passen Sie auf, Mrs. Potter«, gab ich zur Antwort, als ich im lauen Wasser an ihre Seite trat, »Sie müssen wissen, daß die Entfettung, ebenso wie die Gewichtszunahme, von gewissen inneren Sekretionsorganen geregelt wird. Ist deren Gleichgewicht aus irgend einem Grunde gestört, haben sich Säfte und Blutkreislaufverhältnisse aus irgend einem Grunde im Körper verändert, so funktioniert auch die Schilddrüse unvollständig und verliert ihre ordnende Fähigkeit. Die widernatürliche Magerkeit und die Fettleibigkeit, die plötzliche Abmagerung und die Verfettung, sind stets krankhafte Zustände. Diese können jedoch nicht mit Entfettungs- und Mastkuren, mit Tee, Arsen und Medikamenten kuriert werden. Die Präparate der Organtherapie wirken auch nur von heute auf morgen. Ihr Organismus, Mrs. Potter, muß gesund gemacht werden; nur dann stellt sich die Gleichgewichtslage wieder her. Sind Sie dick, so müssen Sie bis zum normalen Körpergewicht abmagern; sind Sie mager, so nehmen Sie so viel zu, wie Sie dies nötig haben . . .«
»Und Sie glauben, das Schwimmen werde mich heilen? Vor einem Jahr habe ich während zwei Monaten regelmäßig geschwommen. Das Ergebnis: zwei Kilogramm Zunahme!«
»Nicht das Schwimmen wird Sie heilen, sondern die während des Schwimmens unwillkürlich vollzogene Atmungsübung. Da ich Sie nicht zu den Pranayamaübungen nötigen kann, werde ich Ihnen mit Yoga-Schwimmen beweisen, daß Ihr Körpergewicht schon nach einem Monat um einige Kilo geringer sein wird. Die Yogi-Schwimmweise ist der einzige

Sport, mit dem jedermann, falls er für das Pranayama keine Geduld hat, die normale Funktion seiner Organe wiederherstellen kann. Eine natürliche Folge des vollkommenen Gleichgewichtszustandes der wiedererlangten Gesundheit aber ist, daß der Fette abmagert, während der Magere Fett ansetzt . . .«

»Das möcht ich mal sehen!«

»Beginnen wir also, Mrs. Potter! Bleiben wir zunächst beim Brustschwimmen, als der natürlichsten Schwimmweise. Nur der kann ein guter und vollendeter Schwimmer werden, der es fertigbringt, mit dem Atemschöpfen zu haushalten. Ausdauernde Schwimmer üben unwillkürlich das Yogi-Schwimmen. Sie nehmen seltener Atem und stoßen die Luft schon unter Wasser aus. Damit habe ich alles gesagt. Nicht wahr, es ist gar nicht so schwer, wie es aussieht? . . . Man darf also beim Brustschwimmen nicht durcheinander Atem holen, sondern man geht wie folgt zu Werke: Gleichzeitig mit dem ersten Armtempo holt man durch die Nase stark Atem und senkt dann unverzüglich das Gesicht ins Wasser, wie es Wettschwimmer beim Brustschwimmen tun. Doch Sie haben es nicht so eilig! Das Geheimnis des Yoga ist eben das leichte, rhythmische Schwimmen ohne Anstrengung . . .

Also nach dem ersten Atemholen senken Sie den Kopf ins Wasser. Dadurch werden Sie unter allen Umständen gezwungen sein, die Luft anzuhalten . . . So, das haben Sie ganz gut gemacht.«

»So etwas ist mir beim Schwimmen noch nie in den Sinn gekommen!« sagte Mrs. Potter, als ihr Kopf aus dem Wasser auftauchte. »Weit eher war ich um meine Dauerwellen besorgt . . .«

»Ja, leider ist dies eine schlechte Gewohnheit der Damen. Nun also, wenn Ihr Gesicht im Wasser ist, machen Sie zwei ruhige, langsame Tempi. Wenn Sie beim zweiten Tempo die

Hände vor die Brust nehmen, beginnen Sie unter dem Wasser langsam mit dem Ausstoßen der Luft, so daß, wenn Sie beim Ende des zweiten Tempo angelangt sind und Ihren Kopf aus dem Wasser heben, die restliche Luft nur noch dazu verwendet wird, mit einem einzigen, kurzen Pusten die zurückgebliebenen Wassertropfen aus der Nase zu blasen... Im selben Moment schöpfen Sie bereits rasch tief Atem, senken den Kopf ins Wasser und schwimmen wieder zwei Tempi unter diesem . . . Mit Hilfe dieses rhythmischen, gemächlichen Schwimmens, das eigentlich nichts weiter ist als eine im Wasser vollzogene, einfache Pranayama-Übung, werden Sie kerngesund, vorausgesetzt, daß Sie es täglich und systematisch betreiben . . .«

Ohne Zweifel ging es im Anfang etwas schwer. Mrs. Potter tat ab und zu einen tüchtigen Trunk und setzte auch oft aus, um auszuschnaufen. Doch fleißig, Tag für Tag ging sie zu der stillen Bucht und schwamm unermüdlich gemäß meinen Anweisungen.

In eineinhalb Monaten nahm sie *fünf Kilo ab,* bis Ende des zweiten Monats weitere vier Kilogramm. So blieb ich mit einem einzigen Kilogramm blamiert. Es gereicht aber Mrs. Potter zur Ehre, mir dies nicht nachgetragen zu haben. Im Gegenteil! Von diesem Tage an kam sie täglich vor Beginn der Amtsstunden, um Pranayama zu üben, und wurde eine meiner eifrigsten Schülerinnen . . .

Diese Methode empfehle ich jedem, der schwimmen kann und nicht willensstark genug ist, um regelmäßige Atmungsübungen durchzuführen. *Nach ein, zwei Monaten täglichen Schwimmens nach den Yoga-Vorschriften wird der Körper von einem wunderbaren Wohlbehagen durchströmt,* der Mensch fühlt sich stets frisch und gesund, seine Arbeitsfreudigkeit nimmt zu, und »versäumt« er das Schwimmen drei, vier Tage lang, so verlangt seine Lunge ebenso nach den gewohnten Übungen wie der Raucher nach seiner Zigarette. Dies ist der Augenblick, da man vom Schwimmen allmählich zu einem regelmäßigen Pranayama im Zimmer, oder noch besser im Freien, übergehen kann.

Dieses prachtvolle System wurde von meinem greisen Meister seinerzeit auch bei mir angewendet, da die tägliche Atmungsregulierung anfänglich schwer ging. Auch einige der Gefährten haben sehr schlapp gearbeitet. Da führte uns Mohan Singh zum Strand und lehrte uns das Yogi-Schwimmen. Nach einem Monat konnten wir bereits besser atmen als die übrigen Jungen . . . Jawohl, — das Schwimmen, einfach vollzogen, ist der vollkommenste atemregelnde Sport. Gehen wir im Sommer ins Freie, an das Meeresufer, zum Strand eines Flusses oder eines Sees, und schwimmen wir im Sinne des Yoga, so oft wir über die nötige Freizeit verfügen! Vernachlässigen wir dies auch im Winter nicht! Dieser uralte Sport stählt gleichzeitig unsere Haut und zwingt, *infolge des äußeren Reizes, unsere Lunge zu einer so mächtigen Arbeit, daß wir gar nicht genötigt sind, unseren Willen zusammenzureißen; es genügt, wenn sich der Rhythmus unseren Nerven übermittelt.* Eine einzige Regel ist noch im Zusammenhang mit dem Schwimmen zu beachten: An Tagen, da wir schwimmen — nie länger als eine halbe Stunde! —, fallen die Atemübungen daheim weg.

Das Brustschwimmen mit zwei Tempi Atempause kann nach einigen Monaten auf mehrere Tempi ausgedehnt werden. Sind wir müde, so setzen wir nicht aus, sondern ruhen auf dem Rücken liegend, gleichmäßig und tief atmend.

Die allerälteste und auch heute noch modernste Form des Schwimmens ist der Kraul, den der hawaiische Fürst Kahanamoku zu Beginn dieses Jahrhunderts dem Westen bekanntmachte. Das Kraulschwimmen ist ausdrücklich mit der Yogi-Atmungsweise verbunden. Kräftige, tiefe Einatmung, vier

Tempi Kumbhaka (Atmungspause) unter dem Wasser, danach blasbalgartige Ausstoßung der Luft durch die Nasenlöcher, die noch unter dem Wasser begonnen wird . . .
Nichts ist neu unter der Sonne! Studieren wir die uralten Gesundheitsregeln, vom grauen Voralter angefangen bis in unsere Tage, als bis zur modernsten Hygiene, so sind wir gezwungen zuzugeben, daß die Vorschriften unserer Vorfahren in vieler Beziehung auch heute noch gültig sind, und daß diese unsere Behauptung nicht selten die gewagtesten Vorstellungen übertrifft.
Im Zusammenhang mit dem Schwimmen muß ich noch einen außergewöhnlichen Fall erzählen, der mich seinerzeit ebenso überraschte, wie Mr. John Kennedy, den Geschäftsreisenden der Fordschen Werke in Kalkutta. Er war ein 180 Zentimeter hoher, außergewöhnlich hagerer, junger Mann. Jeden Sommer verbrachte er etliche Wochen bei seinen Verwandten in Madras. Am Strand schloß ich mit ihm Freundschaft. Es fiel mir auf, daß er trotz seiner muskulösen, wenn auch sehr hageren Statur, Stunden hindurch im Zelt ruhte und nur vor Einbruch der Dunkelheit ins Wasser ging. Vier, fünf Minuten blieb er im Wasser, und schon kam er wieder heraus. Das war seine ganze Leibesübung. Wo er doch so herrlich schwamm! Man sah ihm an, daß er sich im Wasser völlig heimisch fühlte: er tauchte unter, schwamm auf der Brust, auf dem Rücken, machte einige Kraultempi und stieg dann aus dem Wasser, als hätte ihm irgendetwas Schrecken eingejagt.
Als ich mich nach dem Grunde seines sonderbaren Verhaltens erkundigte, bekam ich folgende überraschende Antwort:
»Lieber Freund, dies ist mein größter Kummer! In meiner Jugend war ich ein großartiger Schwimmer, und es gab keinen Tag, an dem man John E. Kennedy nicht im Schwimm-

bassin von Newark sehen konnte . . . Aber die Hetzjagd, mein Herr, die Hetzjagd! Speed! Wissen Sie, was das drüben bedeutet? Die Sorgen des Broterwerbs zwangen mich, den Sport aufzugeben. Seit zehn Jahren mache ich nichts. In der großen Hetzjagd, im Hinundherlaufen, habe ich derart abgenommen, daß ich heulen könnte, wenn ich in den Spiegel schaue. Die 76 Kilo von ehemals sind auf 60 zusammengeschrumpft! Wieviel ich auch essen mag, mein Körpergewicht bleibt unverändert . . .«

»Warum betreiben Sie keinen Sport«, fragte ich erstaunt. »Wie ich sehe, haben Sie Zeit genug, verbringen Sie doch alljährlich einige Monate hier. Seit Tagen beobachte ich, daß Sie sich nur einen Augenblick ins Wasser tauchen, im übrigen aber im Zelt sitzen. Abends schwimmen Sie keine drei Minuten und rennen dann schon aus dem Wasser!«

»Das ist es eben!« rief er erbittert. »Mit jeder Faser sehne ich mich nach dem Schwimmen, getraue mich aber nicht, es recht zu tun, weil ich fürchte, noch mehr abzumagern. Ist doch das Schwimmen das einzige auf der Welt, das noch ärger zehrt als das Dampfbad.«

Diese Naivität entlockte mir ein Lächeln; ich beschloß, mir die Sache angelegen sein zu lassen und meinen Freund über seinen Irrtum aufzuklären. Dieser Unglücksmensch faulenzt hier am Strand Tag für Tag und guckt sehnsüchtig nach dem Wasser. Wo ihn doch eben das Schwimmen heilen könnte . . .

Vorsichtig begann ich, ihm von den Yoga-Übungen zu erzählen und fragte, ob er wohl schon etwas über das Pranayama gehört hätte. — Er wußte gar nicht, was das ist. Als ich ihm die Sache auseinandersetzte, lächelte er überlegen: »Mein Herr, was bilden Sie sich ein? Daß Sie mich durch Schnaufen zu Fettansatz bringen? *Don't pull my leg, boy!*«

Hierauf erklärte ich ihm ausführlich die Vorteile des Yoga-Schwimmens und versicherte ihm, daß er Fett ansetzen werde, wenn er täglich eine halbe Stunde nach meiner Anweisung schwimme. Er ließ nicht mit sich reden, denn er war skeptisch, wie die Mehrzahl der Menschen im Westen. Auch noch einen Monat später lag er am Strand und rannte erst am Abend für einen Augenblick ins Wasser, wie die Finnen, wenn sie sich aus ihrem Dampfbad auf etliche Sekunden noch ins kalte Wasser stürzen.

Im September des nächsten Jahres sah ich John Kennedy wieder am Strand von Madras. Diesmal lag er zu meiner Überraschung nicht so viel im Sand, sondern hatte sich den 16- bis 17jährigen Inderjungen beim Wellenreiten zugesellt. Nach einigen Wochen erlangte er eine solche Fertigkeit, daß er mit den Burschen tief hineinstapfte bis ihm das Wasser zum Munde hinaufreichte, dann kehrte er der heranrollenden Woge den Rücken, streckte sich plötzlich aus, legte sich flach hin, wie ein Brett, und wurde von der Welle, einem losgeschossenen Pfeil gleich, nach vorwärts gerissen. Erreichte er das Ufer, so watete er mit der heiter lärmenden Schar wieder zurück.

Als ich mich nach seiner neuen Leidenschaft erkundigte, gab er mir lachend die Versicherung, er habe im Wellenreiten ein Wasservergnügen gefunden, bei dem er nicht gezwungen sei, sich »abzumühen«. Er brauche dabei kein einziges Tempo zu schwimmen. Er spaziere gemächlich in das Wasser hinaus, warte dort die nächste große Welle ab, lege sich auf diese und werde dann wie ein Brett ans Ufer getrieben.

»Oh, boy, it's great fun!«, rief er begeistert. Ein großartiger Spaß! »Ich gleite bereits mit einer Sicherheit dahin wie die Kanaken in Waikiki Beach. Allerdings ist dies eine bessere Zerstreuung, als im Zelt Trübsal zu blasen. Außerdem habe ich nun keine Angst mehr, noch weiter abzunehmen, weil ich kein einziges Tempo mache . . .«

Nach diesem Gespräch wurde ich für einen Monat von Madras abberufen. Als ich zurückkehrte, begab ich mich nach einem schwülen Oktobertag an den Strand. Kennedy belustigte sich wieder mit den Jungen. Kaum hatte er mich erblickt, begann er wild mit den Armen zu fuchteln und rannte atemlos aus dem Wasser, direkt auf mich zu: »Mensch!«, rief er atemlos, »ein Wunder ist geschehen! Ich habe Sie bereits überall gesucht . . . Gestern kam es mir in den Sinn, mich im Hotel auf die Waage zu stellen . . . Seit zwei Monaten ließ ich es sein . . . und nun halten Sie sich fest: *runde vier Kilo habe ich zugenommen ! . . . Nur weiß ich nicht, durch welches Wunder dies geschehen ist.*«

Die Sache erweckte in hohem Grad mein Interesse. »Hier klappt etwas nicht«, sagte ich mir. »Dieser Mensch schwimmt nicht, er macht keine Bewegung, er läßt sich einfach vom Wasser tragen und nimmt zu . . .« Von der Stunde an war ich beim Wellenreiten mit von der Partie und schon am nächsten Tag löste ich das Rätsel.

In Erwartung der Welle holt der Schwimmer tief Atem und legt sich dann mit dem Gesicht nach vorne auf das Wasser. Solange er von der Welle getragen wird, kann er während einer kurzen Zeitspanne auch beim besten Willen nicht atmen. Darauf atmet er kräftig ein, ist aber hernach wieder gezwungen, den Atem anzuhalten. Und dies wiederholt sich, bis er ins seichte Wasser gelangt. Zumindest 30—40 Sekunden hindurch heißt es, den Atem anzuhalten. John E. Kennedy schwamm kein einziges Tempo und führte trotzdem das vollkommene Pranayama durch und dies einen Monat hindurch, täglich eine halbe Stunde lang. Als ich ihm den Ursprung der »wunderbaren« Gewichtszunahme erklärte und die gesundheitsregelnde, biologische Wirkung der Atemübungen darlegte, änderte sich im Handumdrehen seine Meinung über das indische Pranayama.

»Denn der Atem ist das Leben«, sagt ein Sprichwort in Sanskrit, »und wenn Du gut atmest, wirst Du lange leben auf Erden . . .«

# VIII. Zivilisierter Appetit

Die Bibel berichtet, daß die Menschen so lange im Paradies leben konnten, als sie die Früchte des Baumes der Erkenntnis des Guten und Bösen nicht gegessen hatten. In dem Augenblick aber, als sie von den Früchten der Erkenntnis aßen, vertrieb Gott sie aus dem Paradies. Was bedeutet das? —
Der Mensch ist ein Bindeglied zwischen Geist und Materie. Sein hochentwickeltes Gehirn gibt ihm die Möglichkeit, sein göttliches Selbst auf der irdischen Ebene, in der materiellen Welt zu offenbaren. Dazu braucht er eine materielle Erscheinung, eine Hülle: seinen Körper. Sein Selbst ist geistig und schöpferisch, steht über allem Geschaffenen, — sein Körper hingegen gehört der materiellen Welt an, wo die Gesetze der Natur herrschen. Die Tiere sind die Werkzeuge der Natur, sie sind in den Naturkräften eingeschaltet, so können sie auch gegen die Natur nicht sündigen. Sie offenbaren die Naturgesetze vollkommen automatisch und unmittelbar, sie haben keine Möglichkeit, sie eigenwillig anzuwenden, da sie keinen solchen hochentwickelten Verstand besitzen wie der Mensch. Sie leben also ständig im paradiesischen Zustand und können da nicht herausfallen.
Der Mensch hingegen hat die Möglichkeit, eben durch seinen Verstand, jene Grenze kennen zu lernen. Solange er aber die Gesetze der Natur nur kennen lernt und kennt, wird die Ordnung nicht gestört, kann er glücklich im Paradiese weiterleben. Der Baum der Erkenntnis steht für ihn da — nur essen darf er nicht von seinen Früchten, das bedeutet: er darf aus seiner Kenntnis der Naturgesetze *keinen*

*Selbstzweck machen.* — Die Natur waltet in unserem Körper durch die zwei weltbewegenden Kräfte des Selbsterhaltungs- und Arterhaltungstriebes. Die paradiesische Schlange, die große Versuchung, ist gerade die Möglichkeit, aus diesen Trieben einen Selbstzweck zu machen. Denn wenn der Mensch seinen Verstand in den Dienst seiner Triebe stellt, fällt er augenblicklich aus dem paradiesischen Zustand heraus und wird unglücklich. Solange er aber seiner Geistigkeit nicht bewußt ist, gebraucht er tatsächlich seinen Verstand dazu, aus den Naturgesetzen Genußmöglichkeiten abzuleiten.

Naturgesetz ist, daß der Körper seine verbrauchten Kräfte ersetzen muß: er braucht Nahrung. Die Natur wirkt in unserem Körper, und wenn der Organismus Nahrung benötigt, meldet sich dieses Bedürfnis durch ein Gefühl, das wir *Hunger* nennen. Da Hunger nur Mangel bedeutet, ist es selbstverständlich unsere Pflicht, diesen Mangel zu beheben und zu essen. Und da wir die Wiederherstellung der Ordnung durch die Wirkung der Natur in unserem Bewußtsein als Freude empfinden, ist es eben natürlich, daß ein Gefühl der Freude die Befriedigung des Hungers begleitet. Der Mensch hat nun diese Freude erkannt und hat daraus einen Selbstzweck, einen *Genuß* gemacht, er aß also die Früchte seiner Erkenntnis. — Man ißt nicht nur, um seinen Körper leistungsfähig zu erhalten, sondern betrachtet das Essen als eine Genußmöglichkeit!

Der Mensch erniedrigte seinen Verstand, der über der Materie, über dem Körper steht, sich dem Körper unterzuordnen, und machte aus sich einen Diener, einen Sklaven des Körpers. Es genügte ihm nicht, die Freude des befriedigten, gesunden Hungers zu kosten: er dachte sich die verschiedensten Reizmittel aus, um die Freude des Essens noch weiter genießen zu können, auch wenn der Körper schon längst nichts mehr wünschte! Einen Höhepunkt solcher sündhaften Einstellung finden wir in der Unsitte vornehmer alter Römer, die den Magen mit einer Pfauenfeder zur künstlichen Entleerung brachten, damit sie weiterschlemmen konnten.

Der Gaumen des Menschen verlor nun die natürliche Einstellung, er meldete sich nunmehr auch, wenn die Natur keine Nahrung zum Unterhalt des Körpers verlangte. Der überreizte Gaumen ist es, der eine fortwährende Befriedigung wünscht — auch wenn sie gar nicht notwendig ist —, und so ist der zivilisierte Appetit, somit das Naschen, geboren!

Hunger ist natürlich: er ist die Meldung der Natur, daß der Körper Nahrung braucht. Appetit ist unnatürlich, denn er entspricht nur dem Wunsch, den überreizten Gaumen zu befriedigen. Und da hinter diesem Wunsch keine gesunde Notwendigkeit zur Nahrungsaufnahme steht, überlasten wir unsere Organe und machen unseren Körper krank.

Beobachten wir einmal, wie die Menschen gegen ihren Körper sündigen, wie sie aus Essen und Trinken ein Mittel entwickeln, ihren Körper zugrunde zu richten, und dann werden wir nicht mehr erstaunt sein, warum es so viele unglückliche, kranke Menschen auf der Erde gibt. Die Menschen haben sich an diese unnatürliche Art ihres Essens und Trinkens gewöhnt, sie ist ihnen schon so sehr zur zweiten Natur geworden, daß sie das Unnatürliche natürlich finden und gar nicht bemerken, wo sie gegen die Natur, gegen ihre Gesundheit sündigen. Wenn wir aber unsere Ernährungsweise mit derjenigen der Tiere vergleichen — die noch nach den Gesetzen der Natur leben —, so werden wir die erschrekkenden Unterschiede zwischen natürlichem Essen und Trinken einerseits und dem, was andererseits die meisten Menschen Essen und Trinken nennen — aber in Wirklichkeit nichts als ständige Genußsucht ist —, erkennen. Wer hat schon gesehen, daß ein Tier, wenn es durstig ist, Bier, Wein oder gesüßte, verdünnte, mit Kohlensäure prickelnd gemachte Sirupe zu trinken wünscht? –

Der Mensch weiß aus eigener Erfahrung, daß nach körperlicher Arbeit, nach einem tüchtigen Schwitzen, nur reines Wasser seinen Durst gänzlich löscht – und nur solches wünscht er dann zu trinken. Beim Löschen eines solchen wirklichen Durstes schmeckt das Wasser aber ganz anders: es hat ein längst vergessenes Aroma, ganz verschieden von dem, das der Mensch dann »genießen« will, wenn er aus lauter Gewohnheit mit seinen Freunden zum Plaudern in ein Restaurant geht, um seinem Magen, ohne daß er es im geringsten benötigen würde, irgendeine wohlschmeckende, den Gaumen reizende Flüssigkeit aufzuzwingen. Auch nach dem raffiniertesten Verfahren angefertigte und gemischte Getränke – seien es Bier, Whisky mit Soda, Punsch, Likör, Cognac oder die verschiedenen Apéritifs –, schmecken bei weitem nicht so gut, wie ein Trunk frischen Wassers nach der Arbeit auf dem heißen Felde im starken Sonnenschein oder nach dem Bezwingen eines Berggipfels und nach anderen gesunden Sportleistungen. Genauso ist es mit dem Essen. Wie ganz anders schmeckt eine einfache, natürliche Nahrung, die man nach einer körperlichen Leistung zu sich nimmt, um den gesunden Hunger zu stillen, als die Befriedigung des überreizten zivilisierten Appetits, der den modernen Menschen dazu verleitet, nur »etwas Gutes« zu haben, raffiniert gewürzte Speisen zu essen.

Die Kinder und die Naturvölker, die sich noch auf der kindlichen Entwicklungsstufe befinden, essen noch aus gesundem Hunger. Die Urvölker bereiten ihre Mahlzeiten ganz einfach zu. Früchte essen sie auch roh.

Das Kind wird aber schon sehr früh durch seine Umgebung verdorben. Die Eltern oder Großeltern wollen die Liebe des

Kindes gewinnen und geben ihm Bonbons und Schokolade. So verderben sie aus falsch geoffenbarter Liebe das Kind körperlich und seelisch. Körperlich wird der gesunde Instinkt abgetötet, es gewöhnt sich daran, ohne Hunger essen zu wollen, aus lauter schon früh geweckter Genußsucht. Seelisch wird dagegen in dem Kinde schon früh der selbstsüchtige Instinkt gezüchtet, ständig Geschenke zu erwarten und zu erbetteln, somit die Liebe seiner Angehörigen auszunützen.

Der vernünftige zivilisierte Mensch verdirbt ebenso das Tier, das mit ihm in Berührung kommt. Die bedauernswerten Hunde, Katzen, Vögel und andere Tiere, die unglücklich genug waren, die Lieblinge unnatürlich lebender Menschen zu werden, verlieren ihre natürlichen Instinkte und wollen ohne Hunger den ganzen Tag — nicht essen — sondern naschen. Dabei wollen ihre Herren sie glücklich machen, sie geben dem Tier Süßigkeiten, damit machen sie ihren Liebling krank und verkürzen sein Leben genauso, wie das eigene.
Die ganze Frage wird von der folgenden Anekdote, vom Hund der alten Jungfer, schlagartig beleuchtet:
Eine alte Jungfer sucht mit ihrem Schoßhund einen Tierarzt auf. Der Hund ist dick wie eine Wurst, und das gute Fräulein klagt, das Tier leide an Appetitlosigkeit. »Schon seit langem nimmt er nur noch Kalbfleisch, Kuchen und Rahm, aber in den letzten Tagen will er schon überhaupt nicht mehr essen.« Der Tierarzt beruhigt sie: »Lassen Sie das Tier hier und ich garantiere Ihnen, daß Ihr Hündchen in zwei Wochen von seiner Appetitlosigkeit so vollkommen kuriert sein wird, daß es auch wilde Birnen mit großem Hunger fressen wird.« Das Fräulein kann es fast nicht glauben, doch vertraut sie ihren Liebling dem Tierarzt an und kehrt kopfschüttelnd nach Hause zurück.
Nach zwei Wochen kommt sie mit Herzklopfen, das Tierchen

abzuholen. Als der Tierarzt es hereinbringen läßt, erkennt sie ihren Liebling kaum. Er ist schlank und elastisch geworden, und wie der Arzt ihm zwei wilde Birnen zuwirft, stürzt er sich darauf und verschlingt sie im Nu. »Herr Doktor«, sagte das Fräulein strahlend, »wie haben Sie dieses Wunder vollbracht?« — »Sehr einfach«, antwortet der Arzt, »seit Sie ihn hergebracht haben, hat er jetzt zum erstenmal überhaupt zu essen bekommen!«

Der Hund hatte seinen natürlichen *Hunger* durch gesundes Fasten zurückbekommen. Seine Verdauungsorgane hatten sich von der Überlastung erholt, sein Herz, seine Blutzirkulation wurden durch die Entfettung entlastet und gekräftigt, das ganze Tier wurde wieder zu einer Offenbarung der Natur. — — —

Genußsucht offenbart sich beim zivilisierten Menschen nicht nur bei den Mahlzeiten. In der Eisenbahn, im Theater, im Konzert oder im Kino nascht man ununterbrochen. Schokolade hat man ständig in der Tasche und bei jeder Gelegenheit stopft man davon in den Mund. Wie soll dann die Verdauung in Ordnung sein? —

Jetzt berühren wir aber noch eine ganz große Sünde, wodurch sich die Menschen zugrunde richten: die *Temperatur* der Speisen und Getränke!

Kühlschrank! — Ein Segen, gut gebraucht, doch die Menschen haben daraus einen Fluch gemacht.

Ein Segen, wenn der Kühlschrank dazu gebraucht wird, leicht verderbliche Lebensmittel frisch zu erhalten — ein Fluch, wenn er dazu mißbraucht wird, Speisen und Getränke eisgekühlt auf den Tisch zu bringen. Die eiskalten Speisen und Getränke üben ihre schädliche Wirkung schon im Munde aus. Der Zahnschmelz zerspringt und büßt die Fähigkeit ein, die im Munde jedes Menschen lebenden Bakterien vom lebenden Zahn fernzuhalten. Die Folge ist Zahnverfall. Auch die Schleimhaut der Zunge erkrankt; — ohne daß der Mensch es bemerkt, wird das feine Gefühl stark herabgesetzt. Die Zunge hat die Aufgabe, uns die feinsten Nuancen des Geschmackes bewußt zu machen, so daß wir beim Eindringen irgendeines verdorbenen oder giftigen Bestandteils sofort verteidigen können. Eine abgestumpfte Zunge aber entspricht dieser Aufgabe nicht mehr hundertprozentig! Die Schleimhäute des Halses und des Magens erkranken auch, Gallenblase und Leber werden schwer geschädigt. Kein Wunder, daß in der zivilisierten Welt ein so erschreckend hoher Prozentsatz von Menschen an Magensäureüberschuß, Magengeschwüren, Gallenblasenentzündungen, später Gallensteinen, Leber- und Pankreaskrankheiten leiden. Das Allergefährlichste aber sind eisgekühlte Früchte! Flüssigkeiten wärmen sich relativ schneller auf, ein Stück eiskaltes Obst jedoch bleibt — besonders wenn es nicht gründlich gekaut wurde —, sehr lang kalt im Magen und kältet nicht nur die Schleimhäute, sondern alle Organe in der Gegend des Magens.

Beinahe dasselbe können wir über heiße Speisen und Getränke sagen. Ob die Schleimhäute von Kälte oder Hitze angegriffen werden, macht keinen großen Unterschied. Die Erfahrung zeigt jedenfalls, daß Hals-, Magen-, Leber- und Pankreaskrebs durch Abweichung von der gesunden Temperatur dessen, was man ißt und trinkt, vorbereitet und verursacht werden. —

Nehmen wir ein Beispiel an den Tieren! — Haben Sie schon eine Katze gesehen, die eiskalte oder heiße Milch getrunken hätte? — Sprichwörtlich sagt man ja: um eine Sache herumgehen wie die Katze um den heißen Brei! Und auch wenn der unvernünftige Mensch ihr so etwas gibt, wird die Katze weise warten — sie mag noch so hungrig sein —, bis die

Milch sich abgekühlt, oder wenn eiskalt, sich ein wenig erwärmt hat. Dann erst wird sie sie schluckweise auflappen.
Man muß oft mit Entsetzen zuschauen, wie unwissende Mütter einem Kleinkind steinhart gefrorenes Eis in den Mund stecken, und das Kleine schluckt das Gefrorene noch hart hinunter. Die Mutter verwundert sich dann, wenn ihr Kindchen nachher an heftigem Erbrechen und Durchfall erkrankt — eventuell sein ganzes weiteres Leben an chronischem Magen- und Darmkatarrh leidet.
Yoga bedeutet, daß wir *mit der Natur* und nicht *gegen* die Natur leben und handeln. Wir können die Natur nur dann beherrschen, wenn wir ihre Gesetze nicht nur kennen, sondern auch *anerkennen!*
Der Müller nützt die riesige Kraft des Flusses aus und läßt den Strom sein Mühlrad drehen. Er kann aber diese Kraft nur beherrschen und ausnützen, wenn er sein Rad den hydraulischen Gesetzen entsprechend baut, also in Übereinstimmung mit der Naturkraft. Man könnte viele weitere solcher Beispiele aufzählen.
Zurück zur Natur! Leben wir, atmen wir, essen und trinken wir natürlich, dann bleiben wir immer gesund. Und wenn wir eventuell uns schon verdorben hätten, hilft die Rückkehr zur Natur — sogar noch in scheinbar unheilbaren Fällen.
Ich selber hatte die Gelegenheit, während des Zweiten Weltkrieges nach der Belagerung einer Großstadt die Erfahrung zu machen, daß Menschen, die sonst den ganzen Tag in einem schlecht gelüfteten Büro am Schreibtisch sitzend verbrachten, jetzt selber Ruinen wegräumen, Balken tragen, Wagen ziehen und sogar Mauern aufbauen mußten, wenn sie ein Dach über dem Kopf haben wollten; sie mußten oft viele Kilometer zu Fuß gehen, um irgendein Nahrungsmittel aufzutreiben. Und der Erfolg war, daß auch solche Kranke, die vorher an verschiedenen Verdauungskrankheiten leidend,

nur noch mittels einer strengen Diät leben konnten, deren Leben infolge Magengeschwüren, chronischem Darmkatarrh oder Gallenbeschwerden und anderer Krankheiten zur Qual geworden war, auf einmal auch die schwersten Speisen, Bohnen, gelbe Erbsen oder Kraut ausgezeichnet verdauten und von ihren Krankheiten gründlich geheilt wurden! Sie verloren ihren zivilisierten Appetit, bekamen aber dafür ihren natürlichen Hunger zurück.

Warten wir nicht, bis uns das Schicksal dazu zwingt, natürlich zu leben, sondern fangen wir an, unsere Lebensfunktionen aus freiem Willen, *bewußt*, in ihre natürlichen Bahnen zurückzulenken.

Der Yogi besiegt den Appetit und läßt der Entfaltung des natürlichen Hungers freie Bahn. Er ißt nur dann, wenn er tatsächlich hungrig ist und hält jeden Bissen zehnmal so lange im Munde wie der Europäer, weil er alles tüchtig kaut und erst dann schluckt, wenn das Gericht zu *milchartigem Brei geworden* ist, was vom Gesichtspunkt der Pranaströmung aus außerordentlich wichtig ist.

Nach der Yoga-Theorie sind alle Speisen, Gerichte, insbesondere aber rohes Grüngemüse, Obst, Milch, Milchprodukte und Honig mit Prana erfüllt, was unumgänglich nötig ist zur Aufrechterhaltung des Lebens, der Energie und der Gesundheit. Ebenso wie die Nase dazu berufen ist, den in der Luft befindlichen Prana für unsere Zwecke aufzunehmen, ist der Mund das Aufnahmeorgan für den Prana der Speise. Jedes Atom unserer Nahrung enthält unendlich viele Speisepranas und der durch sorgfältiges Kauen befreite Prana wird, Fleisch und Knochen durchdringend, vom Organismus aufgesaugt, um in den Nervenzentren aufgespeichert zu werden und — so — diesem Organismus zur Verfügung zu stehen.

Der europäische Leser wird mit Recht fragen, wozu der Mensch des Speisepranas bedarf, warum nicht der in der Luft enthaltene Prana genüge, der alles erfüllende Prana des Äthers, den wir einatmen? Hiezu besagt die Erklärung des Yoga, daß, ebenso wie die Elektrizität auch mehrere Arten hat, die verschieden auf den menschlichen Körper einwirken, der Prana der Luft, der Speisen und des Wassers – wenn auch dem Wesen nach dasselbe – im Körper doch verschiedene Funktionen auslöst. Die Wissenschaft des Yoga dient in bezug auf die Pranatheorie mit Erklärungen, welche Bände füllen, doch kann ich mich im Rahmen dieses Buches nicht weiter darauf einlassen. Nehmen wir also an, daß indischer Auffassung gemäß in der Nahrung Prana enthalten ist, der durch sorgfältiges Kauen freigemacht wird. Auch im Westen gab es im Altertum einen großen Weisen, der dasselbe verkündete: Epikureus. »Du mußt jeden Bissen auskosten, wenn du willst, daß er dir wirklich von Nutzen sei«, lehrte er, weil er sicher wußte, daß der richtige Wert der Speise nicht nur in deren Nährkraft, sondern in der dieser innewohnenden Urenergie des Prana liegt. Der Geschmack ist der Prana.

Der Urmensch, der nur selten zu Nahrung gelangte und diese nur im Schweiße seines Angesichtes unter tödlichen Gefahren beschaffen konnte, genoß die Nahrung, eben weil er sie selten bekam, lange Zeit im Munde. Dies ist übrigens auch ein Gebot der Natur, denn nach Feststellung der ärztlichen Wissenschaft des Westens muß sich die Speise gründlich mit dem Speichel vermengen, damit der Magen sie entsprechend verdauen kann. Die europäischen Stadtbewohner werden deshalb so leicht magenleidend, weil sie eilig essen, sich keine Zeit zum Kauen gönnen und der Magen dann mit den unzulänglich gekauten und rasch verschlungenen Speisen wenig anzufangen weiß. Der Mund ist die Vorhalle des Magens, und die Natur versah dieses Werkzeug mit der prächtigsten Mahlvorrichtung, den Zähnen. *Wenn wir diesen Mahlmechanismus unbenützt lassen, was soll der Magen mit seinen weichen Wänden mit der Speise anfangen? Er ist gezwungen, die chemische Wirkung zu erhöhen, stärkere Verdauungssäfte, mehr Magensäure zu erzeugen.* Zu viel Magensäure und die daraus entstehenden Magengeschwüre haben ihre Ursache in der Ungeduld . . . in schlecht gekauten Speisen! Wir müssen auch über die Zähne sprechen. Infolge der großen Anpassungsfähigkeit der Natur mußte dieses Organ, das nicht gehörig seiner Bestimmung entsprechend verwendet wird, verkümmern und zum Rudiment werden. Für die reichliche Blutversorgung unserer Zähne tun wir das Nötige, wenn wir sie ihrer Bestimmung entsprechend gebrauchen. Wer kräftig kaut, dessen Zähne und deren Wurzeln gelangen zu einer reichlichen und belebenden Blutzirkulation. Es gäbe keine brüchigen Zähne, wenn man die Kinder von klein auf dazu anhalten würde, die Speisen gründlich zu kauen. Bei den Tieren gibt es keine verdorbenen Zähne, keine Magenleiden, außer bei jenen, die von den Menschen mit durch Kochen ausgelaugten Gerichten verdorben werden, die daher nicht gezwungen sind, ihre Zähne entsprechend zu gebrauchen.

Daraus ergibt sich, daß das gründliche Kauen von vielen Gesichtspunkten aus sehr wichtig ist. Es gibt auch im Westen Menschen, die zu Aposteln dieser Wahrheit geworden sind. Sicher haben viele schon vom sogenannten Fletcherismus gehört. Der Amerikaner Horace Fletcher stellt in seinem berühmten Buch, das so großes Aufsehen erregte, die These auf, daß »jeder Bissen dreißigmal gekaut werden müsse, bevor wir ihn hinunterschlucken, und zwar gesondert auf der rechten und auf der linken Seite«. Dies wird sich großartig auf die Verdauung auswirken, das ständige Üben dieser Methode wird uns vor zahlreichen Magen- und Darmleiden verschonen, oder uns gar von diesen heilen. Fletcher verkündete unbewußt die richtige Kaumethode, ohne zu wissen,

daß die reichliche Speichelvermengung gleichzeitig die Aussonderung des Prana fördert.
Seit Jahren nehme ich die westlichen medizinischen Werke durch, auch die jüngsten Richtungen der Heilkunde, um zu sehen, inwiefern diese von den Grundsätzen des Hatha-Yoga abweichen. Mit Überraschung nahm ich wahr, daß sich die neuesten Entdeckungen der modernsten europäischen und amerikanischen Forscher — unbewußt oder bewußt — immer mehr den Regeln des uralten Hatha-Yoga nähern. In bezug auf die Speisezuführung und das Kauen decken sich die neuesten Richtungen der neuzeitlichen Ernährung fast in allem mit den indischen Lehren. Vom Schweizer Arzt Dr. Bircher-Benner bis zu den fortschrittlichen Medizinern in der ganzen Welt können wir lauter Yoga-Vorschriften in deren einschlägigen Werken lesen.
Nachdem wir das richtige Kauen erlebt haben, stellt sich von selbst die Frage: Welche Diät hat ein Schüler des Hatha-Yoga zu befolgen?
Die Autoren moderner Bücher über zeitgemäße Ernährung füllen ganze Bände mit Abhandlungen über Rohkost, Vegetarismus, Vitamine usw. Ich möchte allen Menschen des Westens, die aus Gesundheitsrücksichten Yoga üben wollen, aber sich diesem noch nicht ausschließlich gewidmet haben, folgenden Rat geben:

1. Die Nahrung sei natürlich, einfach; sie darf zuerst auch gemischt sein. Die fleischlose Kost des Hindus ist durchaus keine allgemeine Regel, da *die Notwendigkeit des Fleischgenusses durch klimatische Umstände bedingt ist.* In den Tropen ist das Fleischessen sehr gefährlich und schädlich, also überhaupt nicht notwendig. Je kälter das Klima, unter dem wir leben, um so mehr Existenzberechtigung hat der Fleischgenuß. Für die Völker der heißen Zone wurde das

Verbot des Fleischgenusses deshalb zur Religionsvorschrift, weil man damit die Massen, die für die Hygiene kein Verständnis hatten, vom Fleischgenuß abhalten wollte. Was würde aber mit dem Eskimo geschehen, der aus religiöser Überzeugung den Entschluß fassen würde, sich vom Fleischgenuß loszusagen? Er müßte einfach Hungers sterben! Dort gibt es keine Kokosnüsse, keine Bananen und Ananas, die mit ihrem reichen Nährwert die Fleischspeisen ersetzen. Der Eskimo ist gezwungen, Robbenfett zu trinken, um in der unmenschlichen Kälte der arktischen Welt den nötigen Wärmegrad seines Körpers aufrechtzuerhalten. Für den Tropenmenschen ist schon der Gedanke an Robbenfett ein Greuel. Würde er aber in die Arktis versetzt werden, so hätte er ein ebenso starkes Verlangen danach und dürfte Robbenfett bald mit demselben Genuß hinunterschlürfen wie der Eskimo. Beschließt also ein Eskimo Vegetarier zu werden — ich habe nämlich in zahlreichen vegetarischen Büchern gelesen, daß ausschließlich Pflanzenesser ins Himmelreich eingehen können —, so muß er einfach nach einem wärmeren Himmelsstrich auswandern, wo Obst und Grüngemüse wachsen. Ich glaube aber nicht, daß der liebe Gott das Seelenheil nur den Bewohnern wärmerer Klimate vorbehält. Unter gemischter Kost versteht Hatha-Yoga, das Fleisch sei nicht Grundlage, sondern nur Würze der täglichen Nahrung. In erster Linie kommen Obst, Gemüse, Salate, Milch, Butter und Honig in Betracht. Wer sich diese beschaffen kann, handelt am vernünftigsten, wenn er kein Fleisch verzehrt. In den höheren, fortgeschrittenen Graden des Yoga ist dies auch eine Forderung. Der westliche Schüler aber, der noch ein weltliches Leben führt und sich in den Anfängen befindet, kann, wenn auch selten, Fleisch essen. Er soll mehr Steinfrüchte essen und auch Zwiebel und Knoblauch zu Ehren ziehen. Nach uralter Auffassung der Tibetaner und der Inder ist der Knoblauch das vorzüglichste Vorbeugungsmittel gegen Krebs. Der europäische Stadtbewohner verlebt oft sein ganzes Leben, ohne auch nur eine einzige Zehe des gesundheitsspendenden Knoblauchs verzehrt zu haben. Wo doch der Knoblauch aus der Ernährung des gesunden Menschen nicht wegzudenken ist! Deshalb empfehle ich, ihn klein zu zerstoßen und mit Zitronensaft gemischt einzunehmen, falls jemand darum besorgt ist, wegen Knoblauchgenusses im zivilisierten Leben verpönt zu sein. Ich muß noch erwähnen, daß gegen Krankheiten des Zahnfleisches, wie häufiges Bluten und Zahnfleischschwund es sich empfiehlt, das Zahnfleisch mit Knoblauch einzureiben oder intensiv auf Zwiebeln und Knoblauch zu beißen, damit deren Säfte die Zahnwurzeln erreichen. In Indien lehren die Brahmanen ihre Jünger: »Wollt ihr Weisheit erlangen, so verzehrt mehr Zwiebeln.« Auch gegen das Altern wird Knoblauchgenuß empfohlen.

Schließlich muß ich noch ein Universalmittel erwähnen: die Zitrone. Jedermann sollte, im Sommer wie im Winter, täglich mindestens eine Zitrone essen. Die modernsten Rheuma-Ärzte lassen ihre Kranken täglich den Saft von zwei, drei Zitronen trinken und danach eine zerkleinerte Schale mit Honig gemischt essen. Leider ist die in den nördlichen Ländern erhältliche Zitrone meist eine vor der Reife gepflückte, herbe Frucht, deren Vitamin- und Heilwert nicht zu vergleichen ist mit jenen herrlich entwickelten Zitronen, die am Baum ausreifen. Es lohnt sich deshalb, den Zitronensaft mit Honig zu süßen, damit die zu starke Säure nicht Schaden stiftet.

2. Die Menge der Nahrung muß mit den Bedürfnissen des Organismus in Einklang stehen. Es erübrigt sich hier, mehr zu sagen, da ich schon dargelegt habe, daß es nötig sei, sich den klimatischen und persönlichen Umständen anzupas-

sen. Jeder benötigt seine spezielle Nahrung: der körperlich und der geistig Schaffende; es ist ein Unterschied, ob ein Mensch in der freien Luft arbeitet, oder ob er in einem geschlossenen Raume tätig ist, ein Unterschied zwischen einem Yogi-Anfänger und einem Fortgeschrittenen.

3. Die Nahrung soll langsam, aufmerksam und auf das Essen konzentriert, verzehrt werden. Kommen wir ermüdet von unserer Arbeitsstätte heim, so sollen wir mindestens zehn Minuten oder eine Viertelstunde ausruhen, denn der müde Mensch hat einen müden Magen und kann nicht verdauen, wie es nötig wäre. — Weiter sollen wir nicht vergessen, daß die Nahrung Kraft gibt, wir also nie essen sollen, wenn Zorn oder sonst ein negatives Gefühl uns beherrscht. Wenn wir in einer solchen Gemütsverfassung essen, wird die durch das Essen erlangte Kraft unseren Zorn und unsere niederen Instinkte kräftigen. Wir sollen im Gegenteil stets mit andächtigen Gefühlen essen, erfüllt von Dank und Demut für die Vorsehung, die uns Nahrung bescherte; dadurch werden unsere seelischen Kräfte und edlen Eigenschaften gehoben werden. Das Tischgebet ist in den Glaubensregeln aller Völker vorzufinden, was ein Beweis für die eben erwähnte Wahrheit ist.
Die Inder müssen vor dem Essen ein Bad nehmen und die Hände und Füße sorgfältig waschen, ebenso ist es Vorschrift, den Mund auszuspülen. Bei ihnen ist dies eine Glaubensregel, die Ärzte aber wissen, daß diese Regel eine hygienische Grundlage hat. Sie empfehlen sie also zur Wahrung der Gesundheit auch als Mediziner. Die neuzeitliche Ernährung des Westens deckt sich fast in allem mit der uralten indischen Diät. Für fortschreitende Yogi-Schüler gibt es selbstredend strenge Vorschriften. Die Schüler leben neben ihrem Meister und werden von diesem in den Regeln unterwiesen.

Für den Yogi-Beflissenen des Westens genügen jene Regeln, die zur Mäßigkeit ermahnen.
Der westliche Mensch begeht meiner eigenen Erfahrung nach den Fehler, daß er zu viel und zu hastig ißt. Jeder Maschinist weiß, daß übermäßiges Heizen und zu viel Kohle die Maschine vor der Zeit abnützt und schädliche Schlacken zurückläßt. Die durch unrichtige Ernährung angesammelten Ablagerungen werden von Zeit zu Zeit durch verschiedene Krankheiten aus dem Organismus herausgearbeitet.
Eine typische Reinigungskrankheit ist die in Europa als Influenza (Grippe) bekannte Seuche. Es wäre zu langwierig und würde den Umfang dieses Buches überschreiten, wenn ich im einzelnen erörtern würde, was die Influenza auslöst. Tatsache ist, daß die Natur die im Körper angesammelten, nicht dahin gehörenden Stoffe mit hohem Fieber ausbrennt, zum Teil aber auch mit Sekretbildung oder Katarrh verbunden, aus dem Körper entfernt. Diese Krankheit wird hier Influenza (Grippe) genannt, und eine Anfälligkeit für diese besteht nur für Menschen, die allzu viel essen und vorwiegend verunreinigende Speisen, wie Fleisch, zu sich nehmen.

Bezeichnend ist der Umstand, daß während im wohlgenährten Europa fast ständig Influenza-Epidemien wüteten, die Influenza während der Hungersnot nach dem Krieg fast vollständig aufgehört hat. Diese Zeit verbrachte ich in einem Lande, wo die Hungersnot verheerende Dimensionen annahm und von langer Dauer war. Nach menschlichem Ermessen war anzunehmen, daß der Herbst und der Winter im Kreise der geschwächten Bevölkerung eine starke Epidemie auslösen werde. Statt dessen hat die Influenza fast vollkommen aufgehört. Die Menschen hatten ihr Blut nicht mit Fleischessen und zuviel Nahrung verunreinigt, so daß deren Verdauung und die Aussonderung des Überflusses aus dem

Körper die Kapazität ihrer Kräfte nicht überstieg. Obgleich fast die ganze Bevölkerung — mit geringen Ausnahmen — den nebligen, regnerischen, windigen Herbst und den kalten Winter mit 12—15 Grad minus in ungeheizten Zimmern und Büroräumen verbrachte, — gab es doch keine Influenza! Die mangelhafte Ernährung ist also weniger ungesund als die zu gute!

Der menschliche Organismus begnügt sich mit erstaunlich wenig Nahrung und ersetzt, wenn es eben sein muß, das Fehlende aus dem Wasser und aus der Luft. Mit einem Zuviel kann er nichts anfangen, weshalb er sich bemüht, es wieder hinauszuarbeiten, so ist er gezwungen, mit Katarrhen und Fieber ein Aufräumen zu veranstalten.

Nach einer mohammedanisch-indischen Legende bemißt Allah für jeden Menschen bei seiner Geburt eine gewisse Nahrungsmenge für die Zeitdauer seines Lebens. Verzehrt er diese zu rasch, so stirbt er früher. Je sparsamer er ißt, desto länger wird er leben.

In der Befürwortung der Mäßigkeit und einer vernünftigen Askese stimmen die mohammedanische Legende und die christliche Bibel, die Lamas von Tibet und die uralten Lehren der indischen Maharischis alle überein . . .

# IX. Kundalini und die sieben Tschakras

Im ersten Kapitel haben wir bereits besprochen, daß unser Rückgrat — den obersten Wirbelknochen, den Schädel, dazugerechnet —, der Träger des LEBENS ist. In der obersten Wölbung des Schädels befindet sich der positive Pol, der unterste Wirbel jedoch ist der Sitz des negativen Pols. Die Spannung zwischen den beiden ist das, was wir Leben nennen. Die viele Jahrtausende alte Yoga-Philosophie nennt den positiven Pol die Residenz des Gottes Vishnu, also des *Geistes;* der negative Pol aber ist der Sitz von Kundalini, der symbolisch personifizierten Göttin der Natur. Vishnu ist das strahlende Feuer und der Glanz und zieht beständig Kundalini an, die — im untersten Wirbel schlangenartig zusammengerollt —, auf den Augenblick wartet, da sie durch den Kanal des Rückgrates empordringend, sich mit ihrem Herrn, mit Vishnu, vereinigen kann. Der Name Kundalini bedeutet, die »Zusammengerollte«.

Dies ist die dichterische und symbolische Beschreibung einer physiologischen Tatsache. In moderner wissenschaftlicher Sprache würden wir es etwa so ausdrücken können:

*Zwischen dem im Schädel stationierten positiven und dem im untersten Wirbelknochen befindlichen negativen Pol bewegt sich ein ständig pulsierender Strom von sehr hoher Spannung. Es kann eintreten, daß der negative Pol aus dem Kerker des untersten Wirbelknochens befreit, zum positiven Pol gelangt und sich mit diesem vereinigt.* Ob wir uns nun symbolisch oder in wissenschaftlicher Sprache ausdrücken, es bleibt die Tatsache, daß *dieser Zustand im menschlichen*

*Bewußtsein die allerhöchst geordnete Erfüllung bedeutet und mit dem vollkommensten Glücksempfinden verbunden ist. Das zwischen den Geschlechtern ewig bestehende sehnsüchtige Verlangen löst sich in diesem Moment in der allerhöchsten Erfüllung aus. Der Mensch erlebt in sich selbst das Höchstmaß der Vollkommenheit.*

Dieser Zustand ist den Mystikern aller Welt bekannt; im Westen nannte man ihn die »mystische Hochzeit« oder die »Unio mystica«. Die Übungen des Yogi, des Pranayama, mit Schaffung eines vollkommenen Gleichgewichts und verbunden mit gewissen Asanas, die eine Erweckung des negativen Pols bezwecken, — fördern die »Vereinigung Kúndalinis mit Vishnu«. Kundalini und Vishnu haben ihren Sitz in je einem wichtigen Nervenzentrum, und zwischen beiden befinden sich noch mehrere ähnliche Hauptnervenzentren, lauter Stationen für die emporstrebende Kundalini. Wenn die Kundalini genannte Energie diese Tschakras erreicht, bedeutet dies stets eine neue Bewußtseinsstufe auf dem Wege zum Sich-SELBST-finden der betreffenden Person. Diese Tschakras sind einfach Transformatoren, Stromsammelbatterien, Akkumulatoren für Energie- oder Pranaspeicherung. Die meisten dieser Sammelstellen befinden sich beim Durchschnittsmenschen noch in schlummerndem (latentem) Zustand. Die Bewußtseinslenkung erweckt diese Stromzentren — auf Sanskrit Tschakras — von Stufe zu Stufe, damit diese im Moment der Erfüllung nicht überwältigt werden, worunter das Nervensystem leiden würde.

Es kommt vor, daß bei Menschen, die von Kundalini und Tschakras keinen Begriff haben und auf sehr niedriger Bewußtseinsstufe stehen, auf irgendeinen äußeren Impuls hin — durch einen Schlag oder Unfall — Kundalini frei wird und unerwartet die Wirbelsäule hinaufjagt. Da das Bewußtsein des Durchschnittsmenschen nicht danach dimensioniert ist, verliert dieser daher die Besinnung. In der Heilkunde wird das »Katalepsie« genannt. – Wer diesen Zustand mit Hilfe der Yoga-Übungen *bewußt* erreicht, wird diese allerhöchste Bewußtseinsstufe ekstatisch erleben. Für den Zuschauer scheint er bewußtlos zu sein, da sein Bewußtsein sich auf eine andere Ebene geschwungen hat; er erlebt dabei aber den vollkommenen und völlig wachen Bewußtseinszustand, der von jeder Religion Seligkeit genannt wird. *Dies ist eine physiologische und physische Tatsache.* Sie bedeutet nichts Krankhaftes, sondern den vollkommenen Zustand des Menschen.

Es gibt insgesamt sieben Haupttschakras und fünf kleinere Zentren, wir haben es also mit zwölf Tschakras zu tun. Im allgemeinen werden aber nur die sieben Haupttschakras genannt. Die Tschakras heißen auch Padmas (Padma = Lotus).

Die sieben Haupttschakras sind in der nachfolgend angeführten Reihenfolge übereinander geordnet:

Der Sitz der Kundalini befindet sich im Steißbein, im untersten Wirbelknochen, sein Name ist:

*Muladhara*

Dies ist ein Lotus mit vier Blättern. Nach oben folgt

*Swadhischthana*

im Nervenzentrum oberhalb der Geschlechtsorgane. Lotus mit sechs Blättern. Dann folgen

*Manipura*

im Nervenzentrum der Nabelgegend. – Zehnblättriger Lotus.

*Anahata*

Tschakra des Herzens. – Zwölfblättriger Lotus.

*Wischuddha*

Tschakra in der Nähe der Schilddrüse. – Sechzehnblättriger Lotus.

*Adschna*

in der Stirnmitte, zwischen den zwei Brauen, Zweiblättriger Lotus.

*Sahasrara*

Vishnu, — Sitz des positiven Pols auf der Schädeldecke. Tausendblättriger Lotus.

Der Wirbelsäule entlang ziehen sich drei Hauptkanäle, auf Sanskrit: »Nadi«. Auf der linken Seite, negativ: Ida-Nadi; auf der rechten Seite, positiv: Pingala-Nadi; in der Mitte, im Rückenmark: Suschumna-Nadi. Der letztere Kanal ist der Weg der Kundalini.

Im untersten Wirbelknochen wohnt Kundalini in einem dreieckigen Tschakra; der Yogi bringt sie mit konzentrierten Übungen von Tschakra zu Tschakra höher, bis sie Sahasrara erreicht. Jedes Erreichen eines neuen Tschakras erzielt beim Yogi weitere, neue Bewußtseinszustände. Er gelangt in den Besitz klarer Schau, zu der Kunst, in den Gedanken zu lesen, zu höher geordneten Visionen, zum Überblick der Vergangenheit, Gegenwart und Zukunft und zu noch anderen okkulten Fähigkeiten — je nach dem Tschakra, das in ihm aktiviert wird —, bis er den Zustand des vollen Erleuchtetseins, die Vereinigung Kundalinis mit Vishnu, erreicht. Dies ist das Höchste, es ist die Bewußtseinsstufe des mit dem ÜBERSELBST, mit Gott, Verschmolzenseins. Die Grundlage jeder Religion ist das Geheimnis, das in der Wirbelsäule des Menschen verborgen liegt und nicht auf Vorstellungen beruht, sondern die *vollkommenste Wahrheit selber* ist.

Diese Erfüllung wird von den Yogis Samadhi genannt. Dies ist wohl schon Radscha-Yoga, das Endziel des geistigen Yoga; doch es mußte hier erwähnt werden, da der Zustand der Erleuchtung nicht nur eine geistige, sondern auch eine physiologische Tatsache ist. Das Bewußtwerden der Tschakras, ihre Erweckung aus dem latenten Zustand, ist auch der

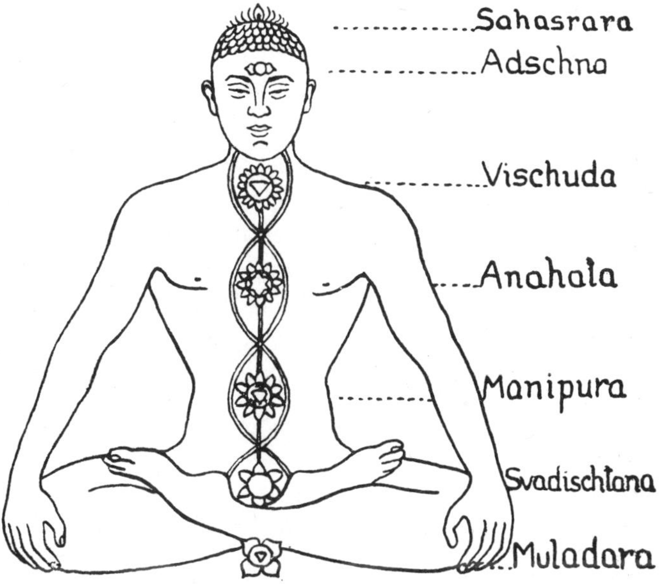
Sahasrara
Adschna
Vischuda
Anahata
Manipura
Svadischtana
Muladara

Zweck der Hatha-Yoga-Übungen. Macht jemand die Tschakra-Übungen unrichtig, so können sie sehr gefährlich werden; ihre Durchführung ohne fachkundigen Leiter ist also nicht zulässig. Doch darüber nichts weiter, da dies schon Sache der fortgeschrittenen Yogi-Schüler, der Tschelas, ist. Die verschiedenen Wege des Yoga können ebensowenig mit scharfem Trennungsstrich voneinander gesondert werden, wie etwa der Körper von der Seele. Der Körper ist der Bau, die Kleidung, die Hülle und der Träger der Seele: seine volle Kenntnis führt uns zur Seele, diese aber zum ÜBER-SELBST.

Aus dem Gesagten wird ersichtlich, daß die Wirkung der Hatha-Yoga-Übungen so vielseitig und so umfassend ist, daß es sich für jeden Menschen, der auf Fortschritt bedacht ist, lohnt, dem Hatha-Yoga volle Aufmerksamkeit zu schenken — ob es sich nun ausschließlich um Gesundheitsrücksichten oder um Erreichung geistiger Ergebnisse höherer Güte handelt —, denn es heißt nicht umsonst: Im gesunden Körper — eine gesunde Seele!

ZWEITER TEIL

# Praktischer Hatha-Yoga

## X. Aufbaukraft des Selbstbewußtseins

Die Übungen des Hatha-Yoga bestehen aus drei Teilen: Bewußtseinslenkung, Atmungsregelung (Pranayama) und Körperhaltungen (Asanas).
Die drei müssen gemeinsam geübt werden, denn keine ist denkbar ohne die zwei anderen. Die Bewußtseinslenkung kann ich nicht üben, ohne eine gewisse Körperhaltung einzunehmen und ohne zu atmen, und ich kann auch nicht atmen oder meinen Körper in irgendeiner Lage halten, ohne das Bewußtsein, wenn nicht anderswo, so zumindest im Kopfe zu haben. Die Hatha-Yoga-Übungen schreiben genau vor, wie die drei zu verbinden sind, wenn ich erreichen will, daß meine Entwicklung regelmäßig und von immer größerem Erfolge sei.
Die Übungen werden dementsprechend gruppiert und benannt, je nach dem Punkt, welcher von den drei praktischen Faktoren hauptsächlich betont wird. Unser Hauptziel ist, das Selbstbewußtsein in alle Teile des Körpers gleichmäßig zu lenken, oder mit anderen Worten, unseren Körper restlos zu »beleben«. Dies gibt uns den Schlüssel zur Herrschaft über die positiven und negativen Energien in die Hand. Beim Üben werden wir mit der Macht des Selbstbewußtseins bekannt. Wir kommen so weit, Kraftströmungen an beliebigen Punkten unseres Körpers durch einfache Gedankenkonzentration bewußt erzeugen zu können.
Der ständige Sitz unseres Selbstbewußtseins ist die graue Gehirnrinde. Es wäre langwierig und ginge über den Rah-

men dieses Buches hinaus zu erörtern, worin die Zellen der grauen Gehirnrinde sich von den übrigen Nervenzellen unterscheiden. Dies gehört in die medizinischen Fachbücher. Für uns ist im wesentlichen nur wichtig, *daß die Zelle der Gehirnrinde durch die ständige Einwirkung des SELBSTES sich zu einem so vollkommenen Instrument entwickelte,* wie es dies nunmehr ist. Das SELBST zog in die Gehirnzellen ein, nahm diese in Beschlag und entwickelte sie zu folgsamen Werkzeugen. Verlegen wir unser Bewußtsein aus eigenem Willen in andere Nervenzellen, so beginnen diese sich zu entwickeln und können zu ebenso vollständigen Trägern des Bewußtseins werden, wie die höchsten Zellen der Gehirnrinde. Was hindert mich also daran, mein SELBST in einen beliebigen Körperteil zu führen, wenn dort Nervenzellen mit denselben Eigenschaften vorhanden sind, wie in der Gehirnrinde? Es ist durch unzählige Beispiele nachweisbar, daß die Aufgaben eines wichtigen Nervs, falls dieser durch einen Unfall vernichtet wurde, von einem anderen Nerv übernommen werden. Die Anpassungsfähigkeit und Elastizität der Nerven bestätigt sich oft in einer Weise, die ans Wunder grenzt; der Hatha-Yoga macht sich nun diese Fähigkeit zunutze.

Das Bewußtsein kann durch langes Üben jede beliebige Nervenzelle höher entwickeln und zur Trägerin seiner höher geordneten Strömung machen. Dazu ist natürlich Zeit erforderlich. Wer über die Gabe der Konzentration verfügt, kann selbst die oben erwähnte Erfahrung machen; sobald er die Nervenzellen eines seiner Körperteile unter Angriff setzt, *wird sofort eine Reaktion ausgelöst.* Natürlich ist diese Reaktion noch nicht so weit gediehen, daß das betreffende Nervenbündel auch schon *zum Denken* verwendet werden könnte; wir müssen uns zunächst damit begnügen, daß die Nerven durch die in sie geleiteten höheren Strömungen in einen Erregungszustand gelangen und mit einem prickelnden Gefühl mit Wärmeentwicklung und Blutzustrom reagieren. Wenn aber das Bewußtsein täglich — Jahre hindurch und unablässig — einem Nervenbündel zusetzt, beginnt dort eine schrittweise Entwicklung und es wird dazu fähig, die von Stufe zu Stufe steigenden, höher geordneten Offenbarungen des SELBSTES zu vermitteln. So können wir nach und nach jeden Teil unseres Körpers beleben und bewußt machen . . . Die Yogis höheren Grades sind fähig, ihren Verdauungsprozeß und ihre Herztätigkeit nach Belieben zu steigern oder zum Stillstand zu bringen. In der Weltliteratur können wir zahlreiche Beispiele von Fakiren lesen, die sich auf Wochen lebendig begraben ließen. So erfuhr man auch von dem berühmten Fall eines Yogi, der sich an der ärztlichen Fakultät in Madras aus rein wissenschaftlichen Gründen und unter strengster ärztlicher Kontrolle einem gefährlichen Experiment unterzog.

Er verschlang eine große Dosis Zyankali und führte das Gift unberührt durch die Verdauungsorgane, ohne daß auch nur die geringste Menge vom Körper absorbiert worden wäre. Das Gift entfernte sich nachher auf natürlichem Wege.

Die Bewußtseinserweckung hat außer ihrer ungeheuren Bedeutung für die Gesundheit noch einen anderen großen Vorteil. Sie trägt dazu bei, uns der Tatsache zu vergewissern, *daß das Bewußtsein auch unabhängig vom Gehirn existiert. Es ist nicht das Produkt des Gehirns* — wie es die Materialisten wahrhaben möchten —, *sondern die Besinnung seines SELBST, des ICH, das über eine von der Materie unabhängige Existenz verfügt. Die Yoga-Übungen führen den Menschen zum Erlebnis der Unsterblichkeit, weil er mit dem Herrn des Körpers bekannt wird: mit dem jenseits von der Vergänglichkeit stehenden ewigen SELBST.*

Ein erheblicher Teil der Menschheit wird gequält von bewußter und unbewußter Todesangst. Wie viele gesunde Menschen werden ständig von dem im Hintergrund des Bewußtseins lauernden Gedanken gelähmt: »Wozu all das, wo doch unabwendbar nur das Eine, Unabänderliche herauskommt: Vernichtung, Tod?« — Von diesem Schreckbild heilt uns gründlich der Yoga.

Den Zweifelnden, die auf handgreiflichen Beweisen bestehen, empfehle ich, sich die Mühe zu nehmen und den Versuch zu wagen. Wenn jemand zum Beispiel nicht kopfstehen kann, kann er sich doch davon überzeugen, daß einer, der stärker ist und das Gleichgewicht besser beherrscht, dieses Kunststück fertigbringt. *Innere Erlebnisse aber vollziehen sich für einen anderen Menschen unsichtbar in der Tiefe der Seele.* Das SELBST ist unsichtbar, und es gibt kein Instrument der Welt, mit dessen Hilfe man seine Existenz beweisen könnte. *Nur in seinen Auswirkungen können wir das SELBST eines andern empfinden. Unser eigenes SELBST werden wir aber kennenlernen, wenn wir das Bewußtsein entwickeln und uns auf unser SELBST besinnen.* Das unsterbliche, höhere SELBST kann man, für jeden andern unsichtbar, nur im Innern erleben. Der Yogi sitzt regungslos da, während er höher geordnete Bewußtseinszustände erlebt. Wollen wir mit seinen durch Konzentration erreichten Ergebnissen bekannt werden, *müssen wir selbst dasselbe erfahren.* Der Yogi kann nur eins tun, um seine Wahrheit zu beweisen: *er weist den Weg.*

Wer nicht an die wunderbare Wirkung des Bewußtseins auf den Körper glaubt, dem würde ich empfehlen, an sich selbst folgendes einfache Experiment zu erproben: Er hebe die zur Faust geballte Rechte so, daß der Zeigefinger ausgestreckt sei. Nun versetze er das Bewußtsein in den Zeigefinger, das heißt, er soll mit voller Konzentration an die ausgestreckte Fingerspitze denken und dabei die Empfindung haben, *als würde er in die Fingerspitze eingehen.* Nach kurzer Zeit wird er ein starkes Prickeln und Wärmebildung empfinden. Der Finger wird nach und nach von Wärme durchströmt, und ist die Konzentration stark genug, so steigert sich die Wärme in eine siedende Hitze. Aber nicht nur Wärme, sondern auch Blutzustrom ist die Folge, denn der Finger rötet sich nach und nach.

Wer durch fleißiges Üben zum Beherrscher der Bewußtseinseinlenkung wird, der wird daraus sehr bald einen großen Nutzen ziehen. So kann zum Beispiel einer Erkältung vorgebeugt werden, wenn man sich bei regnerischem, windigem Wetter stark auf den Fuß konzentriert. Positive Energie, Wärme, kann auf diese Weise erzeugt und dadurch verhütet werden, daß der Fuß sich stark abkühlt und die Bazillen die Oberhand gewinnen. Ebenso, friert uns am Rücken und konzentriert man sich auf ihn und sind die Rückenmuskeln schon bewußt, so hilft man dazu durch Muskelzusammenziehung mehr Wärme zu erzeugen und beugt so einer etwaigen Lungenentzündung vor.

Mit großer Freude habe ich wahrgenommen, daß meine europäischen Schüler für die Bewußtseinslenkung sehr empfänglich sind. In unzähligen Fällen erreichten sie bei dieser einfachen Methode volle Heilung bei schweren Erfrierungen, bei Störungen des Blutkreislaufes und der Verdauung, ja sogar bei unheilbar scheinenden Nervenlähmungen. Der durch langwierige Entzündung fast zerstörte Nerv ist nicht mehr fähig, die Lebensströmung zu führen, und der betreffende Körperteil wird leblos oder gelähmt. Das Selbstbewußtsein aber ist die stärkste erweckende und fördernde Kraft. Es ist mehr wert als Elektrisierung und Massage. Es durchbricht die Isolierung, wenn die Konzentration stark genug ist, und der Nerv erlangt seine Leistungsfähigkeit zurück — es erfolgt die Heilung.

Wer den Sinn der Bewußtseinslenkung versteht, wird auch erfassen, welche Vorteile damit verbunden sind, wenn ich in einem beliebigen Teil meines Körpers einen Blutzustrom veranlassen kann. Leidet jemand an Trägheit der Darmtätigkeit, so lebt er sich in den Darm ein und empfindet so, *als wäre er selbst der Darm.* Dies allein schon genügt, daß ein Blutzustrom entsteht, um die Darmtätigkeit in Gang zu setzen. Dies wird noch gesteigert, wenn der Mensch sich vorstellt, *daß er selbst der Darm sei und sich bewege.* Wer dies auch nur ein einziges Mal versuchte, konnte die Erfahrung machen, daß der Körper sofort folgt und sich der Einbildung anpaßt (Imaginatio). Wem die Bewußtseinslenkung beim ersten Versuch nicht gelingt, der soll *nicht verzagen.* Wiederholte Versuche werden ihre Früchte tragen, was dann eine Stärkung der Glaubens- und Willenskraft nach sich ziehen wird. *Es gibt keine größere Freude als den Sieg des SELBST über die Materie, den Körper.*

Parallel mit der Bewußtseinsleitung sind bei der Erweckung des Körpers auch die Pranayama-Übungen und die verschiedenen Körperhaltungen (auf Sanskrit Asanas) eine große Hilfe.

Die Wichtigkeit der Atmungsregelung vom physiologischen Standpunkte aus haben wir schon im ersten Teil unseres Buches erörtert. Bei der Bewußtseinslenkung fällt dieser Atemregelung ebenfalls große Bedeutung zu. Beim Einatmen müssen wir uns darauf konzentrieren, mehr Prana in uns anzusammeln, beim Ausatmen aber müssen wir darauf bedacht sein, die frische Pranamenge bewußt zu führen und gleichmäßig verteilt in alle Teile des Körpers zu lenken oder dorthin, wohin es eben in der Übung empfohlen wird. So konzentrieren wir uns bei der Übung Wiparita-Karani zum Beispiel auf die Schilddrüse. Dies bedeutet, daß wir unser SELBST ständig in die Schilddrüse versenken, — fortwäh-

rend dorthin –, und gleichzeitig bei jedem Ausatmen die eingeatmete Pranamenge in die Schilddrüse senden, sozusagen »dorthin pumpen«.
Ebenso können wir Prana in einen beliebigen andern Körperteil hineinpumpen, mit der festen Absicht, ihn zu stärken oder zu heilen. Der Prana sammelt sich dort an, wo das Bewußtsein konzentriert ist. Wo das Licht leuchtet, dort sammeln sich die Nachtfalter!
Natürlich wird jener Körperteil am kräftigsten sein und am intensivsten arbeiten, wo wir unser Bewußtsein konzentriert halten, und der auf diese Weise am meisten Prana empfängt. Der Gelehrte hält das Bewußtsein im Gehirn fest, dort sammelt sich der Großteil des Prana, also wird sich das Gehirn immer mehr entwickeln und am leistungsfähigsten sein. Der Ringkämpfer oder Boxer konzentriert seine Aufmerksamkeit, das heißt sein Bewußtsein, ständig auf die Griffe seiner Hände, auf die Hiebe seiner Fäuste. Natürlicherweise werden die betreffenden Muskeln von dem sich dort ansammelnden Prana mächtig anschwellen und anwachsen. Bei den Tieren verhält es sich, entsprechend ihrem Bewußtseinsgrad, ebenso: Der Hase fürchtet ständig die Angriffe stärkerer Tiere, er lauscht daher und spitzt die Ohren nach jedem Geräusch. Das Ergebnis davon ist, daß seine den Ohren verhaftete Aufmerksamkeit den meisten Prana in den Ohren sammelt, und da der Prana die aufbauende Kraft ist, sind Ohren und Gehörorgan des Hasen im Laufe der Jahrmillionen unverhältnismäßig lang gewachsen und zu einem unendlich feinen Instrument geworden.
Unter ähnlichen Regeln entwickelt sich alles, das Tier, die Pflanze, ja selbst der Mensch und alles, was lebt. Der Prana baut auf, wo er vom Bewußtsein hingeschickt wird, dort, wo sich die Aufmerksamkeit konzentriert. So entwickelten sich der Rüssel des Elefanten, der Hals der Giraffe, die Beine des

Vogel Strauß, die unzähligen Spielarten der Tiere, und so entfaltete sich auch *der Mensch zu einem Geschöpf, wie er es heute ist.* Er hat aber die Vollkommenheit noch nicht erreicht. Er birgt noch unendlich viele und große Möglichkeiten in sich. Der Prana folgt also automatisch dem Bewußtsein; wieviel mehr könnten wir erreichen, wenn wir dieses Naturgesetz entsprechend ausbeuten und die Lenkung des Prana *bewußt* und systematisch üben würden! Kennen wir die Geheimnisse und Gesetze unseres Wesens nicht, so droht uns stets die Gefahr, durch Unwissenheit Fehler zu begehen und unseren Körper, dieses wundervolle Instrument, krank zu machen. Wir müssen also die Gesetze der Pranalenkung erlernen, unsern Körper mit unserm Bewußtsein bestrahlen! Dann haben wir den Schlüssel zu vollkommener Gesundheit und zu langem Leben in der Hand.

Wer sein Atmen zu einer bewußten Handlung gestaltet und den Weg der Luft in der Lunge verfolgt, dessen Empfänglichkeit und Wahrnehmungsfähigkeit wird von Stufe zu Stufe entwickelt werden; er wird nach und nach die feine Strömung des Prana empfinden können. Nachher wird er mit den Hauptnervenbündeln bekannt werden, die den Prana in die Speicherungs-, die Verteilungs-, die Umformungs- und Transformator-Zentren — in die Tschakras — weiterbefördern. Es ist für uns kein Geheimnis mehr, daß die Tschakras ihren Sitz in den Hauptnervenzentren und in den wichtigsten Absonderungsdrüsen haben. Gelangt eine ungenügende, falsche Strömung in diese hinein, so werden sie früher oder später erkranken. Weil nun aber die normale Funktion der übrigen Organe von diesen Zentren abhängt, können etwaige Störungen die mannigfaltigsten Krankheiten über uns bringen. Von größter Wichtigkeit ist demnach, die Gesundheit dieser Hauptzentren zu bewahren — oder zurückzuerlangen.

# XI. Heilkraft der Ur-Asanas

Der Ursprung der Asanas genannten Yogi-Körperhaltungen verliert sich im Nebel indischer Ursagen. Nach der Legende hat Shiva 84 000 Sitzweisen und Körperhaltungen ausprobiert, um festzustellen, welche Körperübungen zur Bewahrung der menschlichen Gesundheit oder zur Entwicklung einer höher geordneten Selbstbetrachtung geeignet sind. Von diesen Körperhaltungen sind 84 heute gebräuchlich, und die Zahl jener Asanas, die zur Bewahrung oder Rückerlangung der Gesundheit dienen, beläuft sich auf 20 bis 30. Diese Asanas wurden, wenn auch nicht vom Gotte Shiva, so doch von den großen Weisen Indiens — den *Rischis* und *Maharischis* —, Yogis höherer Ordnung, die sich im Besitze der wunderbaren physiologischen, physikalischen und der sogenannten »übernatürlichen« Wissenschaften befinden, Jahrtausende hindurch in die heute herauskristallisierte Form entwickelt. Vor siebzig, ja sogar noch vor fünfzig Jahren, hätten die Gelehrten des Westens diese Asana-Serie als einen Aberglauben behandelt. Heute aber — meine Erfahrungen beweisen dies — wird der ungläubigste Europäer, der etwas für sein körperliches Wohlbefinden übrig hat, die außerordentliche Wichtigkeit der Asanas anerkennen, nachdem die modernsten Vertreter der westlichen Heilkunde deren Wirkung durch Experimente erhärtet haben.

Außer einigen Körperhaltungen für die Betrachtung, den sogenannten Yogi-Sitzhaltungen, die vornehmlich zur bequemen Übung des Pranayama und zu *Mudras* (Übungen zur Beharrung und Gedankenkonzentration) verwendet werden, sind die sogenannten Körperübungs-Asanas für den Organismus von wohltätigster Wirkung. Kein Lob ist zu groß, *wenn es gilt, die fast übernatürliche Wirkung der Körperhaltungen auf den menschlichen Organismus und ihre Rolle bei der Bewahrung der Lebenskraft und zur Förderung der Gesundheit zu schildern.* Erst kürzlich lösten die Yoga-Forscher unter Mitwirkung der berühmtesten europäischen Gelehrten der Heilkunde auf ärztlicher Grundlage das Geheimnis der indischen Asanas.

Es ist eine alte These der Physiologie, daß der Gesundheitszustand des menschlichen Körpers von der Beschaffenheit der Zellen und Zellgewebe abhängt. Für die Gesundheit der Gewebe gibt es folgende Voraussetzungen:

1. *regelmäßige Nahrungsaufnahme und vollkommene Funktion der inneren (endokrinen) Sekretionsdrüsen;*
2. *rasche und gründliche Aussonderung der Schlacken aus dem Organismus;*
3. *gesunde, fehlerlose Funktion der Nervenverbindungen.*

Es ist also klar, daß das Verdauungs- und Blutzirkulationssystem in vollkommenem Zustand sein muß, um die Gewebe mit Protein, Zucker, Fetten, Salzen und sonstigen wichtigen Stoffen gehörig versorgen zu können. Untersuchen wir nun, wie die Asanas auf die Organe der Verdauung und der Blutzirkulation wirken.

Betrachten wir zunächst *die Wirkung der Asanas auf das Verdauungssystem.* Die Verdauungsorgane: Magen, Dünndarm, Pankreasdrüse, Leber usw. befinden sich in der Bauchhöhle, die sich unten auf das Becken stützt und von allen Seiten durch starke Muskeln gehalten wird. Die Mutter Natur hat Vorsorge getroffen, daß diese Organe durch das beim Atmen sich hebende und senkende Zwerchfell eine milde und ständige Massage erhalten, die ihre Funktion fördert. In

einer Minute bekommen die Verdauungsorgane ungefähr 14 bis 15 automatische Massagen, was zur Aufrechterhaltung der Gesundheit unerläßlich ist.
Der entartete, zivilisierte Mensch mit seinem Stadtleben kann — wie wir dies schon im Kapitel über die Atmungsregelung darlegten —, nicht atmen. Das heißt sein Atmen ist degeneriert, die Bauchmuskeln sind derart verkümmert, daß infolge einer ungenügenden Massage der Verdauungsorgane Mangel an Magensäure, Verdauungsstörungen und sehr häufig schwere Magenleiden in Erscheinung treten. Die Übung des Pranayama wird bei einem Menschen mit verdorbener Atmung und degenerierten Bauchmuskeln nicht genügen: er muß zu den Asanas Zuflucht nehmen, um die volle Gesundheit seiner Bauchorgane zurückzuerlangen. Die Asanas versorgen diese Organe nicht nur mit einer äußeren Massage, sondern übermitteln ihnen ein inneres »Turnen«, das durch kein anderes Sportsystem, durch keine Turnübungen der ganzen Welt ersetzt werden kann.
Es ist eine anerkannte These der Heilkunde, daß die Muskeln ihre Kraft und Elastizität nur dann behalten, wenn sie ziehende und spannende Bewegungen ausführen können. Von den Asanas gehören *Bhudschangasana, Salabhasana, Danurasana* unter die großartigsten Übungen zur Spannung der Bauchmuskulatur und zur Zusammenziehung der Rückenmuskeln. *Yoga-Mudra, Pastschimotana, Padahastasana* und *Halasana* ziehen — dazu im Gegensatz — die vorderen Bauchmuskeln zusammen und spannen die Rückenmuskeln. *Wakrasana* und *Ardha-Matsyendrasana* bringen ebenso die Seitenmuskeln des Bauches in Funktion. *Salabhasana ist die vollständigste Übung* für Lunge und Rückenmuskeln.
Die Schönheit der Yoga-Übungen tritt aber am besten bei den Asanas *Uddiana* und *Nauli* in Erscheinung. Gehören sie auch zu den schwersten Asanas, ihre Aneignung lohnt jede

Mühe, da sie sowohl auf die Bauchmuskeln als auch auf die inneren Organe von staunenswerter Wirkung sind. Die erstgenannte Übung massiert die äußeren und inneren Bauchmuskeln vertikal, die andere aber von der Seite. Doch nicht nur für die regelrechte Massage der inneren Organe ist die Kraft der Bauchmuskeln von Wichtigkeit, sondern auch, um die Organe der Bauchhöhle an ihrem entsprechenden Platz zu halten. Diese Organe hängen lose in der Bauchhöhle oder sind ebenso lose an der Rückenwand der Höhle befestigt. Deshalb bedürfen sie von vorne einer starken Stütze, sonst können sie Verschiebungen erleiden (Magen-, Darm-, Nieren-, Gebärmuttersenkung usw.) und verschiedene Übel verursachen. Die Yoga-Körperhaltungen wahren also durch ihre automatische Massage nicht nur die Elastizität der Bauchmuskeln und der Organe in der Bauchhöhle, sondern festigen auch die Lage der Organe auf dem ihnen zugemessenen Platz.

Da der Blutkreislauf dazu dient, die aufgearbeiteten Nahrungsstoffe von den Verdauungsorganen aus dem Gewebe zuzuführen, ist die Gesundheit der *Blutzirkulationsorgane* von ausschlaggebender Wichtigkeit. Das allerwichtigste Organ des Blutkreislaufes ist das Herz, das bekanntlich die stärkste Muskulatur hat. Auch die Herzmuskeln können durch Yoga-Übungen widerstandsfähiger, kräftiger gemacht werden. Uddiana und Nauli massieren das Herz durch Hochheben des Zwerchfells von unten. Hier muß auch daran gedacht werden, daß sich der Muskel *dann* im vollkommensten Zustand befindet, wenn er wechselndem Druck ausgesetzt ist. Das Herz liegt aber in der mediastinalen Grube, und jede hier in Erscheinung tretende Zunahme oder Abnahme des Druckes wirkt sich notwendigerweise auf das Herz aus. Die Budschangasana, Salabhasana und Danurasana, ferner die Sarwangasana, Wiparita-Karani und Halasana-Übungen

setzen in ihrem ersten Teil das Herz wechselndem Drucke aus und fördern dadurch in tätiger Weise die Gesundheit der Blutkreislauforgane.
Von den Organen des Blutkreislaufes sind die Venen die schwächsten, und doch müssen sie das Blut in den verschiedenen Teilen des Körpers sammeln und nach Überwindung der Schwerkraft in das Herz zurückführen. Diese Tätigkeit »den Hügel hinan« strengt die schwachen Wände der Venen am stärksten an, und darauf sind die Klagen über »Krampfadern« zurückzuführen. Die Adern bedürfen mehr als die sonstigen Organe des Blutsystems einer äußeren Hilfe. Schon vor Jahrtausenden kannten die Weisen und Seher Indiens Übungen zur Schonung der Blutgefäße, wie *Sirschasana, Sarwangasana* und *Wiparita-Karani,* bei denen infolge verkehrter Lage des Körpers das Blut ohne Anstrengung in das Herz zurückströmt. Diese täglich vollzogene und auf mehrere Minuten bemessene Druckverminderung verlängert das Leben der Adern in bedeutendem Maße. Ihre Wirkung ist staunenswert. Die bei der Übung der Asanas erlangte kurze Ruhepause genügt vollkommen zur Regenerierung der Adern. Mit täglichen Asana-Übungen von einigen Minuten können auch die Krampfadern geheilt werden, was gar nicht so unglaublich klingt, wenn wir bedenken, mit welch überwältigender Energie der menschliche Organismus fähig ist, sich zu regenerieren, wenn er in gesunde Lebensumstände gelangt. Die Ernährung der Zellgewebe und die Sauerstoffaufnahme dürfen auch nicht außer acht gelassen werden. Über die Steigerung des Oxygenaustausches und die das Leben verlängernde Wirkung der Lungengymnastik haben wir schon in den Kapiteln über das Atmen gesprochen. Hier soll nur soviel erwähnt werden, daß durch die Übung der Asanas die Muskeln des Brustkorbes noch mehr gestärkt werden und das Ergebnis des Pranayama vereinigt mit dem

der Asanas, noch augenfälliger sein wird. Die Übung *Salabhasana* ist der Inbegriff einer vollkommenen Lungengymnastik, so daß sie auch Pranayama-Asana genannt werden kann. Bei der Ausführung von Salabhasana muß die Luft tief eingesaugt und bis zur Beendigung der Übung bei hohem Lungendruck einige Sekunden hindurch zurückgehalten werden. Mit zwei, drei *Salabhasana* am Tage wird keine einzige Lungenzelle, auch nicht die kleinste Lungenalveole dem mächtigen Rhythmus des Atems fernbleiben.

Die Asanas sorgen für die Reinigung der Luftgänge, so daß gewisse Körperhaltungen das Pranayama ergänzen können. In sehr vielen Fällen sind sie die Verhüter einer Mandelentzündung oder eines Schnupfens. *Sarwangasana, Wiparita-Karani, Matsyasana, Dschiwabandha* und *Shimhasana* sind großartige Gegenmittel bei beginnender Mandelentzündung und heilen auch den Schnupfen.

Die Gesundheit der Zellengewebe und zugleich des ganzen menschlichen Organismus hängt aber nicht nur von der systematischen und richtig erfolgten Nahrungsaufnahme ab, sondern — wie wir am Anfang dieses Kapitels schon erwähnten —, auch von der vollkommenen Funktion der *inneren Sekretions- oder Endokrindrüsen.* Die Zirbeldrüse, die Schilddrüse, der Hirnanhang, die Nebenniere, die Sexualdrüsen usw. sind die wichtigsten Endokrindrüsen des menschlichen Organismus. Die unzulängliche Absonderung einer beliebigen Drüse, ihre mangelhafte Funktion kann die schwersten Krankheiten verursachen. Zur Gesunderhaltung der Schilddrüse sind folgende Asanas vorzüglich geeignet: *Sarwangasana, Wiparita-Karani, Matsyasana, Dschiwabandha* und *Simhamudra.* Auf die Hypophyse und die Zirbeldrüse hat Sarwangasana eine vorzügliche Wirkung, auch auf die Geschlechtsdrüsen wirkt *Sarwangasana,* ferner *Uddiana* und *Nauli.*

*Die zweite Voraussetzung für einen guten Zustand der Gewebe ist die vollkommene Aussonderung der Schlacken:* Kohlendioxyd, Urinsäure, Urin, Exkremente, Schweiß. Stauen sich die vergiftenden Produkte aus irgendeinem Grunde länger als nötig im Körper, so können sie ernste Übel verursachen. Erstere können nur dann wirksam abgesondert werden, wenn die Organe der Atmung, der Wasserabsonderung und der Verdauung tadellos funktionieren.
Die auf die Atmung und Verdauung heilsam wirkenden Asana-Übungen habe ich schon erwähnt. Für die Gesunderhaltung der Nieren sorgen *Uddiana, Nauli, Budschangasana* und *Danurasana.*
*Die dritte Voraussetzung für die Gesundheit der Zellgewebe ist die tadellose Funktion der Nervenverbindungen.*
Der wichtigste Teil des Nervensystems ist das Hirn, sodann der mächtige Nervenstrang des Rückenmarkes und die zwei Stränge des sympathischen Nervensystems. Aus dem Hirn und dem Rückenmark verzweigen sich die Nerven in alle Teile des Körpers. Dieses Nervennetz ist so vollkommen, daß es kein einziges Gewebeteilchen des Körpers gibt, das nicht vom Nervennetz erreicht wird. Entarten die Nervenverbindungen aus irgendeinem Grunde, so werden auch die Zellgewebe unzulänglich funktionieren; arbeiten aber die Nervenverbindungen nicht mehr oder werden sie vernichtet, so wird auch die Nervenfunktion gelähmt. Entarten die Nerven des Dickdarms, so wird der Dickdarm nicht mehr richtig arbeiten, und es entstehen Verstopfung oder chronischer Darmkatarrh. Durchschneiden wir einen der Gesichtsnerven oder wird er gelähmt, so ziehen sich die von dem letzteren bedienten Muskeln des Gesichtes nicht mehr zusammen.
Das System der uralten indischen Körperhaltungen übt eine ebenso heilsame Wirkung auf das Nervensystem wie auch auf die Verdauungsorgane, die Endokrindrüsen und auf die

Organe aus, die zur Aussonderung der Schlacke dienen. *Sirschasana* und *Wiparita-Karani* werden in diesem Sinne dem Hirn reicheres Blut übermitteln und auch die die Sinnesorgane belebenden Nerven mit Oxygen beladenem Blut versehen. Dabei legen die Yoga-Übungen den Hauptwert auf die Bauchmuskeln und das Rückgrat. Durch Stählung des letzteren, durch Stärkung seiner Muskeln, werden auch die im Rückgrat laufenden Nerven samt den sympathischen Nervenbündeln gestärkt. Gleichlaufend kräftigen die übrigen Asanas die Nerven des Brustkorbes, des Unterleibes, des Rückens und der Flanke. Die entsprechenden Asanas erhöhen durch Zufuhr frischen Blutes zum Gehirn die geistigen Fähigkeiten (Gedächtnis, Arbeitslust, Schaffensdrang) und erziehen zur Selbstbeherrschung. Die Ausübenden des geistigen Yoga, des Radscha-Yoga, werden deshalb ihre Übungen mit Hatha-Yoga beginnen.

Es muß noch erwähnt werden, daß die Asanas nur dazu berufen sind, den Körper und die Muskeln in Kraft und Gesundheit zu erhalten; zur Entwicklung mächtiger, athletischer Muskeln sind sie nicht geeignet. Wer jedoch außer auf vollkommene Gesundheit noch auf die Erwerbung stählerner Muskeln bedacht ist, kann auch dieses Ziel durch die vom europäischen Gesichtspunkt aus ganz neuartigen Muskelübungen spielend erreichen, deren Beschreibung in einem späteren Kapitel folgt.

Die ausführliche Schilderung der Asanas und die Anleitung zu ihrer praktischen Durchführung geben wir gleichfalls in einem der nächsten Abschnitte. Vergessen wir aber nicht, daß die Übung der Asanas stets eine ruhige Gemütsverfassung erfordert. Beginnen wir die Arbeit in guter Laune und abgeklärten Sinnes, so müssen die Heilkräfte nicht zur Neutralisierung negativer Gemütswallungen verbraucht werden, sondern können ihre wunderbare nervenberuhigende Wirkung unmittelbar entfalten. Die vor Beginn der Asanas einzunehmende betrachtende (meditative) Körperhaltung dient eben diesem Zweck. Der Schüler sei stets bemüht, all seine Sorgen und alle Widrigkeiten des Lebens zu vergessen, indem er die Gedanken einfach umschaltet und sich in die höheren moralischen Vorschriften des Yama und des Niyama vertieft.

»Glaube an den Schöpfer, dann wirst du auch an deine eigenen Kräfte glauben! Sei gerecht, so wird auch das Leben dir gegenüber gerecht sein! — Sei mäßig in allen Äußerungen deines Lebens, dann wirst du lange leben auf Erden! Sei ruhig wie die Stille des Morgens, glaube an die Zukunft, wie du an den Sonnenaufgang glaubst, betrachte die Welt mit heiterer Ruhe! Hat doch Der, Der die Welt erschaffen hat und aufrechterhält, auch auf dich ein wachsames Auge.« — Mit solchen Gedanken schaffen wir in und um uns selbst eine reine Atmosphäre und beginnen dann mit den Übungen.

# XII. Pranayama und Asanas

## *Geheimnis des langen Lebens*

Auf Grund der praktischen Beschreibung der Yoga-Asanas — falls wir diese Vorschriften mit den Kapiteln über das Pranayama vergleichen —, wird es keinem einzigen aufgeschlossenen Schüler des Westens unglaubwürdig erscheinen, daß mit Hilfe der Atemregelung und der uralten Yoga-Übungen jedermann sein Leben verlängern kann.

Im weiteren geben wir nun eine genaue Beschreibung der wichtigsten Atemübungen und Asanas, machen mit der Durchführung der einzelnen Übungen bekannt und unterrichten den Leser über die durch diese Übungen erreichten ideologischen und körperheilenden Wirkungen. Wie jede Leibesübung ist auch der Hatha-Yoga nur dann bekömmlich, wenn er vernünftig angewendet wird. Ebenso wie Boxen, Laufen, Schwimmen, Tennisspiel und sonstiger Sport schädlich sein können, wenn sie übertrieben werden, oder wenn man die Regeln der Gesundheit außer acht läßt — z. B. an sehr heißer Sonne und mit vollem Magen übt —, ebenso birgt auch der unrichtig geübte Hatha-Yoga große Gefahren in sich, und zwar deshalb, *weil seine Übungen sehr wirksam sind.* Führen wir sie aber richtig durch, so ist die wohltätige Wirkung sehr groß! Machen wir sie unvernünftig und lassen uns zu Übertreibungen hinreißen, indem wir unsere eigenen Gegebenheiten nicht in Rechnung stellen, dann kann der Schaden gerade ebenso nachteilig sein. Indessen zeigt die Erfahrung, daß der, welcher die Reaktionen seines eigenen

Organismus nur ein wenig beobachtet, in kurzer Zeit instinktiv das Gefühl haben wird, was ihm dienlich ist und was ihm schadet; dann wird er sich jene Übungen aussuchen, die er am ehesten benötigt und die ihm unbedingt zum Wohle gereichen. *Wer an Lungen-, Nieren-, Herz-, Leber- oder ähnlichen Störungen leidet, soll nicht üben ohne Anleitung eines fachkundigen Führers!* — Der Gesunde wird wohl beurteilen können, welche Übung ihm von Nutzen sei und welche besser gemieden wird. Bei Blutandrang oder mit vollem Magen wird er nicht Wiparita-Karani oder Sirschasana üben — ebenso wird er bei akuter Magenverstimmung oder bei Darmkatarrh die Übungen Uddiana-Bandha oder Nauli meiden. — Hingegen wird er bei Gehirnanämie und auch bei Hämorrhoiden und Krampfadern zu Sarwangasana seine Zuflucht nehmen, usw. . . .

Zur Erläuterung geben wir am Ende unseres Buches eine Tabelle, die auf Grund vieler Erfahrungen zusammengestellt worden ist. Wer sich an diese Tabelle hält, *wird unbedingt Vorteile daraus ziehen.* Wir ermahnen aber jeden auf das nachdrücklichste, sich von der scheinbaren Schlichtheit der Anfangsübungen nicht beirren zu lassen. Er soll nicht etwa meinen: Ach ja, dies ist mir viel zu leicht, ich gehe gleich auf die nächsten Übungen über — er könnte es bereuen! Zum Beispiel in demselben Grade, wie die stufenweise erweiterten Atmungsübungen mit Pausen nützlich sind, gerade ebenso können sie bei Übertreibungen Lungen- oder Herzerweiterung verursachen.

Einem Yogi-Schüler passierte es in Indien, daß ihm sein Meister — zur Einführung — in der Frühe, am Mittag und am Abend je sieben volle Yogi-Atmungen vorschrieb. Der Schüler dachte bei sich: Sieben Übungen sind mir zu wenig, diese dürften kaum eine Wirkung haben. Und deshalb, um gleich einen großen Fortschritt zu machen, machte er die

Übungen *fünfzigmal.* Die Folge davon war, daß sein Körper am nächsten Tag über und über mit einem roten Ausschlag bedeckt war. Der Meister setzte ihm nun auseinander, daß das angestrengte Atmen die im Blut angesammelten Schlakken allzu rasch daraus verdrängte und diese in Form von Ausschlägen in die Haut trieb. Ein bis zwei Tage dauerten erhöhte Temperatur und ein quälendes Jucken an, bis der normale Zustand wieder eintrat. Von nun an wollte der übereifrige Schüler nicht mehr rascher vorwärtsschreiten, als es der Meister vorschrieb! Also nur sachte, mit Geduld und nach weiser Vorschrift! Dann kann es keine Störungen geben, und wir werden nur *der segensreichen Wirkung des Hatha-Yoga teilhaftig.*

Auf den Tabellen wurden die Übungen so zusammengestellt, daß nach einer anspornenden immer eine lockernde oder stärkende, aber beruhigende Übung folgt. Es empfiehlt sich also dem nichtorientierten Anfänger des Westens, sich genau an die Tabelle zu halten.

Die Übungen werden am besten in der Frühe oder abends vor dem Nachtessen vorgenommen. Nie mit vollem Magen! Unmittelbar vor dem Zubettgehen empfiehlt sich dies auch nicht, da die mit dem Pranayama aufgenommenen Oxygen- und Pranamengen und die anspornenden Asanas derart erfrischend wirken, daß nach diesen das Einschlafen nur schwer gelingen wird.

# XIII. Pranayama

## *Atmungsübungen*

Die wichtigste Bedingung der Atmungsregelung ist die Disziplinierung des Rhythmus. Deshalb müssen wir darauf bedacht sein, immer im Takt zu atmen, den vorgeschriebenen Rhythmus genau auszählend. Zur Festsetzung des Taktes nehmen die indischen Yogis das Herzklopfen als Basis. Am ratsamsten ist es, vor Beginn der Übungen den Pulsschlag abzuzählen und den Rhythmus unseres Herzens festzustellen. Der so festgesetzte Takt wird die Basis des Abzählens bilden. Jede Atmungsübung beginnen wir mit kräftigem Ausatmen.

Die Grundlage der Atmungsübungen ist die vollständige Yogi-Atmung, bestehend aus drei Teilen: Bauch-, mittlere und obere Atmung.

### *Bauchatmung*

Abb. 6, Seite 156

*Durchführung* — Stehend, sitzend oder liegend. Unser Bewußtsein lenken wir in die Nabelgegend. Mit der Ausatmung ziehen wir die Bauchwand ein. Durch die Nase *atmen* wir langsam *ein*, während das Zwerchfell herabgelassen, die Bauchwand nach außen gewölbt und der untere Lungenflügel auf diese Weise mit Luft gefüllt wird. *Ausatmung:* Die Bauchwand wird stark eingezogen, wodurch die Luft durch die Nasenlöcher aus der Lunge herausgepreßt

wird. Beim Bauchatmen füllt sich nur der untere Flügel der Lunge mit Luft, nur unser Bauch vollführt also eine Wellenbewegung, während der *Brustkorb unbeweglich bleibt.*
*Heilwirkung:* — Eine großzügige Entlastung des Herzens, Herabsetzung des Bluthochdruckes, Anspornen der Verdauung, Regulierung der Darmtätigkeit. Die Bauchatmung übermittelt sämtlichen Bauchorganen die großartigste innere Massage.

## *Mittlere Atmung*

Abb. 7, Seite 156

*Durchführung* — Stehend, liegend oder sitzend. Unser Bewußtsein lenken wir zu den Rippen. Nach dem Ausatmen: langsames *Einatmen* durch die Nase, während wir die Rippen nach beiden Seiten dehnen. *Ausatmen:* Wir ziehen unsere Rippen zusammen und pressen damit die Luft durch die Nase hinaus. Beim mittleren Atmen füllt sich der mittlere Teil unserer Lunge mit Luft, *Bauch und Schultern bleiben unbeweglich.*
*Heilwirkung:* — Befreiung des Herzens von Druck, Auffrischung des Blutkreislaufes für Leber, Galle, Magen, Milz und Nieren.

## *Obere Atmung*

Abb. 8, Seite 156

*Durchführung* — Stehend, sitzend oder liegend. Wir lenken unser Bewußtsein auf die Lungenspitzen. Nach der Ausatmung *atmen* wir mit Hebung des Schlüsselbeins und der Schulter langsam durch die Nase *ein,* während wir den oberen Teil der Lunge mit Luft füllen. *Ausatmung:* Wir senken langsam die Schultern und pressen die Luft durch die Nase

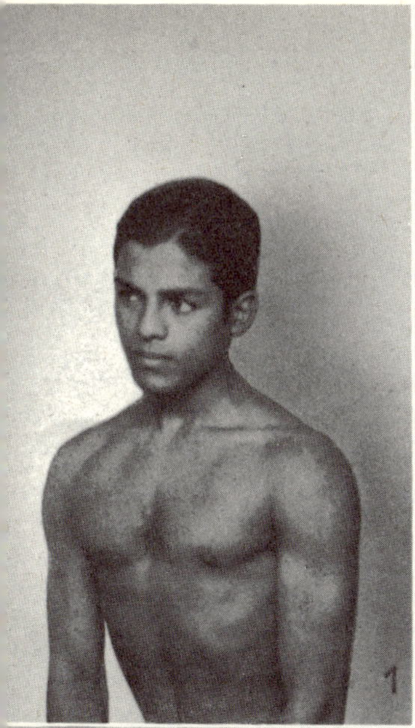
1

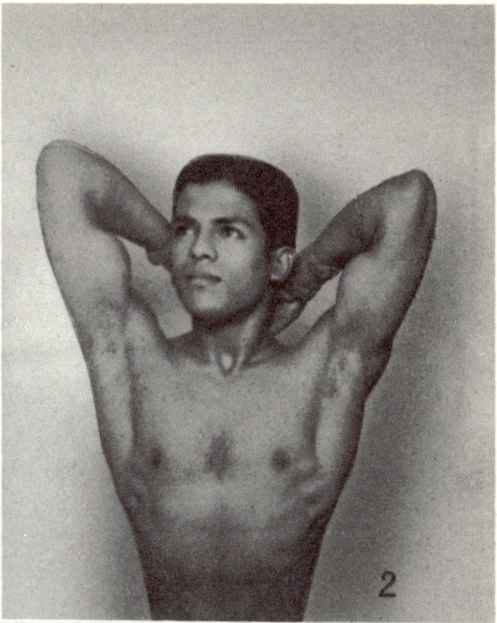
2

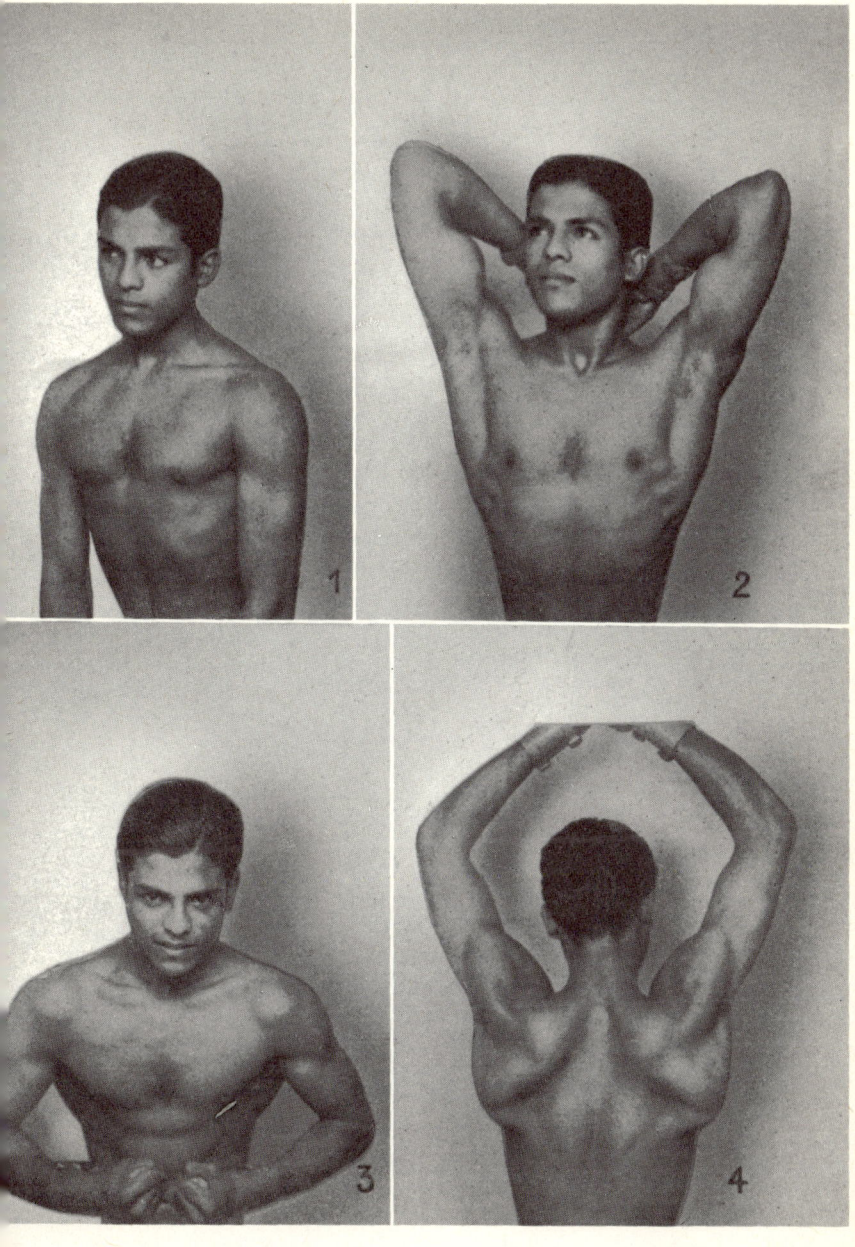
3

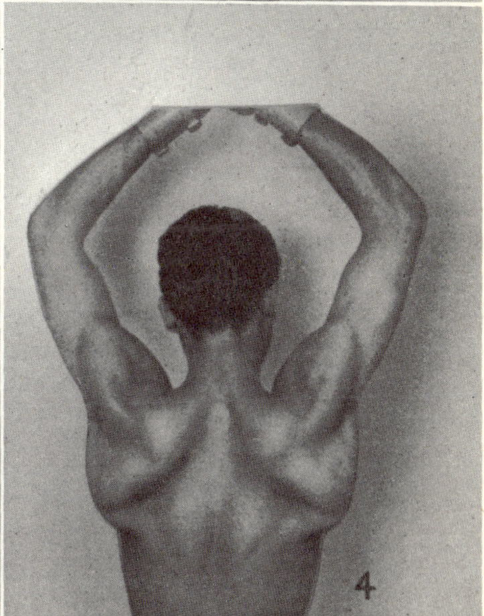
4

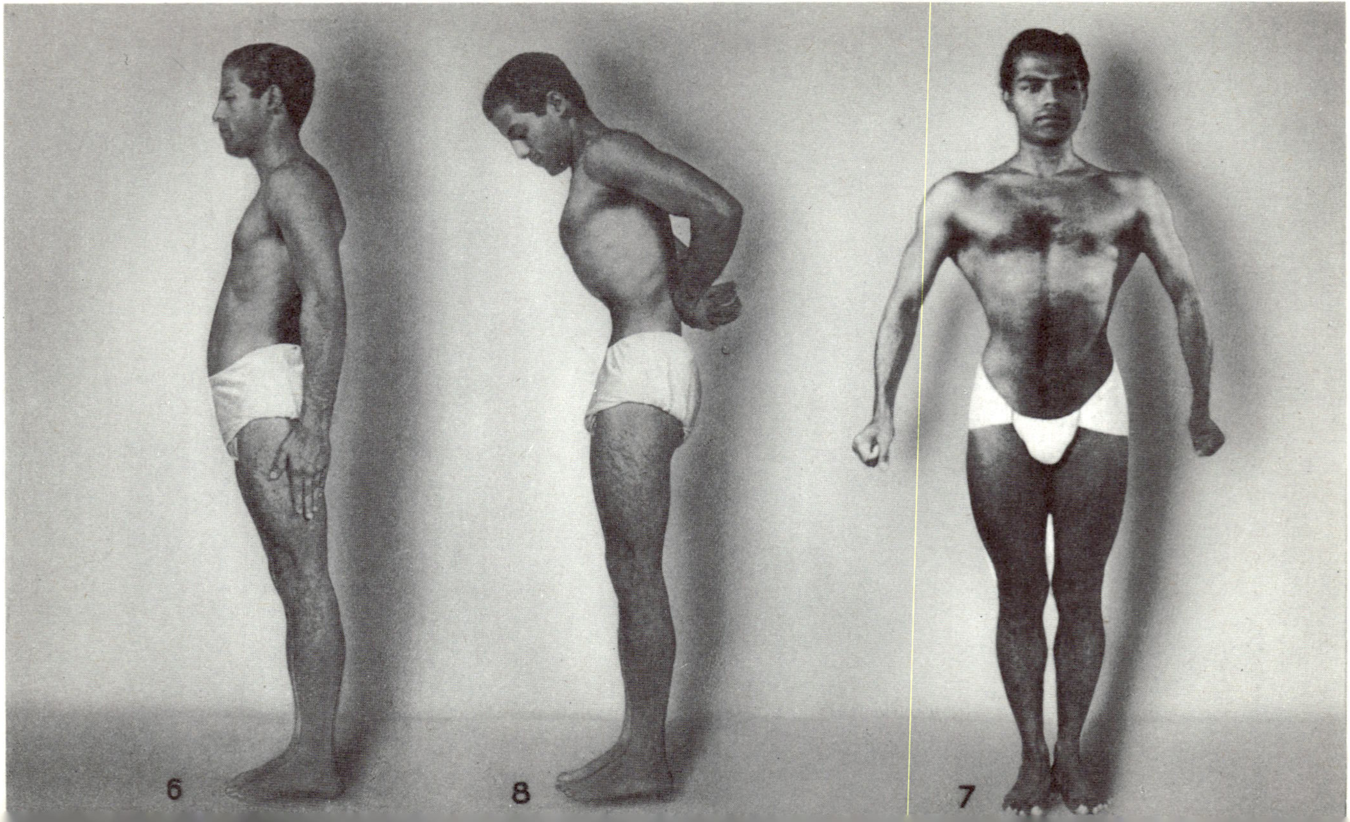
6
8
7

aus der Lunge. Beim oberen Atmen *bleiben der Bauch und der mittlere Teil des Brustkorbes* unbeweglich.
*Heilwirkung:* — Abhärtung der Lungendrüse (Hilus) und gründliche Lüftung der Lungenspitzen.

### *1. Vollständige Yogi-Atmung*

Über die Heilwirkung der vollen Yogi-Atmung könnte man Bände schreiben. Sie füllt durch die Lunge und den Blutkreislauf den ganzen Körper mit frischem Sauerstoff und Prana. Es wäre müßig, all unsere Organe aufzuzählen vom Hirn, diesem wunderbaren Nervenzentrum angefangen, bis zu den Zehen und zu er erklären, wie und warum diese Atmung sich stärkend, verjüngend und stählend auswirkt. Es gibt keinen einzigen auch noch so geringen Körperteil, der nicht ihrer gütigen Wirkung teilhaftig würde. Letztere erstreckt sich auch auf das Gemüt, indem unser ganzes Wesen mit neuer Kraft erfüllt wird. Die Seele gewinnt Ruhe, Selbstvertrauen und Sicherheit. Die Yogi-Atmung sondert aus unserem Blute die Schlacken aus, sie erhöht unsere Widerstandskraft, belebt den Stoffwechsel und wirkt regenerierend, insbesondere auf das Sekretionsdrüsensystem. Dies verjüngt den ganzen Organismus. Es ist eine häufige Erscheinung in den Yoga-Schulen, daß Yoga-Schüler, die nicht mehr die jüngsten sind, nach Übungen von ein, zwei Monaten frohlockend berichten, daß gewisse Symptome, die sie als Alterserscheinungen betrachtet und früher nicht erwähnt hatten, da sie mit keiner Besserung rechneten, wie zum Beispiel Zahnfleischschwund, beginnende Weitsichtigkeit usw., unerwarteterweise plötzlich aufhörten!
In Indien sowie auch an mehreren Universitätskliniken Europas experimentieren namhafte Ärzte mit der rhythmi-

mischen Vollatmung des Yogi. Sie erzielten auf allen Gebieten staunenswerte Ergebnisse, insbesondere bei zu hohem Blutdruck und bei Herzleiden. Die Ärzte, welche die Versuche leiteten, waren über die unerwarteten Ergebnisse höchst erstaunt. Bei Herzleiden, die bisher als unheilbar galten, trat in mehreren Fällen volle Heilung ein, und wenn dies auch nicht immer erreicht wurde, so stellte sich doch eine dauernde Besserung ein. Mit einfacher Yogi-Atmung wurde erzielt, daß sich ein krankhaft erweitertes Herz stufenweise verkleinerte, bis es die ursprüngliche Gestalt annähernd zurückerlangt hatte.
Die Erkrankungen des Herzens sind in den meisten Fällen nur Folgen von Funktionsstörungen anderer Organe. So verursacht zum Beispiel die unrichtige Funktion vor allem der Schilddrüse und der Nieren die meisten Herzleiden. Es gibt zwar vorzügliche Medikamente für das Herz, wie z. B. Digitalis. Diese wirken wohl auf das Herz, *heben aber die Ursache des Leidens nicht auf.* Die volle Yogi-Atmung, angewendet im Zusammenhang mit einer angemessenen seelischen Behandlung und körperlichen Asanas, heilt die organischen Erkrankungen, durch welche das Herzleiden hervorgerufen wurde, und infolgedessen gesundet auch das Herz. Demnach übertrifft ihre Wirkung jede Kur, die, auch bei der besten Arznei, nur das Herz erfaßt. Die Spezialisierung in der ärtztlichen Wissenschaft verursachte deren Aufteilung, und so wurde die Heilkunst zu einer symptomatischen Behandlung. Man vergaß, *daß der menschliche Körper eine unteilbare Einheit ist,* so daß eine unscheinbare kleine Drüse oft die Erkrankung eines fernliegenden Organes verursacht.
Krankt jemand an der Galle, der Lunge oder an einem sonstigen Organ, so ist in ihm alles vom Hirn bis zur Pigmentzelle der Haut verändert, also nicht mehr gleich wie bei

einem gesunden Menschen. Nie erkrankt nur *ein Organ*, möglicherweise aber kulminiert die allgemeine Erkrankung in einem Organ. Der ganze Mensch ist also krank, und nicht bloß ein Körperteil. Mit Überraschung machte ich die Wahrnehmung, daß zum Beispiel ein Kranker, der wegen zu hohem Blutdruck und Herzleiden behandelt wurde, sich den verschiedensten Kuren unterziehen mußte, wie Aderlaß, chemische Medikamente usw., aber ohne Erfolg, denn selbst dem berühmtesten Professor kam es nicht in den Sinn, die Füße und den Gang des Kranken zu untersuchen. Dieser litt nämlich an einer vernachlässigten Knöchelsenkung. Er hatte Plattfüße, und dadurch wurde *die Statik seines ganzen Knochengerüstes so sehr gestört, daß die aus dem Rückgrat austretenden Nervenzentren erkrankten und das Herz,* vollkommen unfähig, die durch die schlechte Gewichtsverteilung verursachte Überlastung zu tragen, gleichfalls der Erkrankung erlag. Die Folgen waren hoher Blutdruck und Entartung des Herzens. Die Yoga-Übungen brachten die Knöchelsenkung in Ordnung, das Knochensystem trug das Körpergewicht wieder auf normale Weise, die Kraftvergeudung hörte auf, das Rückgrat rückte an den normalen Platz zurück, die Nerven heilten, der hohe Blutdruck wurde aufgehoben, und das Herz, befreit von der Überlastung, wurde rasch wieder normal.

Ich könnte noch unzählige ähnliche Fälle wunderbarer Heilwirkungen des Hatha-Yoga anführen. Indessen sind diese gar nicht so wunderbar, sondern nur »natürlich«. Hatha-Yoga heilt nicht mit Chemikalien, sondern mit der Macht der Natur. Die Natur ist universell, synthetisch, der Mensch aber ist ein Kind der Natur, das *nicht aufgeteilt und auseinander spezialisiert* werden kann.

Dem logisch denkenden Menschen wird es nun klar sein: Wenn die Yoga-Übungen und vornehmlich die Yogi-

Atmung eine so große Heilkraft besitzen, wie muß dann ihre Wirkung auf einen Menschen mit gesunder Seele und gesundem Körper sein, *wenn er immer mit Yogi-Atmung Luft schöpft?* Sicher ist ein solcher Mensch kerngesund, keine Krankheit kann ihn treffen, er wird mit allen Schwierigkeiten des Lebens fertig werden und ein Segen sein für sich selbst und für seine Umgebung!

»Die volle Yogi-Atmung« ist die Grundlage jeder weiteren Übung zur Regelung der Atmung. Die nachher folgenden Übungen sind nur Erweiterungen und Variationen dieser Atmungsmethode. Die *wohltätige Wirkung* der vollen Yogi-Atmung *ist unschätzbar.* Sie soll also nicht nur eine, in gewissen Zeiten durchgeführte Übung sein, sondern *unsere ständige Atmungsweise. Nachteile hat sie keine, nur Vorteile, also kommt sie für den Gesunden und für den Kranken in gleicher Weise als ständige Atmungsmethode in Betracht. Gewöhnen wir uns daran, so gelangen wir in den Besitz einer festen, inneren Ruhe und vollkommener Selbstbeherrschung, aus der wir durch nichts herausgeschleudert werden können.* (Siehe theoretischer Teil.)

*Durchführung* — Stehend, sitzend oder liegend. Kraft unseres Selbstbewußtseins leben wir uns in den ganzen Rumpf ein, stets der Wellenbewegung der Ein- und Ausatmung folgend und erleben so das vollkommene Gleichgewicht. Nachdem wir ausgeatmet haben, *atmen* wir langsam durch die Nase *ein,* indem wir bis auf 8 zählen, und verbinden Bauch-, mittlere und obere Atmung mit einer Wellenbewegung (Puraka). Wir wölben also zunächst den Bauch hinaus, dehnen sodann unsere Rippen auseinander und heben schließlich das Schlüsselbein. Dann wird sich unsere Bauchwand bereits leicht einziehen, und wir beginnen die *Ausatmung* (Retschaka), wie bei der Einatmung, also zuerst Einziehen der Bauchwand, dann Zusammenziehung der Rip-

pen und schließlich Senkung der Schultern, während wir die Luft durch die Nase hinauslassen. Bei der vollen Yogi-Atmung *befindet sich der ganze Atmungsmechanismus, also der untere, mittlere und obere Flügel der Lunge gleichmäßig in Bewegung*. Zwischen dem Ein- und Ausatmen können wir Atmungspausen von beliebiger Dauer einschalten.
*Heilwirkung:* — Erleben einer großen Ruhe. Vollkommene Lüftung der Lunge. Steigerung der Oxygen- und Pranaversorgung des Blutkreislaufes, Ausbalancierung der positiven und negativen Strömungen, Beruhigung des ganzen Nervensystems, Regelung und Verlangsamung der Herztätigkeit, Herabsetzung des hohen Blutdruckes, Anspornung der Verdauung.
*Psychische Wirkung:* — Die Beruhigung des Nervensystems wirkt sich auf unseren Seelenzustand aus. Wir werden von einem Gefühl des Friedens, der Ruhe und der Sicherheit erfüllt.

## 2. *Kumbhaka*

*Durchführung* — Stehend, sitzend oder liegend. Das Bewußtsein wird auf das *Herz* konzentriert. Kumbhaka ist eigentlich nichts anderes als eine volle Yogi-Atmung, erweitert durch das Anhalten des Atems. *Einatmung* durch die Nase auf einen 8er Takt, wie bei der Yogi-Atmung (Bauch-, mittlere und obere Atmung), Atempause von 8 bis 32 Sekunden (mit 8 beginnen und mit jedem Tag um einen Takt erhöhen, bis 32 Sekunden ohne Anstrengung erreicht sind). Nur der soll die Atempause auf 32 Sekunden ausdehnen, dessen Herz einwandfrei ist. Fühlen wir bei der Steigerung des Rhythmus eine Überanstrengung des Herzens, so bleiben wir bei jenem Takt stehen, den wir noch ohne Überspannung

unserer Kraft erreichen können. *Ausatmen* durch die Nase, ebenso wie bei der vollen Yogi-Atmung, auf den 8er Takt.
*Heilwirkung: — Ausgleich der positiven und negativen* Strömungen, großartige Beruhigung des ganzen Nervensystems, Verlangsamung der Herztätigkeit und bewußte Regelung dieser, falls sie ungleichmäßig ist. *Die wirksamste Übung zur Disziplinierung des Nervensystems und zu dessen Bewußtmachung.*
*Psychische Wirkung:* — Erziehung zur Willenskraft!

### *3. Uddschai*

*Durchführung* — Stehend, sitzend oder liegend. Das Bewußtsein zu den Schilddrüsen führen. *Einatmung* wie bei der vollen Yogi-Atmung durch die Nase, bis auf 8 zählen. *Atmungspause* (Kumbhaka) bis zu 8 Herzschlägen. *Ausatmung:* Wie bei der vollen Yogi-Atmung, jedoch bis 16 zählen, durch den Mund, als Luftbremse den »S«-Laut zischen, bis die Luft gründlich aus der Lunge gepreßt ist. Dem folgt unverzüglich die Neueinatmung.
*Heilwirkung:* — Durch die Induktion einer starken positiven Strömung wird die Sekretionsdrüsentätigkeit stark gesteigert. Insbesondere auf träge Schilddrüsen eine stark anspornende Wirkung und somit Steigerung der Verstandesfunktion. Niedriger Blutdruck wird gehoben. Reizbare Menschen, welche Anlagen zu übersteigerter Tätigkeit der Schilddrüse haben oder an zu hohem Blutdruck leiden, sollen diese Atmung *nicht pflegen.*
*Psychische Wirkung:* — Steigerung der geistigen Frische.

### 4. *Kapalabhati*

*Durchführung* — Stehend oder sitzend. Unser Bewußtsein wird in das Innere der Nase konzentriert, achtend auf die Reinheit der Luftgänge. Wie jede Pranayama-Übung wird auch diese mit der Ausatmung begonnen. Da aber hier der ganze Rhythmus durch die Ausatmung in Gang gebracht wird und so das Hauptgewicht auf *Retschaka* ruht, pressen wir die Luft nicht durch langsames Zusammenziehen der Bauchmuskeln, sondern durch deren plötzliches, kräftiges Anspannen aus, so daß die Luft laut, blasbalgartig aus den Nasenlöchern gestoßen wird. Nach dieser blasbalgartigen Funktion halten wir keine Sekunde Atmungspause, sondern lassen den Bauchmuskel erschlaffen, wodurch der untere und mittlere Teil der Lunge sich fast von selbst mit Luft füllt. Es ist unwichtig, ob auch der obere Teil gefüllt wird, da diese Übung eigentlich eine Pranayama des Zwerchfells ist. Die Blasbewegungen müssen wir durch starke Anspannung der Bauchmuskeln in rascher Aufeinanderfolge vollziehen.

*Heilwirkung:* — Kapalabhati ist eine der vorzüglichsten Lungengymnastiken, die gleicherweise die Nasenöffnungen sauber hält, die Drüsen der Nase stärkt, die sich in den Nasengängen leicht einnistenden Bazillen hinauspreßt und die oberen Luftgänge abhärtet. Bei ständigem Üben von Kapalabhati werden auch *jene* Nasenatmer, die ab und zu noch in die sehr ungesunde und gefährliche Gewohnheit der Mundatmung zurückfallen, geheilt. Eine weitere heilsame Eigenschaft von Kapalabhati ist, daß nach 3 bis 5 Serien der Körper beschwingter, das plexus solaris benannte Nervengebiet gestärkt und mit neuer Lebenskraft erfüllt wird.

*Psychische Wirkung:* — Erhöhung der Konzentrationsfähigkeit.

*Variation: — Kapalabhati — Halbnasen-Übungen*

Den Zeigefinger der rechten Hand setzen wir auf die Stirnmitte und halten mit dem Mittelfinger das linke Nasenloch zu, wonach wir durch das rechte Nasenloch blasbalgartig Kapalabhati vollführen. Die Einatmung erfolgt stets durch beide Nasenöffnungen. Sodann halten wir mit dem Daumen der Rechten das rechte Nasenloch zu und vollziehen Kapalabhati durch die linke Nasenöffnung. Also Kapalabhati durch die linke und rechte Nasenöffnung. Diese Übung ist von großem Vorteil, wenn die Luftgänge der zwei Nasenöffnungen nicht gleichmäßig sauber sind.

### 5. *Sukh-Purvak*

*Durchführung* — In Padmasana (Lotossitz). Den rechten Zeigefinger setzen wir auf die Stirn zwischen den Augenbrauen. Nach starker Ausatmung halten wir mit dem rechten Daumen das rechte Nasenloch zu, *Einatmung* durch die linke Nasenöffnung vier Herzschläge lang. *Atmungspause* bis 16 Takte. Nun lassen wir die rechte Nasenöffnung los und setzen den Mittelfinger auf die linke Nasenöffnung: *Ausatmung* durch die rechte Nasenöffnung bis 8 Takte. Die Finger bleiben wo sie sind. *Einatmung* durch die rechte Nasenöffnung bis 4 Takte, *Atmungspause* 16 Takte, — Wechsel der Finger, *Ausatmung* durch die linke Nasenöffnung bis 8 Takte, die Finger bleiben am Platz. Wiederholung: Einatmung durch die linke Nasenöffnung 4 Takte, Atmungspause 16 Takte, Ausatmung durch die rechte Nasenöffnung 8 Takte, usw.

*Heilwirkung:* — Positive und negative Strömungen werden in ein stabiles Gleichgewicht gebracht. Sehr vorsichtig vorzunehmen, nie mehr als dreimal wiederholen! Wer eine schwache Lunge hat, soll statt der Takte 4—16—8, nur mit 8—8—8-Takten üben oder ohne Atmungspause jeweilig bis 8 zählen.

*Psychische Wirkung:* — Außerordentlich stark.

Die geistigen Funktionen werden bedeutend erhöht, die Wachsamkeit gesteigert. Eine der wichtigsten Übungen zur Erleichterung des geistigen Yoga (Radscha-Yoga), um den Zustand der Selbstversenkung zu erreichen.

### *6. Reinigende Atmung*

*Durchführung* — In gespreizter Stellung. *Einatmung* durch die Nase, langsam, wie bei voller Yogi-Atmung. Wenn wir die Lunge gründlich mit frischer Luft vollgesogen haben, dann wird die *Ausatmung* ohne Atmungspause wie folgt durchgeführt: Die Lippen an die Zähne gepreßt, darauf achtend, daß eine schmale Spalte offen bleibt. Durch diese stoßen wir die Luft in vielen kurzen, abgerissenen Sätzen aus. Wir müssen das Gefühl haben, als wäre beim Munde keine Öffnung, und daß wir die Luft mit starker Arbeit der Bauch-, Zwerchfell- und Rippenmuskeln ausstoßen, indem wir dem Mund die kleine Öffnung abzwingen. Lassen wir die Luft nicht gewaltsam, sondern weich blasend heraus, so bleibt die Übung wirkungslos!

*Heilwirkung:* — Die sich im Blut befindlichen Toxine werden ausgestoßen, chronische Erkrankungen aufgehoben, und unsere Immunität wird gesteigert. Die in schlecht gelüfteten Räumen — Kino, Theater oder Eisenbahnwagen — eingeatmete unreine Luft wird aus der Lunge und dem Blute ausgeschieden. Kopfschmerzen, Schnupfen und Influenza werden rasch überwunden. Zur Zeit von Epidemien ist die

Übung unerläßlich, da sie Infektionskrankheiten vorbeugt. Es empfiehlt sich, in solchen Zeiten täglich fünfmal die Übung vorzunehmen, jedesmal mit dreimaliger Wiederholung. Bei eventueller Gasvergiftung und auch anderen Vergiftungen ist die Wirkung segensreich!
*Psychische Wirkung:* — Erhöhung des Selbstvertrauens, Aufhebung der Hypochondrie.

### *7. Nervenstärkende Atmung*

*Durchführung* — In gespreizter Stellung. Nach der Ausatmung *langsame Einatmung,* während dieser heben wir beide Arme vorne hoch mit der Handfläche nach oben, bis zur Schulterhöhe. Sodann schließen wir beide Hände zur Faust und reißen sie mit angehaltenem Atem zurück zur Achsel, strecken die Arme wieder aus, reißen sie abermals zurück und wiederholen diese Bewegung noch einmal. Dann lockern wir beim Ausatmen unsere Arme, lassen sie sinken und ruhen, nach vorwärts gebeugt. — Die Übung ist von Nutzen, wenn wir unsere Arme so ausstrecken, als würden diese von einer starken Gegenkraft aufgehalten und als wären wir gezwungen, diesen Druck zu überwinden. Wir müssen die Arme jedesmal langsam und vor Anstrengung zitternd ausstrecken. Wem das dreimalige Ausstrecken der Arme mit angehaltenem Atem zu beschwerlich ist, der soll die Übung nur zweimal wiederholen.
*Heilwirkung:* — Steigerung der Widerstandskraft des Nervensystems, ein Mittel gegen nervöses Zittern der Hände und des Kopfes.
*Psychische Wirkung:* — Gewährleistet ein sicheres Auftreten, unsere seelischen Kräfte steigern sich. Wir fühlen uns gewappnet für jeden Kampf.

### *8. »Ha«-Atmung, stehend*

*Durchführung* — Mit gespreizten Beinen. *Einatmung* wie bei voller Yogi-Atmung: während dieser heben wir die Arme langsam senkrecht über den Kopf. Einige Sekunden *Atmungspause*, dann plötzlich Beugung nach vorn, wir lassen auch die Arme nach vorn herabhängen. Gleichzeitig kräftiges Ausatmen durch den Mund auf den Ton »Ha«. *So atmen wir aus.* Der »Ha«-Ton wird durch das Ausatmen gebildet, die Kehle macht nicht mit. Langsam *einatmend* richten wir uns auf, die Arme werden wieder über dem Kopf hochgehoben, sodann langsames *Ausatmen* durch die Nase und Senken der Arme.
*Heilwirkung:* — Erfrischung des Blutkreislaufes, radikale Reinigung der Atmungsorgane, Bekämpfung des Fröstelns.
*Psychische Wirkung:* — Die Empfindung einer Läuterung. — In einer minderwertigen Umgebung haftet sich die unsaubere Atmosphäre an uns und verursacht auch nach Verlassen dieser Umgebung eine Depression und seelisches Übelempfinden. In solchen Fällen befreit uns das »Ha«-Atmen wirksam von den an uns klebenden seelischen Schlakken und hebt jäh den peinigenden Druck auf. *Für Menschen, die durch ihren Beruf gezwungen sind, mit minderwertigen oder seelisch angekränkelten Menschen Fühlung zu erhalten wie zum Beispiel Polizisten, Detektive, Irren- oder Nervenärzte, ist diese Übung ein Segen, weil sie die Unbeeinflußbarkeit und seelische Gesundheit bewahrt.*

### *9. »Ha«-Atmung, liegend*

*Durchführung* — *Einatmung* liegend, wie bei einer vollen Yogi-Atmung, gleichzeitig heben wir die Arme langsam

über den Kopf ganz rückwärts und legen sie auf den Boden. Einige Sekunden *Atmungspause*, dann reißen wir die Beine plötzlich hoch, umfassen mit den Armen die Knie, drücken sie an den Bauch und *atmen* gleichzeitig durch den Mund mit »Ha«-Atmung aus. Einige Sekunden Pause. Dann heben wir mit langsamem Einatmen die Arme über den Kopf. Nachdem wir vorher unsere Beine nach oben gestreckt haben, senken wir sie langsam wieder, und nach einer Pause von einigen Sekunden atmen wir langsam durch die Nase aus und legen die Arme neben den Rumpf. Ausruhen mit vollkommener Lockerung.
*Heilwirkung:* — Ähnlich wie beim stehenden »Ha«-Atmen.

### *10. Sieben kleine Pranayama-Übungen*

1.

*Durchführung* — In gespreizter Stellung heben wir unsere Arme bei langsamem Einatmen so weit, mit der Handfläche nach oben, bis die zwei Handflächen sich über dem Kopf berühren. Atmungspause 7 bis 12 Sekunden, sodann langsames Senken der Arme, Handfläche nach unten und Ausatmung. *Abschluß:* Reinigende Atmung.

2.

*Durchführung* — In gespreizter Stellung, mit voller Yogi-Atmung, Arme nach vorn bis zur Achselhöhe mit den Handflächen nach unten. Während der *Atmungspause*, in Achselhöhe, rasches, rhythmisches Schwingen der Arme rückwärts soweit es geht, tüchtig nach hinten gespannt und wieder nach vorn oder seitlich, drei- bis fünfmal wiederholen. *Ausatmung* kräftig durch den Mund, während die Arme langsam herabgelassen werden. *Abschluß:* Reinigende Atmung.

3.

*Durchführung* — In gespreizter Stellung, mit langsamer Einatmung, wie beim vollen Yogi-Atmen, Heben der Arme nach vorn bis zur Achselhöhe mit der Handfläche nach innen. Mit *angehaltenem Atem* windmühlenartiges Drehen der Arme nach oben, hinten und rund herum, sodann dasselbe dreimal in entgegengesetzter Richtung: nach unten, hinten und rund herum. *Ausatmung* kräftig durch den Mund, während die Arme gesenkt werden. *Abschluß:* Reinigende Atmung.

4.

*Durchführung* — Wir legen uns mit dem Gesicht nach unten auf den Boden und drücken die Handflächen bei der Schulter auf den Boden. Nach voller Einatmung versteifen wir den Körper mit *angehaltenem* Atem und stemmen ihn langsam auf, so daß der Körper nur auf den Zehen und den beiden Handflächen ruht. Langsam lassen wir uns auf die Diele zurücksinken, und wiederholen diese Bewegung drei- bis fünfmal. *Ausatmung* kräftig durch den Mund. *Abschluß:* Reinigende Atmung.

5.

*Durchführung* — Wir stellen uns aufrecht, mit dem Gesicht der Wand zugekehrt und legen die Handflächen in Achselhöhe mit ausgestreckten Armen an die Wand. Nach voller *Yogi-Einatmung* lehnen wir uns mit angehaltenem Atem, mit gesteiftem Körper gegen die Wand, das Körpergewicht auf die Handflächen lehnend. Sodann stemmen wir uns mit voller Kraft unserer Arme wieder in die Normalstellung zurück. Dies wiederholen wir drei- bis fünfmal. Kräftiges *Ausatmen* durch den Mund. *Abschluß:* Reinigende Atmung.

6.

*Durchführung* — Wir stehen kerzengerade mit gespreizten Füßen und den Händen an den Hüften. Nach voller Yogi-Einatmung kurzes *Anhalten des Atems,* dann langsam vorbeugen und während der Beugung *Ausatmung* durch die Nase. Langsam *einatmend* richten wir uns auf; nach kurzem *Anhalten* des Atems, ausatmend, Beugung rückwärts. Mit *Einatmung* sich aufrichten, nach kurzem Anhalten des Atems, beim Ausatmen rechts beugen. Einatmend sich wieder aufrichten, ebenso nach links niederbeugen und sich wieder aufrichten, zuletzt nach kurzem *Anhalten* des Atems ruhiges *Ausatmen* durch die Nase und Senkung der Arme. *Abschluß:* Reinigende Atmung.

7.

*Durchführung* — In gespreizter Stellung oder in Padmasana volle *Yogi-Einatmung,* jedoch die Luft nicht in einem Zuge einsaugen, sondern in kurzen, abgehackten Zügen, als würden wir irgendeinen Geruch wittern, bis wir die Lunge vollständig gefüllt haben. 7 bis 12 Sekunden *Anhalten des Atems,* sodann durch die Nase ruhiges, langsames Ausatmen. *Abschluß:* Reinigende Atmung.

Die Atmungsübungen haben noch unzählige Variationen, doch für jene, die Hatha-Yoga zur Erhaltung ihrer Gesundheit üben, genügt es vollkommen, die angeführten Übungen abwechselnd nach Tabelle zu pflegen. Die sonstigen Übungen sind für solche, deren einziger Lebenszweck ist, Hatha-Yogi zu werden. Diese müssen aber unbedingt mit einem Guru (Meister) üben, der ihnen ständig beisteht und sie kontrolliert. In diesem Buche mache ich mit Übungen bekannt, die auch von Anfängern ohne Gefahr ausgeführt werden können. Wer über diese Stufe hinausgelangt, den wird sein Schicksal ohnedies zum entsprechenden Meister führen. Dasselbe gilt auch für die Körperhaltungen, die Asanas. Auch für den höchstentwickelten Hatha-Yogi sind die Übungen, die wir hier erörtert haben, die alltäglichen, grundlegenden und wichtigsten. Die sonstigen zahllosen Übungen, für die es hier an Raum mangelt, dienen zur Entwicklung von Fähigkeiten, für die ein Mensch des Westens im allgemeinen kein Interesse aufbringt. Sollte sich trotzdem ein solcher finden, so wird er sicherlich zum eingeweihten Leiter gelangen. Denn: »Ist der Chela bereit, so ist der Guru da.«

# XIV. Asanas

## Körperhaltungen

Das richtige Üben der Asanas hängt unbedingt mit dem inneren Erleben — mit der Lenkung des Bewußtseins und den gut angewandten Atmungsübungen zusammen. Halten wir die Vorschriften streng ein, dann werden wir mit unseren Übungen ein ernsthaftes Ergebnis erzielen. Wer Übungen, kunterbunt atmend, ohne innere Einlebung vollzieht, der soll mit keinem Erfolge rechnen. Vergessen wir nicht: wenn die Hatha-Yoga-Übungen einerseits auch physiologische Wirkungen haben, so ist ihr Zweck trotzdem *die Auswertung der Wechselwirkungen zwischen Körper und Seele.* Um die seelische Wirkung zu steigern, empfiehlt es sich, die meisten Übungen mit geschlossenen Augen auszuführen.
Hatha-Yoga soll auf harter Diele, nicht auf einem weichen, elastischen Sofa oder auf Matratzen geübt werden. Der Inder übt auf einem kleinen Teppich oder auf einer Matte, die von keinem Fremden betreten werden darf. Er beginnt seine Übungen mit Andacht und Selbstversenkung . . .

### *1. Padmasana*

### Lotossitz

Abb. 9, 10, Seite 175

*Ausführung* — Wir sitzen auf dem Boden, legen den rechten Fuß auf die linke Weiche, und den linken Fuß über den rech-

ten auf die rechte Weiche. *Je mehr wir den Fuß an den Bauch nach hinten legen, um so leichter gelingt es!*
Die Lotosblume ist in Indien das Symbol der seelischen Reinheit und des vollentfalteten Selbstbewußtseins. Ebenso wie die Lotosblume in ihrer makellosen Schneeweiße unberührt über dem Sumpfe schwebt, so schwebt die reine Seele des Yogi, unberührt von leiblichen Gelüsten, über den Versuchungen niedriger, körperlicher Instinkte. Diese Körperhaltung ist mit dem vollkommenen Gleichgewicht und ihrer Isoliertheit der Lotosblüte gleich. Die vollkommene Symmetrie unseres Körpers steigert die Harmonie der Kraftverteilungen. Diese Körperhaltung bewahrt das Gleichgewicht unserer positiven und negativen Strömungen, und unter Mithilfe der Atmungsübungen steigert und ordnet sie die Wirkung der letzteren. Padmasana ist die geeignetste Körperhaltung für Atmungsübungen, die sitzend vollzogen werden. Wir konzentrieren uns bewußt auf das Herz, sitzen, gleichmäßig atmend, unbeweglich, und lassen unseren Gedanken keinen freien Lauf, sondern zwingen sie unter die Botmäßigkeit unseres Willens. Auf diese Weise speichern wir bewußt eine Unmenge von Schaffenskraft. Denken wir an einen großen Fluß, der plötzlich eingedämmt wird. Im Anschwellen des Wassers birgt sich eine riesige Kraft. Gerade in scheinbarer Untätigkeit wird der Yogi-Übende, indem er seine Gedanken diszipliniert, die ausströmende Schaffenskraft zähmen und zurückhalten. Durch Nichtdenken, Nichtsprechen und Nichthandeln wird eine mächtige positive Kraft aufgespeichert.
*Heilwirkung:* — Seelische und körperliche Stabilität, allgemeine Beruhigung des Nervensystems. Die Wirkung wechselt übrigens je nach den Atmungsübungen, mit welchem der Lotossitz verbunden wird.

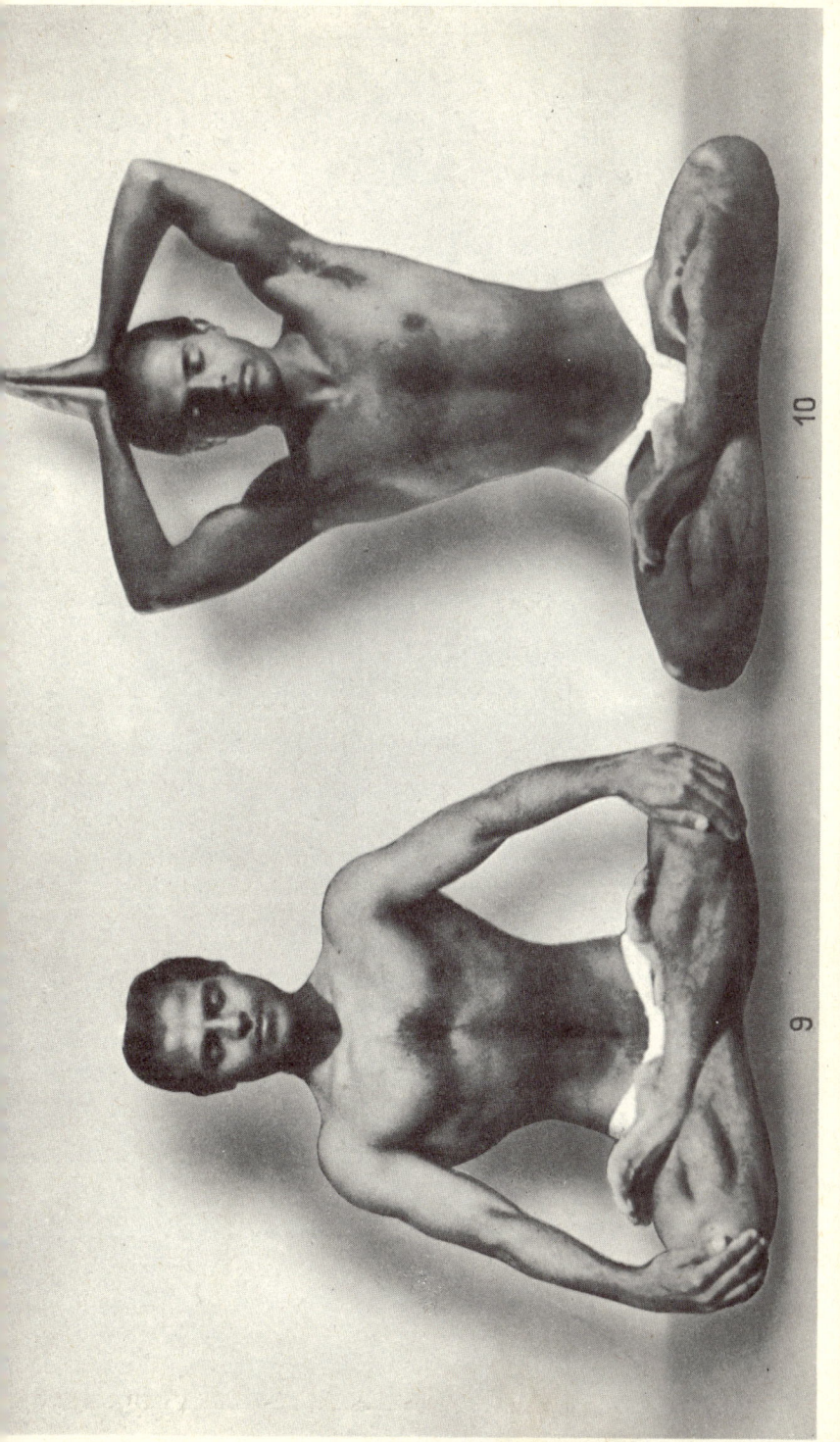

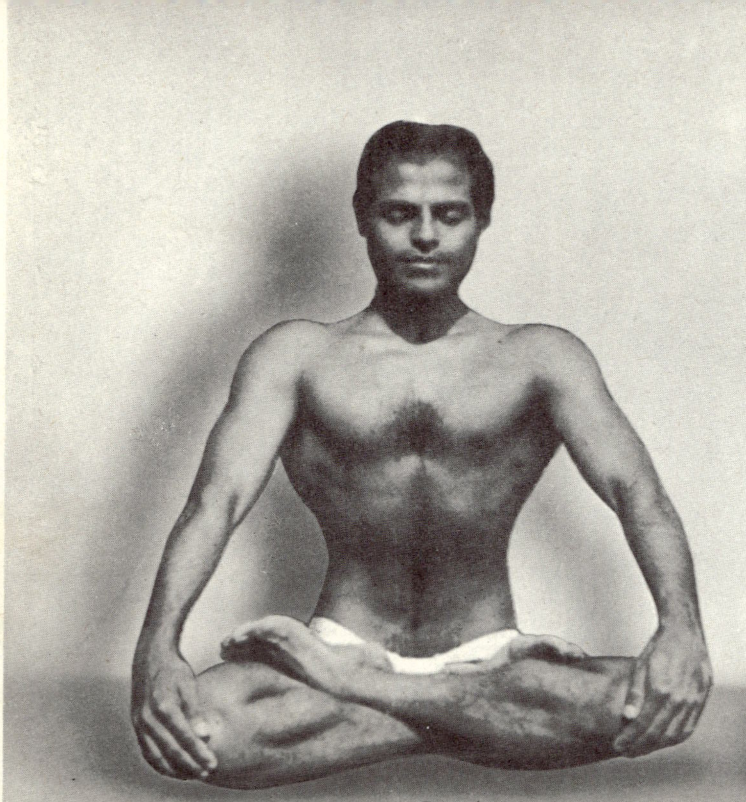

9

10

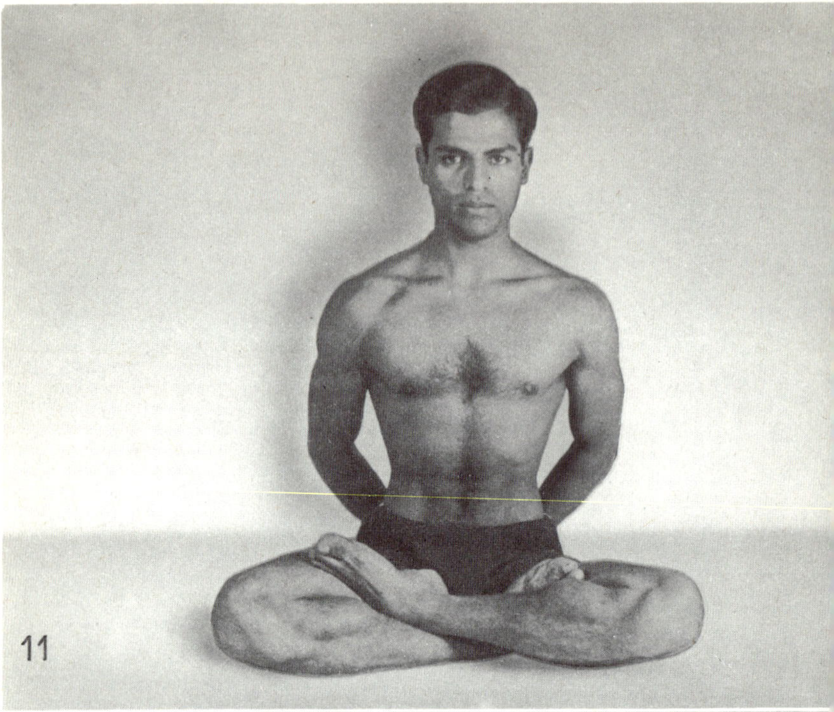
11

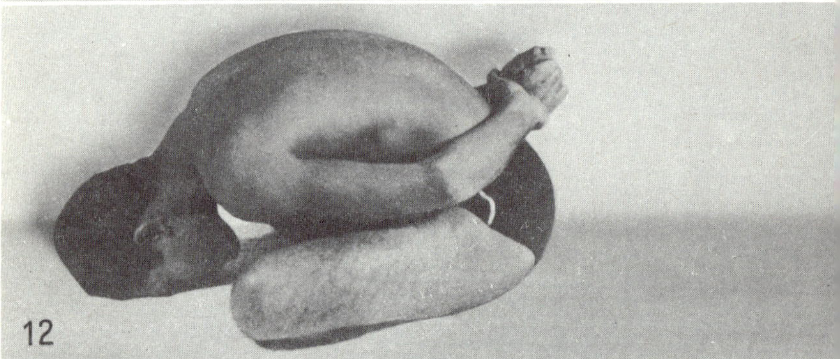
12

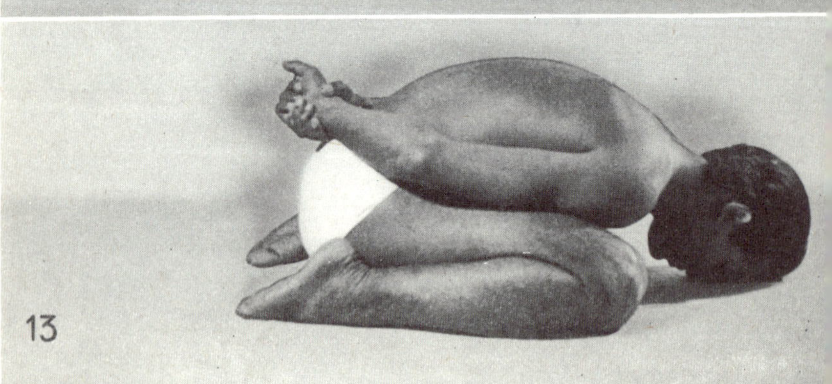
13

## 2. *Sidhasana*

### Stellung der seelischen Vertiefung

*Ausführung* — Wir setzen uns auf die Diele, legen den linken Fuß nach türkischer Sitzart vor uns, den Rechten aber über den Linken, so daß der rechte Fuß auf dem linken Schenkel ruht. Ist für jemanden Padmasana undurchführbar oder zu anstrengend, so soll statt dessen Sidhasana geübt werden. Eine Körperstellung, geeignet zur seelischen Versenkung.
*Heilwirkung:* — Dieselbe wie bei Padmasana.

## 3. *Yoga-Mudra*

Abb. 11, 12, 13, Seite 176

*Mudra* bedeutet auf sanskrit: Symbol, Vorbild. Diese Übung ist ein Symbol des Yoga! Erleben der Unpersönlichkeit.
*Ausführung* — Wir nehmen den Lotossitz mit gekreuzten Beinen ein oder setzen uns auf die Fersen. Die zwei Fersen drücken wir beim Lotossitz gegen den unteren Bauchteil, Yogi-Einatmung. Ausatmend beugen wir uns langsam vor, bis unser Kopf die Diele berührt, währenddessen umschlingen wir hinter dem Rücken mit der Linken das rechte Handgelenk. Wir bleiben in dieser Lage so lange, als wir es, ohne Atem zu schöpfen, aushalten, dann richten wir uns einatmend langsam auf und atmen rhythmisch wieder aus.
*Heilwirkung:* — Diese Übung bringt die Organe der Bauchhöhle, die infolge von Darmträgheit und Entartung der Magen- und Darmnerven von ihrem Platze gerückt sind, in Ordnung, was durch die äußere und innere Muskelmassage und den intraabdominalen Druck erreicht wird. Yoga-Mudra

entwickelt kräftige Bauchmuskeln und stärkt die Nerven der Lenden. Seelische Wirkung sehr groß. Wer stolz veranlagt ist, dem ist diese Übung sehr bekömmlich. Der Stolz wird aus dem Menschen vertrieben. Er lernt nun, demütig sich vor Gott zu beugen und Einkehr zu halten.

### 4. *Supta-Wadschrasana*

Abb. 14, 15, Seite 179

*Ausführung* — Mit zurückgelegten Füßen, Knie auf dem Boden, sitzen wir zwischen den zwei Fersen auf dem Fußboden. Mit Hilfe der Ellbogen legen wir uns zurück und legen die Hände unter den Nacken. Wir atmen ohne Anstrengung und verweilen in dieser Körperhaltung so lange, als wir keine zu große Anspannung fühlen. Das Bewußtsein lenken wir auf das Sonnennervenzentrum, das sogenannte Sonnengeflecht.

*Heilwirkung:* — Während bei dieser Übung im Körper eine allgemeine Spannung in den Beinen entsteht: und insbesondere die Schenkelmuskeln stark ausgedehnt werden, wirkt die Übung auch auf die Nerven unterhalb der Haut anspornend. Die Äderchen werden erfrischt und hauptsächlich die Funktion der Poren wird gesteigert. Mit dem starken Einbiegen der Beine und Arme wird der Blutkreislauf an den Gliedern abgeschwächt und die im Rumpf befindliche Hauptkraftzentrale, in den plexus solaris (Sonnengeflecht) gedrängt. Eine stark anspornende und regenerierende Übung von vorzüglicher Wirkung für Menschen mit abgestumpftem Nervensystem und träger Absonderungstätigkeit der Drüsen. Hypersensible Menschen sollen diese Übung nur sehr kurze Zeit und überdies vorsichtig vornehmen.

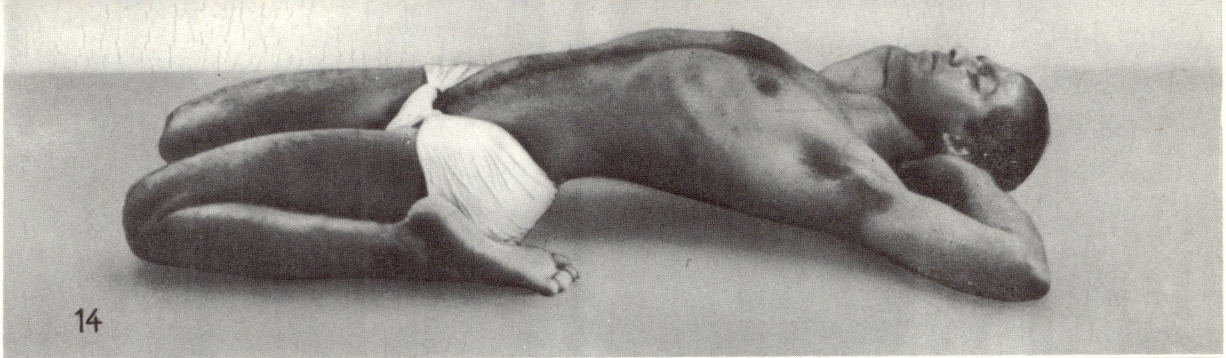

14

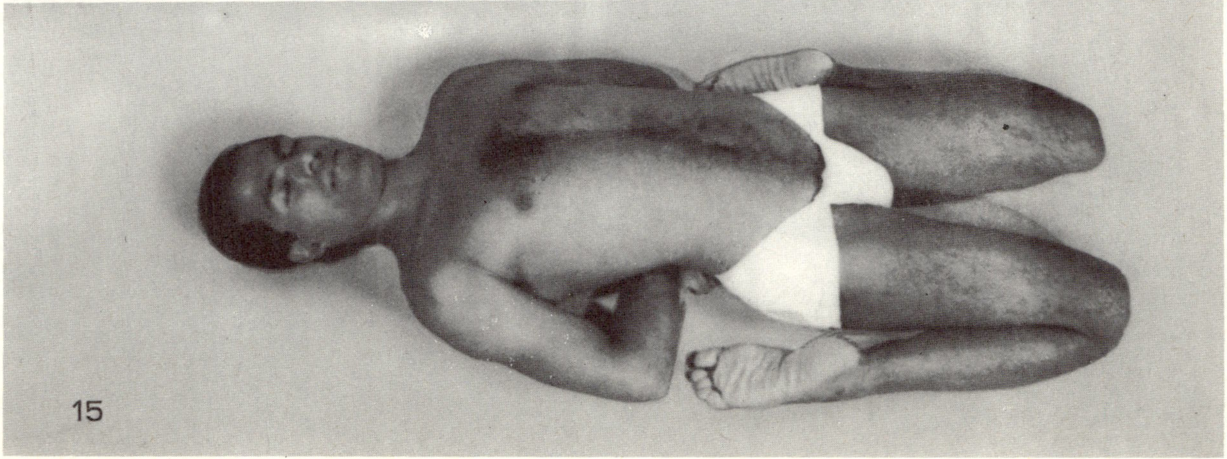

15

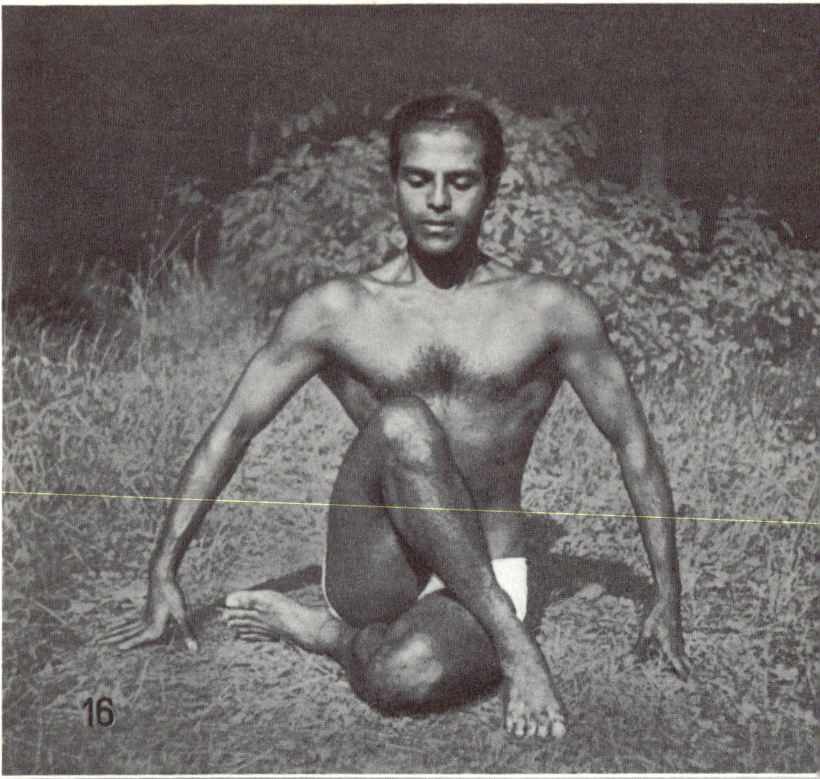
16

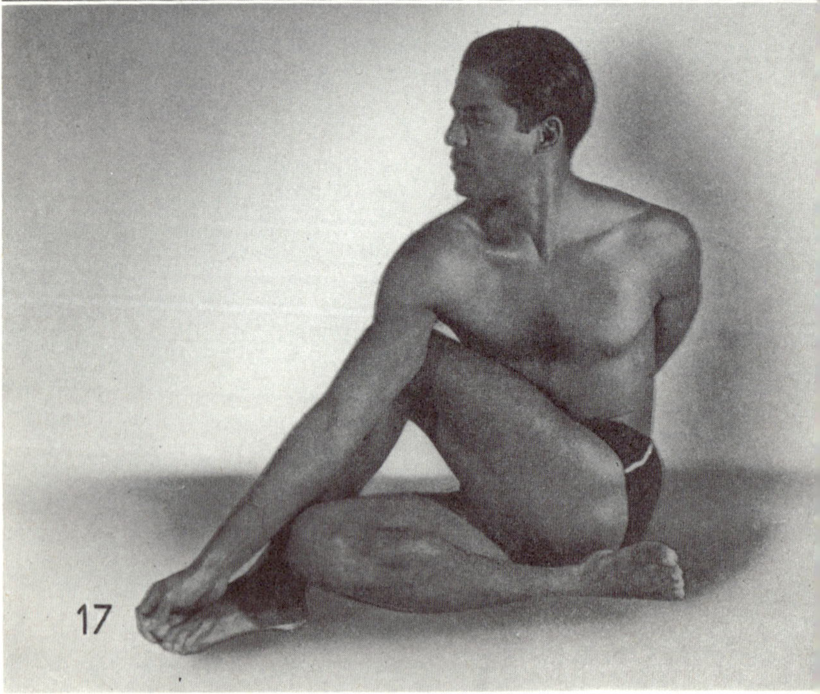
17

## 5. *Ardha-Matsyendrasana*

Abb. 16, 17, Seite 180

Diese Übung ist alleinstehend in ihrer Art. Sie dürfte nämlich die einzige auf der Welt sein, die das Rückgrat mit rechter und linker Drehbewegung stählt. Sie wurde nach dem Yogi Bagawan Matsyendra benannt. Da aber die ursprüngliche Übung sehr schwer ist, wurde sie unter dem Namen »Ardha« (halb)-Matsyendrasana im Hatha-Yoga aufgenommen. Auch diese Übung bereitet dem Anfänger längere Zeit hindurch große Schwierigkeiten. Deshalb schreibt der Direktor der Forschungsanstalt in Lonawla, Srimat Kuwalayananda, seinen Schülern eine unter dem Namen Wakrasana, »Schraubenstellung«, vereinfachte, aber in ihrer Wirkung fast gleichwertige Übung vor. Betrachten wir nun zunächst die Ardha-Matsyendrasana-Übung.

*Ausführung* — Die rechte Ferse setzen wir an den linken Schenkelansatz. Das rechte Bein ruht waagrecht auf dem Boden. Nun setzen wir den linken Fuß über den rechten Schenkel, setzen die Sohle auf die Diele. Den Oberkörper drehen wir nach links, den rechten Arm setzen wir vor das senkrecht stehende linke Knie und erfassen mit der Rechten das linke Fußgelenk. Sodann drehen wir langsam das Rückgrat nach links und wenden auch den Kopf in die gleiche Richtung. Mit dem linken Arm langen wir nach rückwärts und erfassen mit der linken Hand das linke Fußgelenk (siehe Bild!). Wir leben uns stark in die Wirbelsäule ein, und obwohl sich die Lunge in zusammengepreßtem Zustand befindet, atmen wir rhythmisch. Wir verharren in dieser Körperhaltung, bis wir instinktiv fühlen, daß es genug sei. Sodann üben wir, nach erfolgtem Fußwechsel, in der entgegengesetzten Richtung.

*Heilwirkung:* — Wie bereits erwähnt, können wir das Rückgrat nur dann in vollkommener Gesundheit erhalten, wenn mit diesem in jeder möglichen Richtung geturnt wird. Die Wirbelsäule kann nach sechs Richtungen gebeugt werden. Nach vorne, nach rückwärts, rechts und links und mit Drehungen nach rechts und links. Durch Sarwangasana, Halasana, Pastschimotana und Yoga-Mudra wird es im Vorwärtsbeugen gestählt. Durch Matsyasana, Budschangasana, Salabhasana und Danurasana im Rückwärtsbeugen; Ardha-Matsyendrasana, beziehungsweise Wakrasana ist die einzige Übung, die das Rückgrat nach rechts und links dreht.
Diese Asana beseitigt Verkrümmungen des Rückgrates, ist von günstiger Wirkung auf das ganze Nervensystem, die Leber, die Pankreasdrüse, die Milz, die Gedärme und die Nieren. Zusammen mit Budschangasana kann diese Haltung als eine Erhalterin der Niere betrachtet werden. Die Blutversorgung der Wirbelknochen und der aus dem Rückgrat sich verzweigenden Nervenbündel wird auf das Maximum gesteigert und wirkt sich auf diese Weise heilend und verjüngend auf den ganzen Organismus aus. Eine der nützlichsten Übungen!

Leichtere Übungsarten

sind als:

## *6. Wakrasana I und II*

Drehsitz

bekannt.

*Ausführung der ersten Variation* — Mit langgestreckten Beinen setzen wir uns auf den Fußboden. Das rechte Bein ziehen wir so ein, daß der Schenkel und das Knie fest an den Bauch

und an die Brust gepreßt werden. Den rechten Fuß heben wir über den linken, die rechte Sohle setzen wir neben den linken Schenkel auf den Boden. Die beiden Handflächen stemmen wir, mit den Fingern nach außen, gegen den Boden. Das Bewußtsein in das Rückgrat konzentriert, leben wir uns in Gleichgewicht und Selbstvertrauen ein. Drei volle Yogi-Atmungen, sodann Fußwechsel.
*Heilwirkung:* — Die positiven und negativen Strömungen werden ins Gleichgewicht gebracht.

Abb. 19, Seite 185

II. Spielart: *Ausführung* — Sitze ebenso wie bei der ersten Variation, also das rechte Bein eingezogen und über das linke gesetzt. Der Kopf macht die Drehung mit, so daß das Rückgrat, soweit es eben geht, nach rechts gedreht wird. Den rechten Arm stemmen wir ausgestreckt hinter den Rükken, den linken Arm bringen wir vor das rechte Knie. Mit der linken Hand stützen wir uns leicht auf den Boden, so, daß wir mit der linken Achselhöhle das rechte Knie nach rückwärts drücken. Konzentration auf das Rückgrat. Nach drei vollen Yogi-Atmungen Fußwechsel.
*Heilwirkung:* — In milderem Grade dieselbe wie bei Ardha-Matsyendrasana. Weitere Variationen siehe Abbildung 18, Seite 185.

## 7. *Matsyasana*

### Fischstellung

Abb. 20, Seite 185

*Ausführung* — Aus dem Padmasana-Sitz legen wir uns mit Hilfe der Ellbogen zurück, den Kopf stemmen wir, den Brust-

korb stark wölbend, zurück, so daß wir mit dem Oberhaupt auf dem Fußboden liegen. Die Hände fassen die Zehen. Leichtes Atmen und Vermeidung auch der geringsten Spannung. Das Bewußtsein wird in die Schilddrüse gelenkt.
*Heilwirkung:* — Jede Steifheit des Nackens hört auf, während die Anspannung nach der entgegengesetzten Richtung alle Muskeln des Nackens in Tätigkeit bringt. Die Muskeln des Rückens ziehen sich hier zusammen, und die Brustmuskeln werden gespannt, was ein ordnungsgemäßes Atmen während der Übung ermöglicht. Durch Zurückpressen des Kopfes entsteht in den Organen des Nackens ein starker Blutandrang. Das aus dem Herzen strömende Blut stößt auf starke Hindernisse, sammelt sich im Nacken, und diese Blutfülle spült die Schilddrüse, die Mandeln und die Nasenmandeln gründlich rein. Gegen Schnupfen ganz vorzüglich.

### *8. Pastschimotana*

Abb. 21, Seite 185

*Ausführung* — Wir legen uns auf den Rücken und strecken die Arme nach hinten; biegen die Arme in Hochstellung zurück; dann diefe Einatmung, langsames Aufsitzen, die Arme werden über den Kopf gehalten, und wir beugen uns bei gleichzeitiger voller Ausatmung langsam nach vorne, bis wir unsere Zehen oder Fußgelenke erreichen können. Die Knie müssen vollkommen gestreckt bleiben. Den Kopf beugen wir auf die Knie und halten die Ellbogen gegen den Boden. Während eines neuerlichen tiefen Atemzugs sitzen wir langsam auf und kehren in die Rückenlage zurück, die Arme legen wir neben den Körper. Ausatmen und Entspannung. Das Bewußtsein wird im plexus solaris (Sonnengeflecht) gehalten.

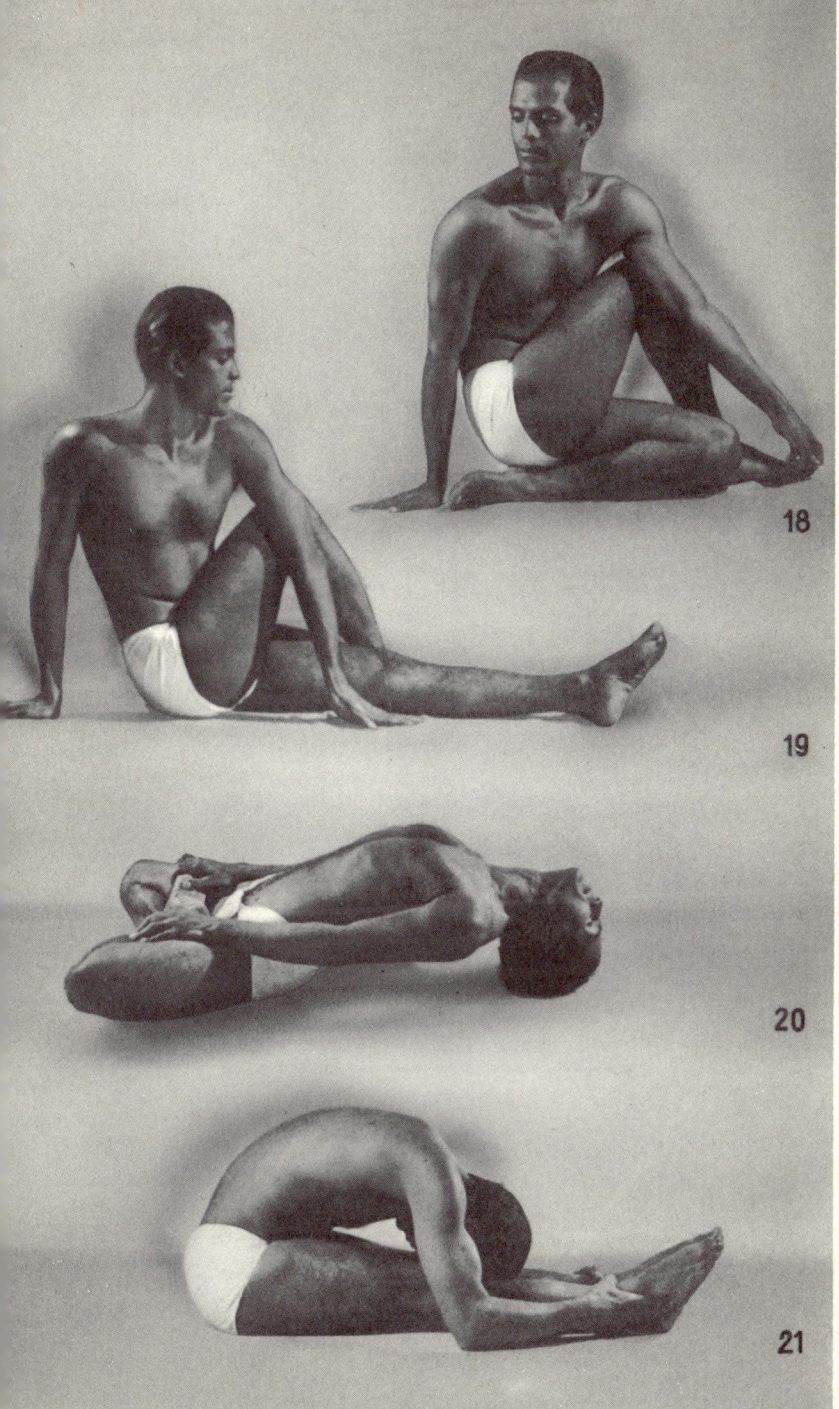

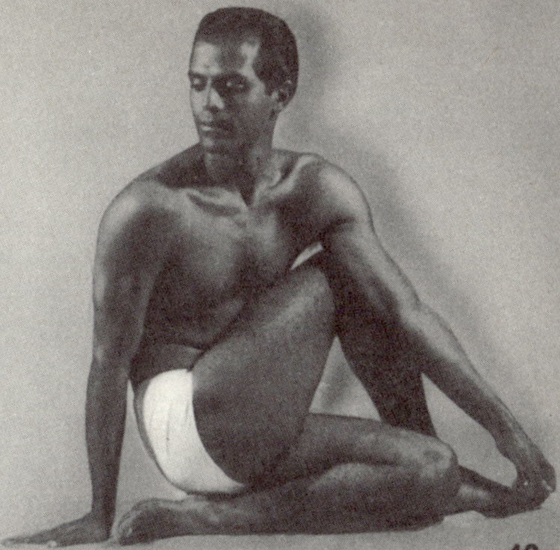

18

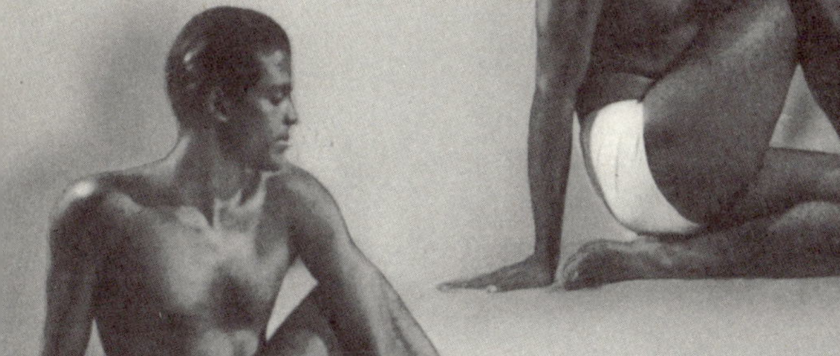

19

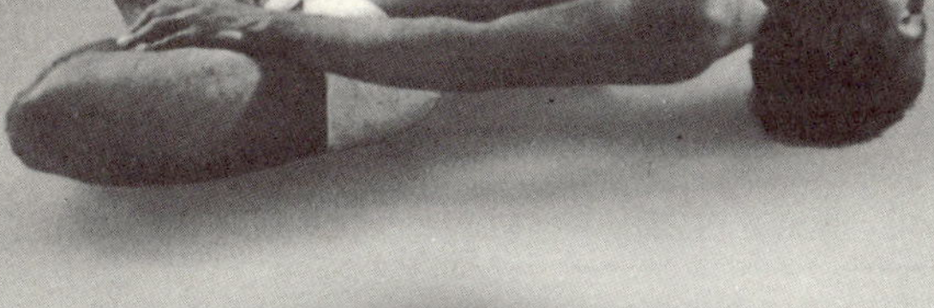

20

21

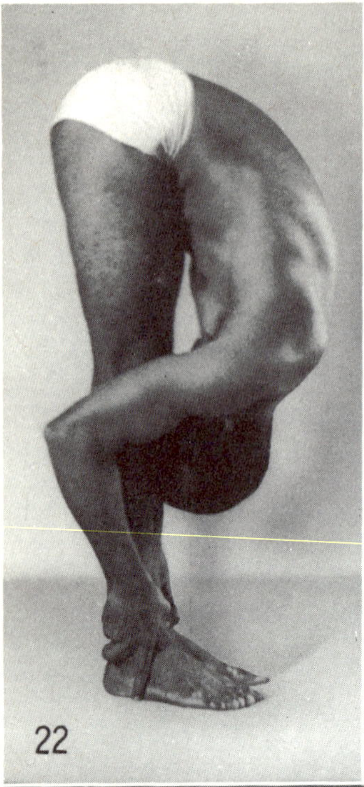

22

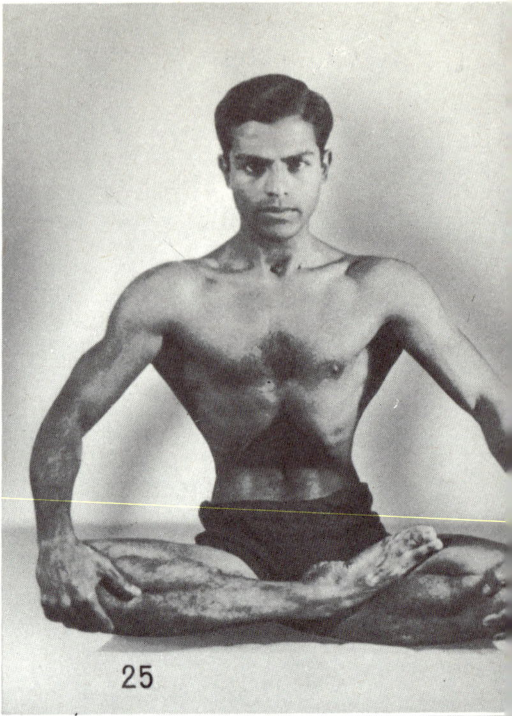

25

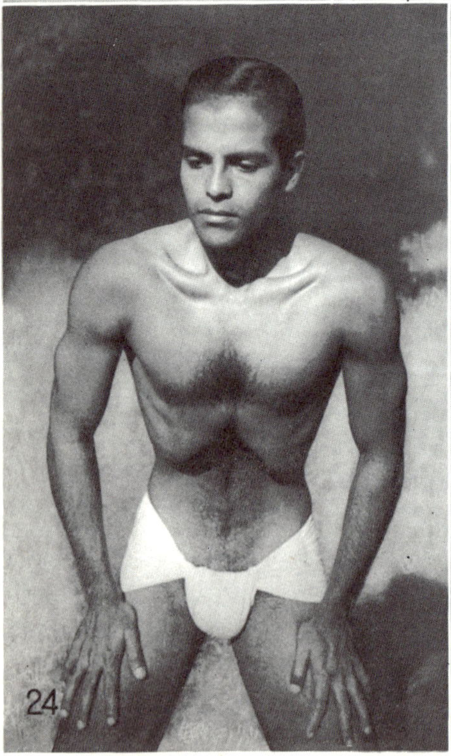

24

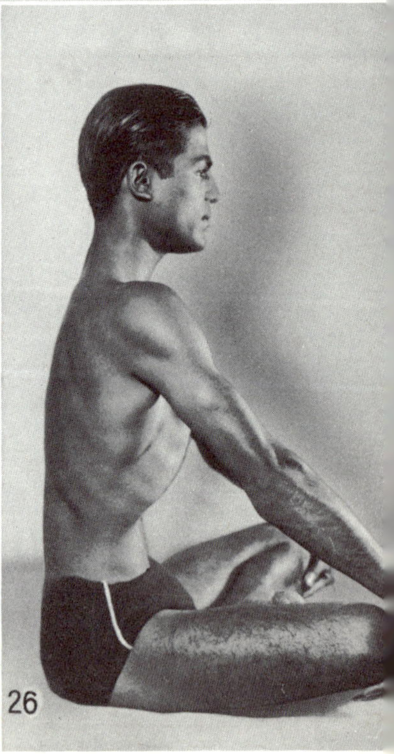

26

*Heilwirkung:* — Diese Übung ist eine vorzügliche Gymnastik der Bauchorgane und wird in ihrer Wirksamkeit nur von Halasana erreicht. *Psoas major* und *minor*, und die zwei Recti stärken sich infolge dieser Körperhaltung in außerordentlicher Weise, da sie sich vollkommen zusammenziehen und während der ganzen Dauer der Asana so bleiben. Auf die Nerven der Kreuzbeingegend hat diese Haltung auch eine starke Wirkung. Die Funktion der Organe der unteren Extremitäten, der Lenden und des Beckens, werden vom Nervenbündel *Lumbo sacralis* und zwei weiteren kleineren *Plexi* kontrolliert. Pastschimotana dehnt und stählt diese Nerven. Gleichzeitig werden Funktionsstörungen des Magens, der Leber, der Milz, der Nieren und der Gedärme verhütet. Als Abwehrmittel gegen Stuhlverstopfung und Darmkatarrh ist die Übung von unschätzbarem Wert. Appetitlosigkeit und Trägheit der Leber und der Nieren werden aufgehoben. Nach Erfahrungen der Ärzte in Lonawla wurde auch der Entwicklung von Hämorrhoiden und der Zuckerkrankheit (Diabetes) damit ein Ziel gesetzt, diese Krankheiten wurden sogar geheilt. Die Übung dient, mehrmals wiederholt, auch als sehr wirksames Bauchentfettungsmittel. Die Inanspruchnahme der Seitenmuskeln entwickelt wohlgeformte, proportionierte, schlanke Hüften. Die *Geschlechtsorgane*, Rectum, Prostata, Uterus und die Blase, beziehungsweise deren Nerven, werden reichlich mit Blut versorgt und so ihre Heilung gefördert. Das Rückgrat wird elastischer gemacht. — Anfängern, besonders Männern, wird diese Körperhaltung schwer fallen. Nach fleißigem Üben wird aber auch der steifste Rücken geschmeidig. Dank der vielseitigen Wirkungen und der beispiellosen Gymnastik der Bauchmuskeln wird Pastschimotana mit Recht die »Quelle der Lebenskraft« der Yogis genannt.

### *9. Padahastasana*

Storchenstellung

Abb. 22, Seite 186

*Ausführung* — Ganz so, wie Pastschimotana, aber stehend.
*Heilwirkung:* — Dieselbe wie bei Pastschimotana, doch hier strömt das Blut mit kräftigerem Stoß dem Kopfe zu, und dadurch wird die Wirkung auf das Hirn gesteigert.

### *10. Uddiana-Bandha*

Baucheinziehen

Abb. 24, 25, 26, Seite 186

*Uddiana* bedeutet »*Aufflug*«, »*Aufstieg*«, *Bandha* aber »Zusammenziehung«, »Sperre«.
*Ausführung* — In gespreizter Stellung, etwas vorgebeugt. Die Hände stemmen wir mit ausgestreckten Armen auf die leicht gebogenen Knie. Volle Yogi-Einatmung. Nach langsamer Ausatmung ziehen wir den Bauch ganz ein, und das Zwerchfell so hoch als möglich, so sehr, als wären unsere Bauchorgane verschwunden. Die Einsaugung des Bauches kann noch besser bewerkstelligt werden, wenn wir das Kreuz leicht nach außen wölben und mit beiden Händen noch fester auf die Knie drücken. Die rectus-Bauchmuskeln erschlaffen in dieser Lage, als würde der Bauch von einem Luftdruck gepreßt werden. Nach fleißigem Üben werden wir immer mehr dazu befähigt sein, unseren Bauch »einzuziehen«. Es ist keine leichte Sache, denn die hier funktionierenden Muskeln hängen gewöhnlich nicht von unserem Willen ab und ihre Bewegung muß nun »bewußt« gemacht werden. Mit

entsprechender Konzentration werden wir es aber schaffen. Diese Art Asana ist ausschließlich mit nüchternem Magen auszuführen. — Eine der vorzüglichsten Übungen!
*Heilwirkung:* — Fast jede der Asanas ist mehr oder weniger auch eine Übung gegen Darmträgheit. Vergessen wir nicht, daß die Darmträgheit in den meisten Fällen die Folge eines chronischen Dickdarmkatarrhs ist. Die zwei Asanas, die gegen diese Modekrankheit der Zivilisation als souveräne Heilmittel dem Westen von Indien gegeben wurden, sind: Uddiana und Nauli. Bei diesen Körperhaltungen heben sich der Dickdarm und das Zwerchfell, zusammen mit dem Blinddarm. Der Inhalt des Darmes wird zusammengedrückt, die Peristaltik beginnt, die sich in den Windungen des Dickdarmes angesammelten Schlacken kommen in Bewegung. Die Nerven zur Regelung der Darmbewegungen werden nach der Uddiana-Übung sozusagen neugeboren. Diese Übung ist auch ein ausgezeichnetes Mittel gegen alle Senkungen, wie Magen-, Darm- und Gebärmuttersenkungen.
Uddiana kann auch im Lotossitz geübt werden.

## *11. Nauli*

Abb. 27, 28, 29, 30, Seite 191

Diese Asana ist ein Gegensatz zu *Uddiana-Bandha.* Man könnte sie auch eine zentrale Isolierung des Bauchmuskels Rectus nennen. Sie hat vier Variationen: Nauli-Madyama, die zentrale Isolierung des *Rectus abdominis;* Dakschina-Nauli, Isolierung des rechtsseitigen Rectus; Waman-Nauli, Isolierung des linken Rectus, und schließlich Nauli-Kria, Drehung des Rectus abdominis.
Nauli ist eine der schwersten Übungen, weil in dieser der Rectus abdominis und die übrigen Bauchmuskeln zusam-

mengezogen *vorgepreßt* werden, damit sie sich herausbeulen, wo doch ein Großteil dieser Muskeln im allgemeinen nicht von unserem Willen abhängig ist.

*Ausführung* — Wir stellen uns ebenso auf, wie bei Uddiana. Starkes Ausatmen und Vollzug von Uddiana. Gleichzeitig ziehen wir die Bauchmuskeln zusammen — die beiden Recti — und schieben — beziehungsweise wölben — diese mit heftigem Stoß nach vorn. Bei der Isolierung des rechten oder des linken Rectus beugen wir uns nach rechts oder links. Mit einem Druck der Hände auf die Knie können wir bei der Isolierung der Muskeln behilflich sein. Nauli kann in mehreren Wochen erlernt werden, dies kann aber auch Monate in Anspruch nehmen. Mit Ausdauer und anatomischer Beobachtung der Bauchmuskeln können wir uns die Übung auch ohne Lehrer, durch fleißige, unentwegte Wiederholung, aneignen. Die vierte Variation des Nauli, die Kreisung der Muskeln, ist die schwierigste. Sie wird erreicht, indem wir mit den Hüften ein langsames Bauchkreisen vollführen, — wie beim Bauchtanz Hula-Hula in Hawaii —; die rhythmische Kreisbewegung übertragen wir sodann auf die isolierten Bauchrecti. — Die Übung wird, nach Ausatmung, ohne Atmen vollzogen und nach deren Beendigung wird kräftig eingeatmet.

*Heilwirkung:* — Ähnlich wie bei Uddiana-Bandha, doch werden die tiefliegenden Rückenmuskeln, die die Bauchmuskeln zusammenhalten, mit reicherem Blutzufluß versorgt, wodurch diese gekräftigt und regeneriert werden. Sämtliche Organe der Bauchhöhle erhalten eine automatische Massage, ihre Aktivität wird gesteigert und ins Gleichgewicht gebracht. *Uddiana* und *Nauli* werden, abwechselnd geübt, das Rückgrat stark dehnen, insbesondere in der Lendengegend. Beide Übungen werden außer sonstigen Vorteilen eine große Hilfe für jene sein, die ihre ganze Energie auf die geistige

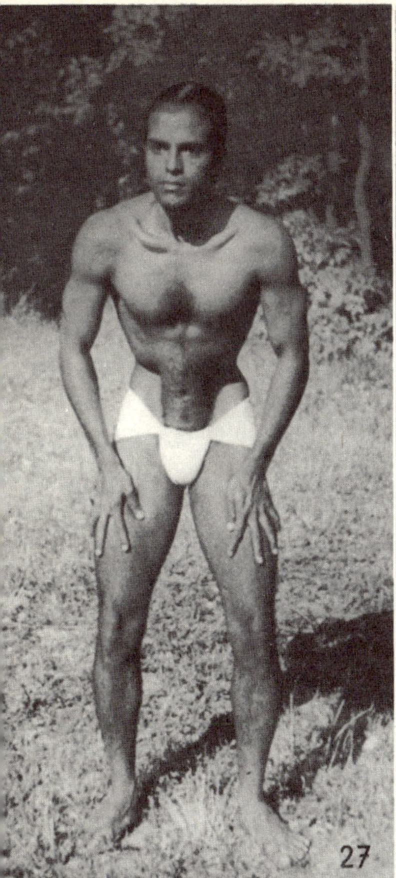
27

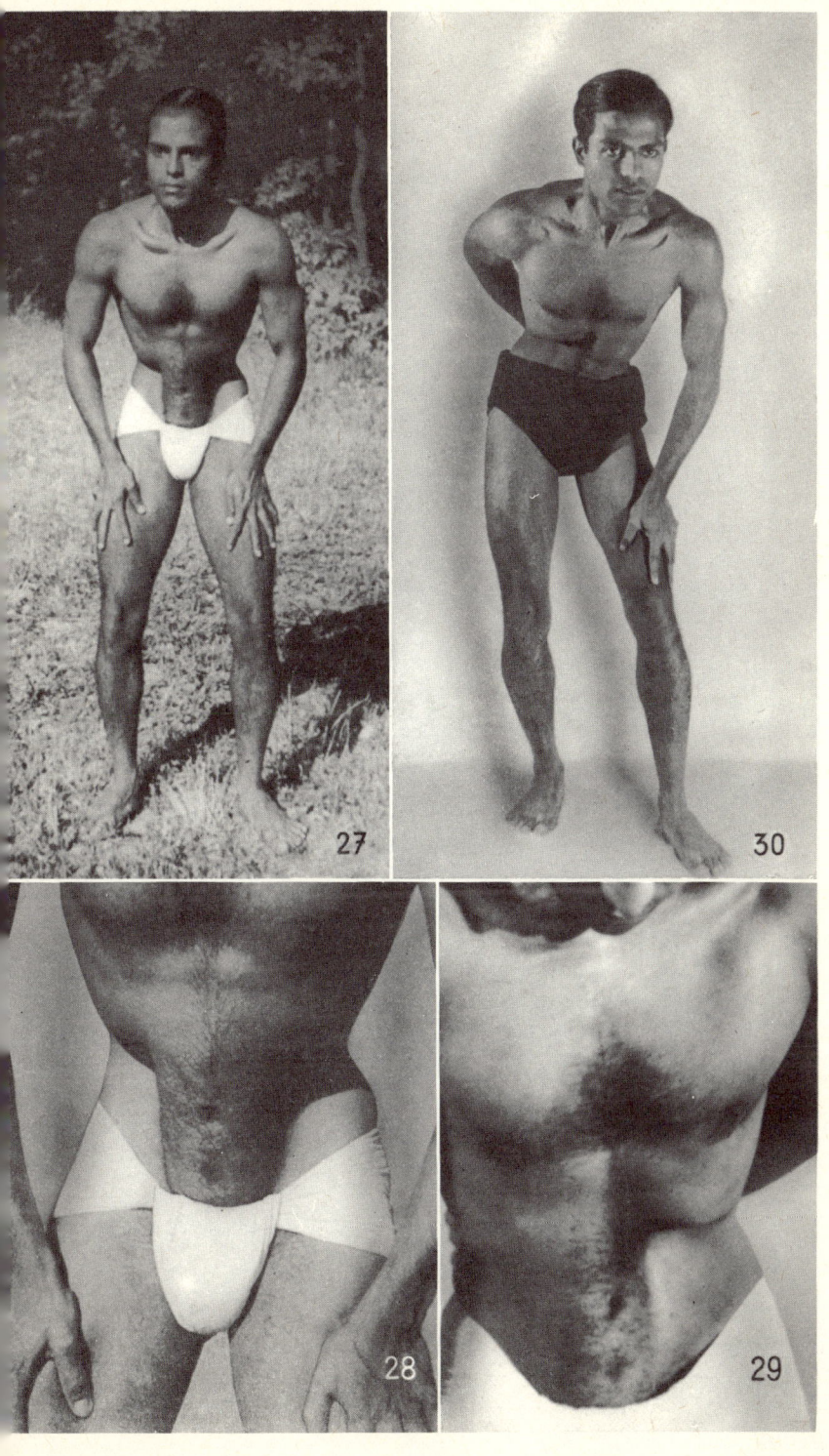
30

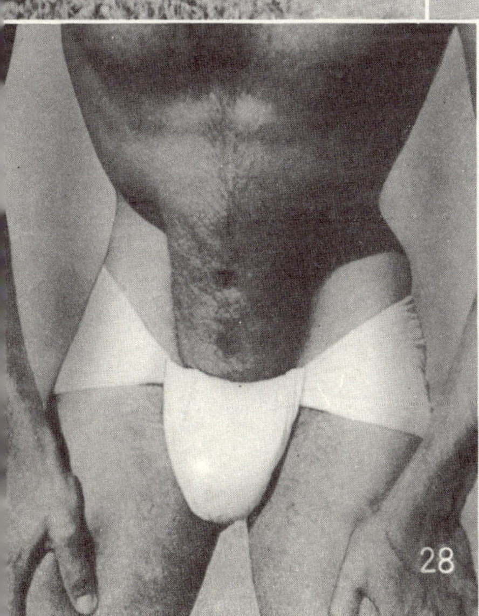
28

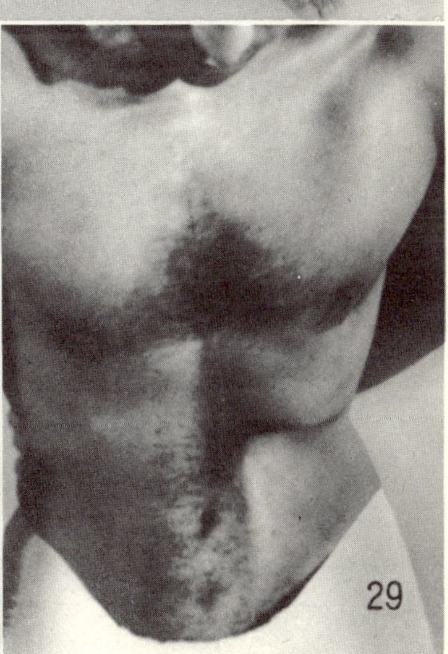
29

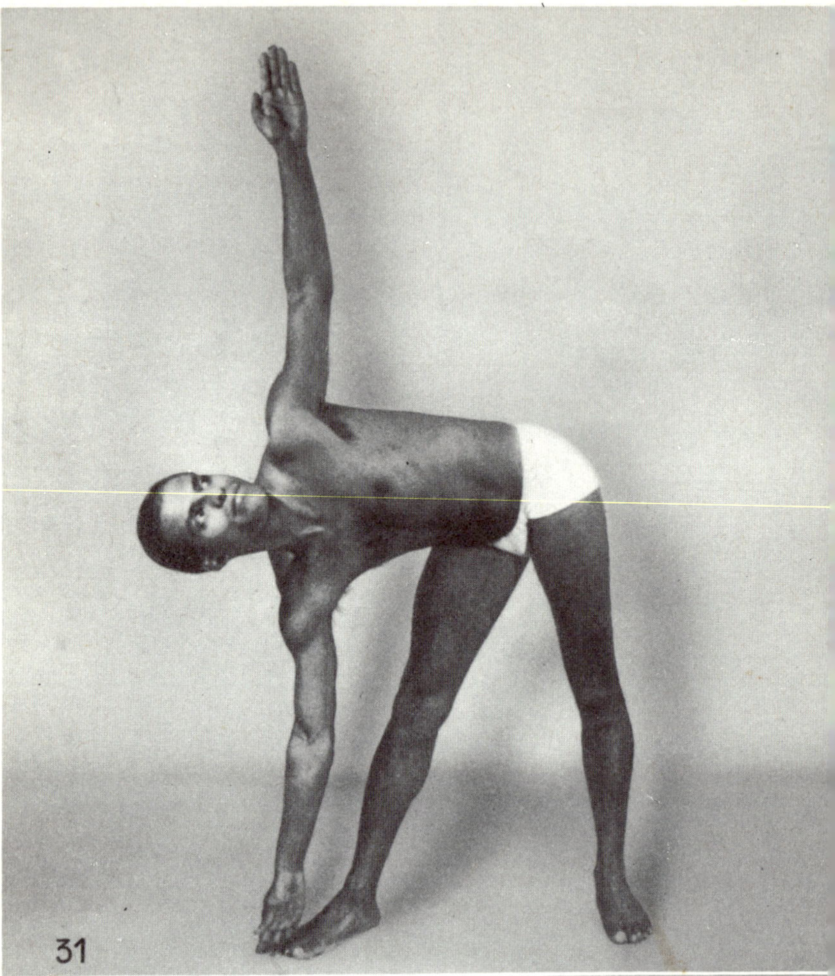
31

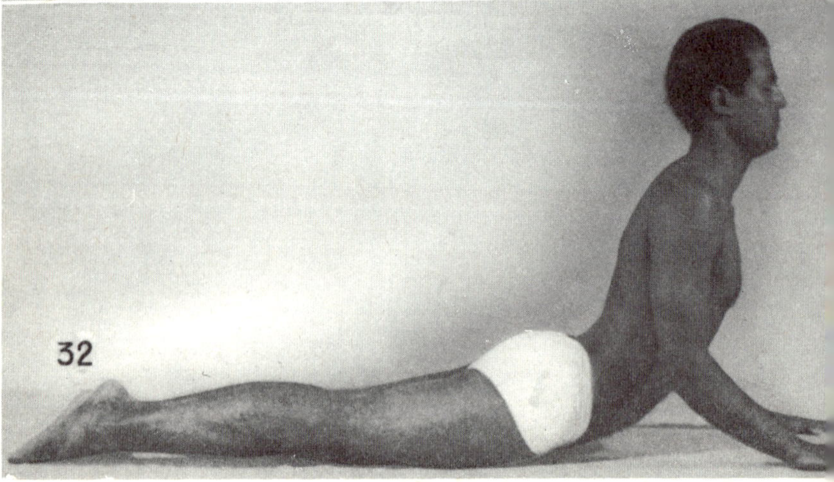
32

Entwicklung konzentrieren und deshalb ein enthaltsames Leben führen, da durch sie die unwillkürliche Samenentleerung im Schlafe verhütet wird.

## *12. Trikonasana*

### Dreieckstellung

Abb. 31, Seite 192

*Ausführung* — In gespreizter Stellung heben wir die Arme seitlich, mit der Handfläche nach oben, bis zur Achselhöhe. Die ausgestreckten Arme halten wir bis zur Beendigung der Übung in Schulterhöhe. Während der Hebung der Arme volle Yogi-Einatmung. Beim Ausatmen biegen wir den Rumpf rechts, bis wir mit den Fingern der rechten Hand die Zehen des rechten Fußes berühren. In dieser Stellung strekken wir unsere Arme senkrecht und das Gesicht wenden wir nach oben. Uns aufrichtend, wieder Einatmung, sodann nach nur ganz kurzer Pause und langsam ausatmend, biegen wir uns nach links und machen dieselbe Übung. Nach kurzer Pause, während der Einatmung, richten wir uns auf und lassen die Arme beim Ausatmen langsam seitwärts fallen. Das Bewußtsein wird auf das Rückgrat konzentriert.
*Heilwirkung:* — Diese Übung ergibt eine Seitengymnastik des Rückgrates. Hier werden die Seitenmuskeln des Rumpfes abwechselnd gespannt und gelockert. Der Rumpf spannt sich nach rechts und links, und an den Beugungen nehmen sämtliche die Wirbel haltenden Rückenmuskeln teil. Die Seitenmuskeln und das Rückgrat werden belebt. Die Wirbelknochen unterliegen einem Seitendruck und einer Spannung. Auf diese Weise erhält das Rückgrat die nötige Elastizität und wird samt den Hüftknochen und der Muskulatur einge-

ordnet. Nach Infektionskrankheiten Beschleunigung der vollen Heilung, da die im Organismus schleichenden Toxine einem Auflösungsprozeß unterzogen werden. Zahlreiche latente Infektionen werden aus dem Körper entfernt.

## *13. Bhudschangasana*

### Kobrastellung

Abb. 32, Seite 192

Bhudschanga bedeutet Kobra: Diese Asana erhielt ihren Namen, weil sie dem Körper eine Ähnlichkeit mit der den Kopf erhebenden Kobra verleiht.

*Ausführung* — Wir legen uns auf den Bauch und setzen beide Hände, mit der Handfläche nach unten, unter die Schultern. Mit voller Yogi-Atmung heben wir langsam den Kopf soweit es geht, sodann mit Anspannung der Rückenmuskeln heben und spannen wir Schulter und Rumpf immer mehr nach rückwärts, ohne mit den Armen zu helfen. Die Arme werden nur dazu gebraucht, ein Zurücksinken zu verhüten. Wir werden fühlen, wie der Druck von der Nackengegend unseres Rückgrates aus langsam gegen den Rumpf hinunter vordringt. In der letzten Phase können wir auch mit den Armmuskeln helfen, den Rumpf zurückzuspannen. Wir müssen aber achtgeben, daß die Nabelgegend dem Boden nahe bleibt. Nach einem Ausharren von 7—12 Sekunden mit angehaltenem Atem, lassen wir uns ausatmend ebenso langsam zurückgleiten. Während der Übung konzentrieren wir uns zuerst auf die Schilddrüse und dann, der Erhebung angemessen, immer mehr nach unten, schließlich auf jenen Teil des Rückgrates, wo die Nieren liegen. Als Variante kann auch das Bewußtsein in das ganze Rückgrat gelenkt werden.

*Heilwirkung:* — Während des Ausharrens in der Kobrastellung erhöht sich der intra-abdominale Druck, und die zwei Rectusmuskeln des Bauches spannen sich. Infolge reicher Blutversorgung des Rückgrates und der sympathischen Nerven regenerieren sich der ganze Unterleib und der Rumpf. Die Starre des Rückgrates löst sich langsam, eine etwaige Krümmung wird durch anhaltendes Üben korrigiert. Auch auf die tiefliegenden Bauch- und Rückenmuskeln hat diese Asana eine große Wirkung. Jeder Wirbelknochen, jedes Band, jede Sehne spannt sich und arbeitet. Wenn wir bedenken, daß einunddreißig Paar Nerven aus dem Rückgrat austreten, und daß die zwei Verkettungen des sympathischen Nervensystems in die Muskeln zu beiden Seiten des Rückgrates eingebettet sind, können wir die auf das ganze Nervensystem ausgeübte heilsame Wirkung dieser Körperhaltung ermessen.
Auch die Nieren werden regeneriert und ihre Blutversorgung gesteigert. In Indien verwendet man diese Asana hauptsächlich gegen Steinbildung in der Niere. Während der Übung wird das Blut aus dem Nierenbecken gepreßt, sobald aber der Körper in seine ursprüngliche Lage zurückkehrt, flutet ein starker Blutstrom in die Nieren und spült etwaige Ablagerungen ab. Die Schilddrüsen werden zur Funktion angespornt und Funktionsstörungen geheilt. Wer an Überwucherung der Schilddrüse leidet, unterlasse diese Übung!

*Bhudschangasana* unterscheidet sich, ebenso wie die übrigen Asanas, darin von den verschiedenen Körperhaltungen westlicher Sportarten, daß man längere Zeit in den angespannten Haltungen verharren muß, und eben darin ruht das Geheimnis. Wer »Minderwertigkeitsgefühle« loswerden will, dem wird diese Übung förderlich sein, denn sie wirkt sich günstig aus zur Erhöhung des Selbstgefühls.

## *14. Ardha-Bhudschangasana*

Abb. 33, 34, Seite 197

*Ausführung* — Wir lassen uns auf das linke Knie nieder, setzen den rechten Fuß vor, so daß das Schienbein senkrecht steht. Volle Yogi-Einatmung. Bei der Ausatmung verlegen wir sodann das Schwergewicht vom linken Knie auf den rechten Fuß, und senken langsam den Rumpf, bis unsere hängenden Hände den Boden berühren. Das Rückgrat muß gehalten werden. Drei bis sieben Sekunden verharren wir so, ohne zu atmen und erheben uns dann langsam bei voller Yogi-Einatmung. Dreimal wiederholen und Wechsel der Füße. — Eine andere Variation: Ebenso wie die erste Übung, doch während des Verlegens des Körpergewichts auf den rechten Fuß drehen wir den Oberkörper sowie den Kopf ganz nach links, und mit etwas gespreizten Armen, die Handflächen vorwärts gedreht, berühren wir den Boden mit unsern Fingern. Nach dreimaligem Wiederholen Fußwechsel mit Rechtsdrehung.
*Heilwirkung:* — Die Biegsamkeit und Elastizität des ganzen Knochensystems wird bewahrt und gesteigert, die Fettablagerung an der Hüfte verhütet, das Gleichgewichtsgefühl wird gestärkt.

## *15. Salabhasana*

### Heuschreckenstellung

Abb. 35, Seite 198

Salabha bedeutet auf Sanskrit Heuschrecke. Bei dieser Körperhaltung heben wir die Beine so wie eine Heuschrecke, daher der Name.

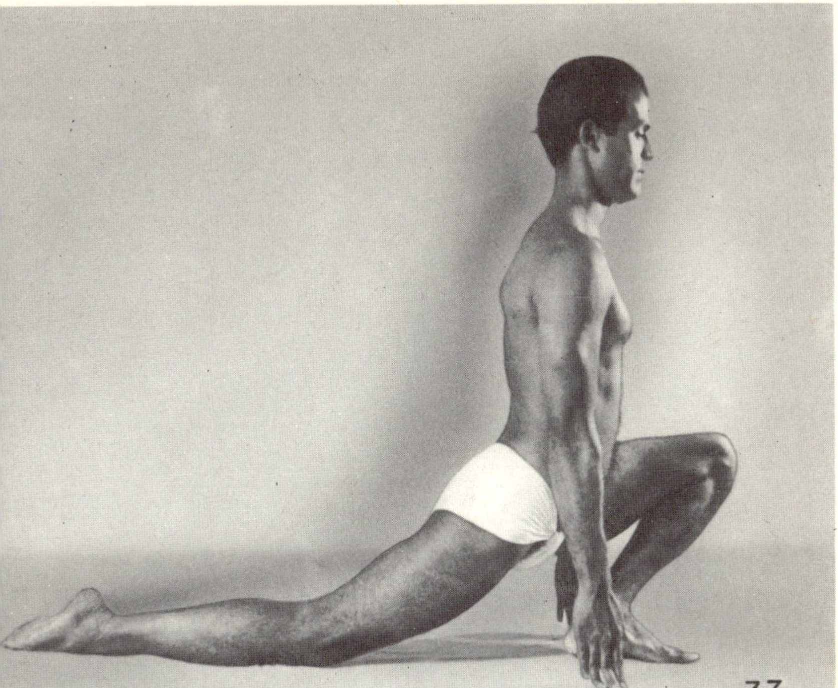
33

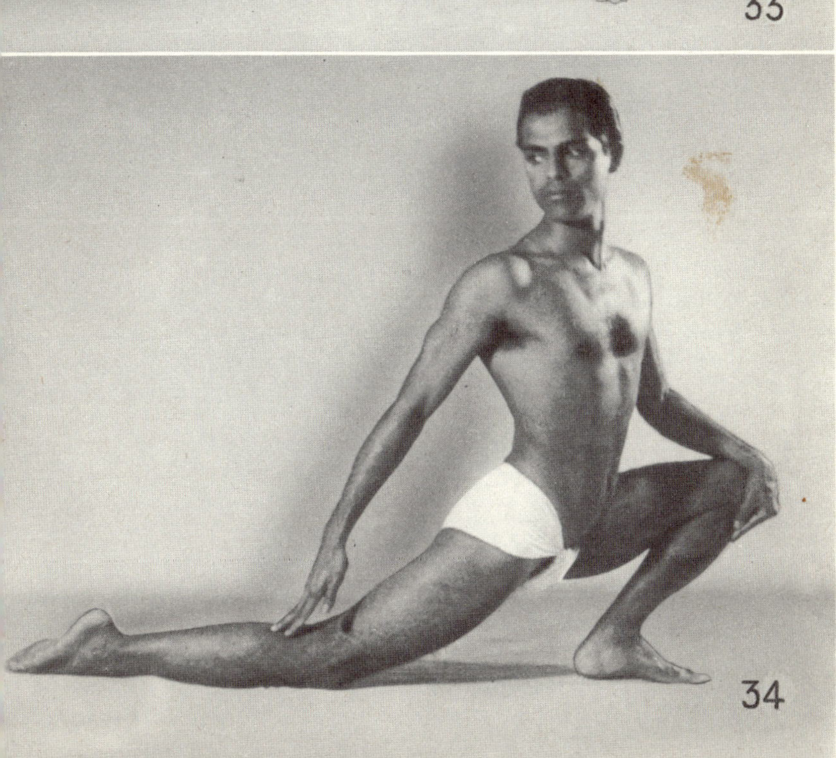
34

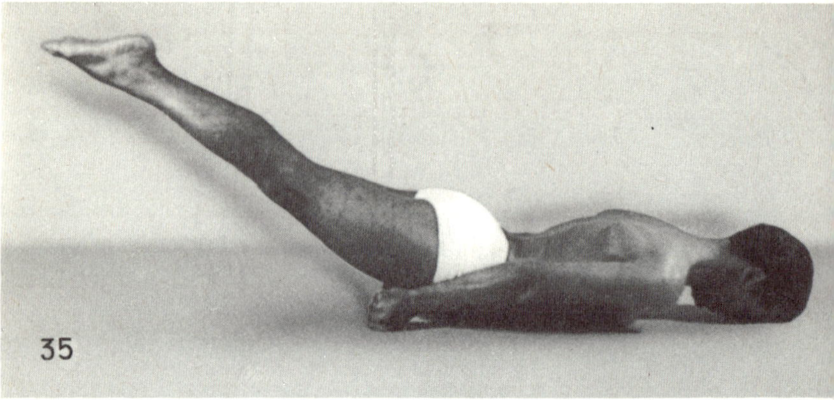
35

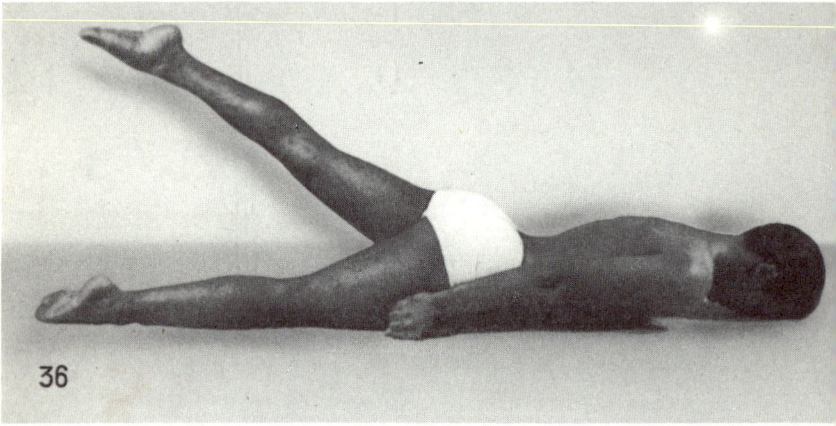
36

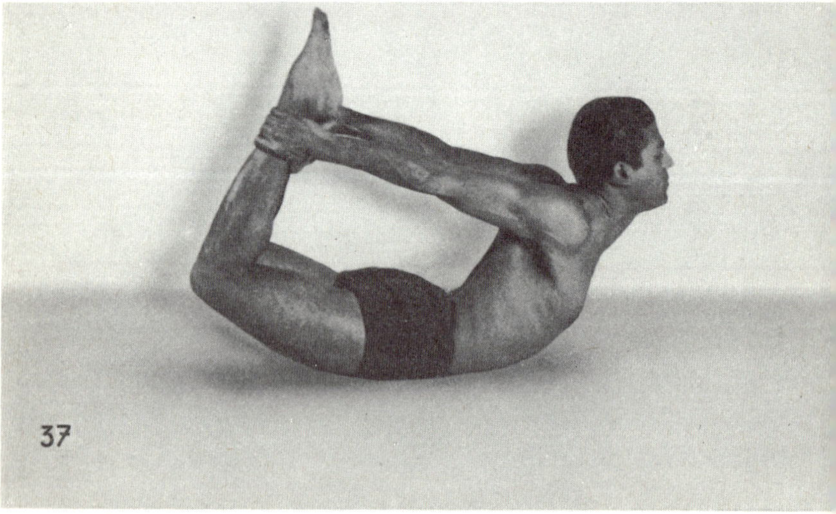
37

*Ausführung* — Wir liegen auf dem Bauch, die geballte Faust nach unten auf die Diele neben die Schenkel gepreßt. Nase und Stirn berühren gleichfalls den Boden. Nun atmen wir tief ein, halten den Atem an, und indem wir die ausgestreckten Arme mit den Fäusten auf den Boden pressen, heben wir von der Hüfte aus die ausgestreckten Beine, soweit es eben geht. Nach kurzem Ausharren Rückkehr in die Ausgangslage und Ausatmung. Diese Übung erfordert eine sehr große Anstrengung, aber ihre Wirkung ist staunenswert. Konzentration auf das Nierenbecken und die unteren Wirbelknochen.

*Heilwirkung:* — Eine Folge der widernatürlichen Lebensweise des modernen Menschen ist, daß ein sehr hoher Prozentsatz an Verstopfung leidet. Die sitzende Lebensweise erschlafft die Darmwände, da der Mangel an Bewegung eine ungenügende Blutzirkulation verursacht und die Darmnerven ihre anspornende Wirkung nicht entfalten können. Der größte Teil der Asanas wirkt wohltätig auf die Darmtätigkeit, aber auch unter diesen ist Salabhasana eine der vorzüglichsten Übungen. Sie bedingt eine sehr starke Gymnastik und bereitet auch der hartnäckigsten Stuhlverstopfung ein Ende. Die konzentrierte Zusammenziehung der Muskeln wirkt auf die entlang des Verdauungskanals befindlichen Verdauungsdrüsen und steigert die Blutversorgung der Schleimhäute.

In dieser Haltung spannen sich sämtliche Streckmuskeln, die Flexores erschlaffen, der Druck in der Bauchhöhle nimmt zu, und die Nerven in der Gegend des Kreuzbeines und der Lenden, wie auch die der unteren Wirbelknochen, werden gestärkt. Man kann diese Übung als die vorzüglichste Rückenmuskel-Gymnastik ansprechen. Die sonstigen Wirkungen sind dieselben wie bei Bhudschangasana.

## *16. Ardha-Salabhasana*

Abb. 36, Seite 198

*Ausführung* — Ebenso wie Salabhasana, mit dem Unterschied, daß wir nicht beide Füße auf einmal heben, sondern abwechslungsweise zuerst den einen und dann den andern.
*Heilwirkung:* — Etwas schwächer, doch dieselbe Wirkung wie bei Salabhasana. Diese Übung braucht viel geringere Anstrengung.

## *17. Danurasana*

### Bogenstellung

Abb. 37, Seite 198

Der Körper ähnelt einem gespannten Bogen. Auf Sanskrit bedeutet »Danur« soviel wie »Bogen«.
*Ausführung* — Wir legen uns auf den Bauch, atmen langsam ein, langen mit den Händen beiderseits rückwärts nach den Knöcheln, erfassen diese und wölben den Rücken nach innen. Wir verharren in dieser Körperhaltung solange es geht. Langsam atmen. Einlebung auf das Nierenbecken.
*Heilwirkung:* — Diese Übung wirkt insbesondere auf das Absonderungsdrüsensystem stark anspornend. Von der Schilddrüse aus wirkt sie auf Thymus, Hilus, Leber, Niere und Nebenniere, auf die Pankreasdrüse und hauptsächlich auf die sexuellen Drüsen sehr stärkend und steigert deren Tätigkeit. Bei unzulänglicher Funktion der Schilddrüse ist die Übung sehr heilsam, aber ebenso wohltätig ist die Wirkung bei Trägheit der übrigen Endokrindrüsen, also bei Diabetes (Zuckerkrankheit), und wenn sich Ausfallssymptome der sexuellen Drüsentätigkeit zeigen. Sowohl bei Männern als bei Frauen werden die Ausfallssymptome der Über-

gangszeit weit hinausgeschoben und die Jugend bis ins späte Alter bewahrt. Kinder mit schwerer Auffassung sollten täglich üben, denn durch ständige Anregung der Schilddrüse setzt deren Entwicklung ein, und die Gehirntätigkeit wird gesteigert. Für Frauen ist diese Übung bei Menstruationsstörungen, besonders bei Verspätung der Blutung, von vorzüglicher Wirkung. Das ganze Rückgrat und sämtliche Nervenknoten werden gekräftigt und ihre Elastizität bewahrt. Sowohl die anspornende Wirkung auf die Drüsentätigkeit, als auch das Dehnen und Zusammenziehen der Muskeln verhindern die Fettbildung: Also bestes Mittel gegen krankhafte Fettsucht! Die Wirkung kann gesteigert werden, wenn wir uns während der Übung von Danurasana schaukeln. Am Anfang ist es wohl ermüdend, da sich das Rückgrat nicht gleich biegt, aber bei entsprechender Übung wird der Winkel immer größer. Für Menschen mit sitzender Lebensweise ist die Übung ein Segen, da die aus der Müdigkeit entspringenden Schmerzen aufgehoben werden. — Bei Überfunktion der Schilddrüse oder Wucherung irgend einer Absonderungsdrüse ist diese Übung zu meiden. Sie soll ganz allgemein sehr vorsichtig begonnen, und nur nach und nach soll das Ausharren verlängert werden. Der Plexus solaris — das Sonnengeflecht — wird mit neuer Lebenskraft geladen.

## *18. Mayurasana*

### Pfauenstellung

Abb. 38, 39, Seite 203

Auf Sanskrit bedeutet »Mayura« soviel wie »Pfau«. Diese Asana wird Pfauenstellung genannt, weil sie an den radschlagenden Pfau gemahnt.

*Ausführung* — Wir knien nieder, hocken uns auf die Fersen, indem wir den Kopf auf den Fußboden stützen. Unsere beiden Hände legen wir mit der Handfläche nach auswärts nebeneinander, indem wir uns bemühen, unsere beiden Ellbogen möglichst nahe zueinander unter den Bauch zu pressen. Nun heben wir den Kopf, strecken die Beine aus, so daß uns nur die beiden Arme als Stützpunkt halten. Diese Übung gehört zu den schwereren Asanas und erfordert längere Praxis.

*Heilwirkung:* — Eine vorzügliche Gleichgewichtsübung. Die Regelung der positiven und negativen Energien muß durch inneres Erleben gestützt werden. Die verkümmerten Nerven des Unterleibes und der Bauchhöhle werden regeneriert, die Trägheit des Dickdarms und die allgemeine Darmträgheit und Stuhlverstopfung aufgehoben. Gehört zu den Übungen, die den *intraabdominalen Druck* erhöhen; ihre Heilwirkung ist daher für die Organe der Bauchhöhle sehr groß. Durch den Druck der Ellbogen auf den Bauch wird der Blutstrom der Bauchaorta zurückgedämmt. Nach Beendigung der Übung werden die Verdauungsorgane durchspült und gereinigt. Demzufolge und durch Erhöhung des inneren Drucks in der Bauchhöhle werden die Verdauungsorgane gesünder. Eine weitere wichtige Heilwirkung dieser Übung zeigt sich durch einen starken Einfluß auf die Bauchspeicheldrüse (Pankreas). So wird sie zu einem Vorbeugungs- und auch Heilmittel der Zuckerkrankheit.

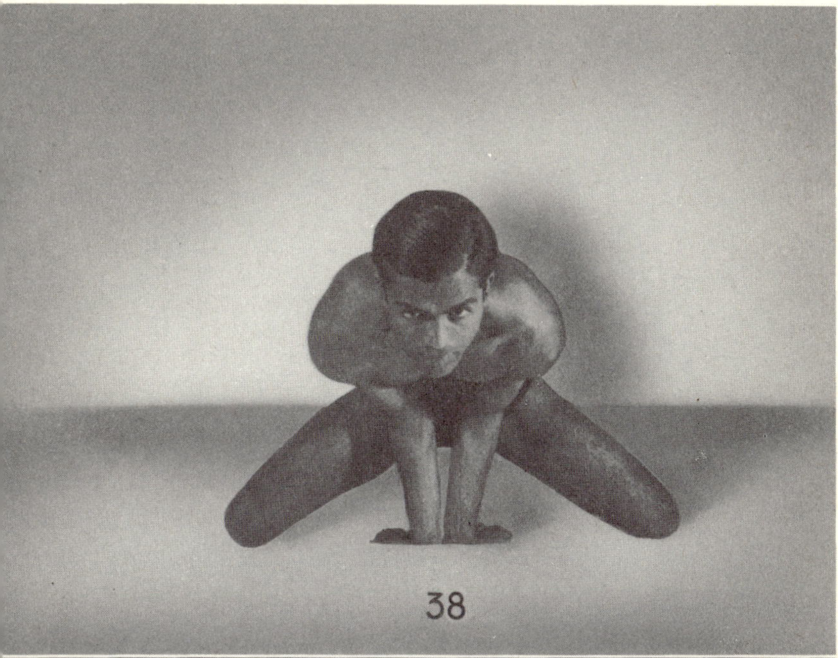

38

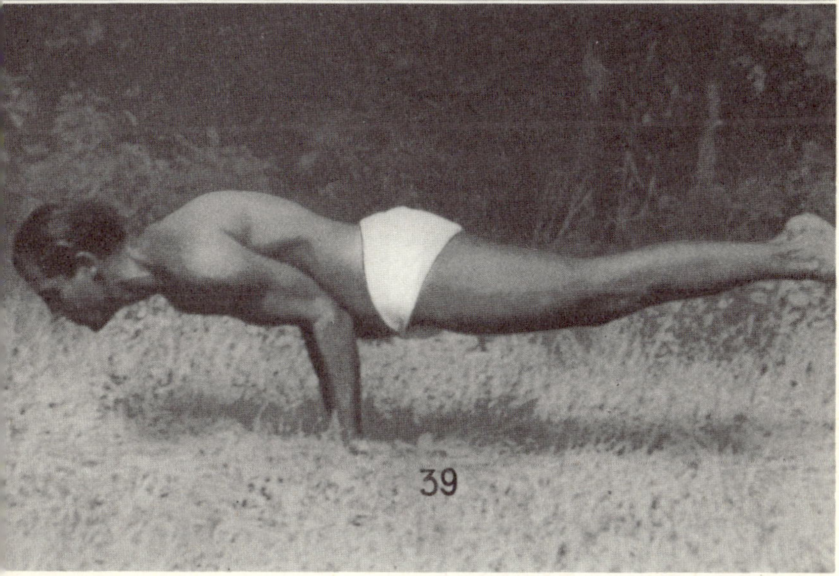

39

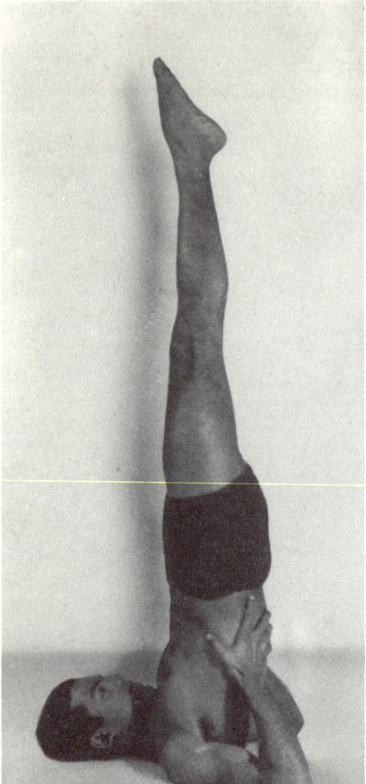

40a

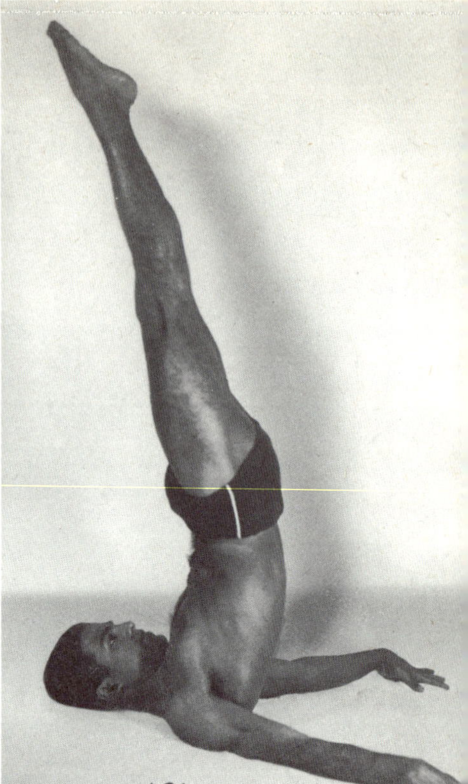

40b

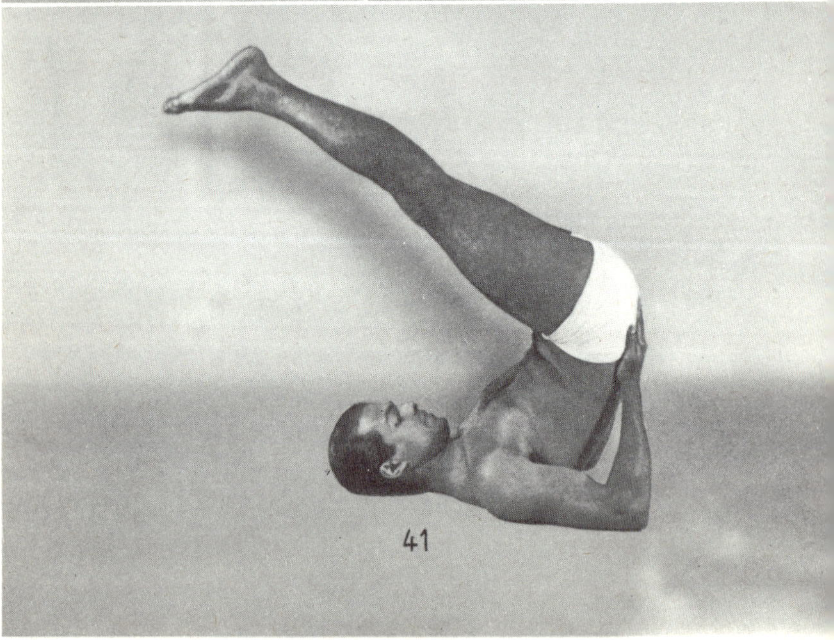

41

## *19. Sarwangasana*

### Kerzenstellung

Abb. 40 a, 40 b, Seite 204

Bedeutung auf Sanskrit: Sarva = ganz, Anga = Körper, Sarwangasana ist also »Asana des ganzen Körpers«. Diese aus vier Teilen bestehende Körperhaltung gehört zu den wichtigsten Asanas. Ihre Wirkung erstreckt sich auf den ganzen Körper und ist von so wohltätigem Einfluß auf den ganzen Organismus, daß jedermann diese täglich und öfters vornehmen sollte. Das Geheimnis ihrer außerordentlichen Wirkung besteht zum Teil darin, daß wir in dieser Haltung *entgegengesetzte Strahlungen empfangen.* Bekanntlich ist die Erde von *negativer* Strahlung; aus dem Weltenraum aber erhalten wir *positive* Strahlungen. In unserer gewöhnlichen Körperhaltung bekommen wir demnach durch die Sohlen *negative,* durch die Schädeldecke jedoch *positive* Strahlungen. Bei den nächsten drei Übungen: Sarwangasana, Wiparita-Karani und Sirschasana, ist die Wirkung umgekehrt, woraus ihre große Heilwirkung entspringt, da der ganze Organismus umgestimmt wird. Kurzwellen und sonstige ähnliche Strahlungen werden durch die erwähnte Wirkung weit übertroffen.

*Ausführung* — Rückenlage. Die neben dem Körper ausgestreckten Arme drücken wir, mit der Handfläche nach unten, auf den Fußboden. Während einer ruhigen Einatmung heben wir langsam die aneinandergepreßten Beine mit vorgestreckten Füßen vorsichtig und langsam, ohne die Knie einzubiegen, so weit, bis sie senkrecht nach oben gestreckt sind. Sobald dies erreicht ist, heben wir den Rumpf, der mit beiden Händen in der Nierengegend gestützt wird, so weit nach oben, bis der ganze Rumpf und die Füße in einer Linie in senkrechte Stellung gelangen. Das Kinn pressen wir an den Brustkorb. Wir machen Bauchatmung und bleiben in dieser Körperhaltung solange wir fühlen, daß es uns ohne Anstrengung bekömmlich ist. Anfänger sollen nur kurze Zeit ausharren und die Zeitdauer stufenweise erhöhen. — Abschluß der Übung: langsam herablassen, zuerst den Rumpf und dann die Füße auf den Boden senken. Nicht herunterplumpsen wie ein Sack! — Dann verharren wir einige Sekunden, langsam und gleichmäßig atmend, damit der Blutkreislauf wieder in die normale Bahn zurückkehren kann. *Nicht plötzlich aufspringen!,* da dies sehr schädlich für das Herz ist. Wie wir sehen, ist die wichtigste Asana, die Sarwangasana, so einfach, daß sie jedes Kind fertigbringt. *Zwei Monate Übung wird im Blutkreislauf, im Stoffwechsel und in bezug auf geistige Erfrischung so tiefgehende Änderungen verursachen, daß dadurch die etwaige Wirkung teuerster Arzneien oder einer Erholungsreise weit übertroffen wird.*

*Heilwirkung:* — Über die physiologische Wirkung der Asanas konnte sich der Leser auf Grund der bereits mitgeteilten Ergebnisse der ärztlichen Forschungen in Lonawla ein Bild machen, so daß er bei der Analyse der Sarwangasana wohl selber auf die vorzüglichen Heilwirkungen dieser Übung kommen wird.

Um die unschätzbare Wirkung von Sarwangasana richtig einschätzen zu können, überlegen wir uns den Einfluß dieser Körperhaltung auf den Körper selbst. Sarwangasana vermittelt uns, wie schon oben erwähnt, in erster Reihe die aus der Erde und dem Weltall kommenden Strömungen in umgekehrter Lage, aber in dieser Haltung wirkt sich auch die Gravitationskraft umgekehrt auf uns aus. Jene Organe, die in normaler Lage oben sind und demzufolge einer geringeren Blutversorgung teilhaftig werden — da das Herz, die Anziehungskraft der Erde überwindend, das Blut in den Kopf und in die Organe der Nackengegend pumpen muß –, liegen jetzt zuunterst. Dies bedeutet, daß sich das Blut von selbst in diese Organe ergießt, ohne die geringste Kraftentfaltung des Herzens. Das Herz wird demnach entlastet, und solange wir uns in der Sarwangasana-Stellung befinden, gelangt das Herz anfänglich auf kürzere, später – langsam gesteigert – auf längere Zeit zur Ruhe, und zwar zu einer Ruhe, wie sie nicht einmal beim Liegen möglich ist.

Gleichzeitig erhalten die Lunge und sämtliche Organe der Nackengegend eine frische Blutmenge, und das in diese einströmende Blut durchspült sie direkt. Indem wir das Kinn stark an die Brust pressen, verhindern wir einen zu starken Blutandrang zum Kopf und pressen mit einer geübten Bauchatmung die Adern so zusammen, daß eine übermäßige Blutstauung verhütet wird. Die Adern des Nackens füllen sich trotzdem mit Blut, so daß Schilddrüsen, Mandeln, Ohrendrüsen, Hilus, Thymus und die Lunge frische Nahrung erhalten. Aus diesem Grunde ist Sarwangasana das wirksamste Heil- und Verjüngungsmittel dieser Organe. Bhudschangasana und Danurasana wirken auf die Schilddrüse reizend und stark anspornend. Sarwangasana, Wiparita-Karani und Sirschasana hingegen beruhigen und stärken nicht nur die Schilddrüsen, sondern auch die übrigen oben genannten Organe. Diese Übungen sind demnach die Ergänzung der anspornenden Übungen.

Die Schilddrüse ist das Organ der Einschaltung in die ZEIT. Die Schilddrüse entscheidet darüber, ob jemand sich rasch bewegt, schnell spricht, einen offenen, aufgeweckten Verstand hat, oder ob von all dem das Gegenteil in Erscheinung tritt. Menschen mit einer mangelhaft funktionierenden Schilddrüse können nicht mit ihren Mitmenschen Schritt halten. Sie kommen überall zu spät, da ihr Zeitgefühl unzulänglich ist. Ihr Herzschlag, ihre Darmtätigkeit und alle ihre

Lebensfunktionen sind langsam. Menschen mit übermäßig funktionierenden Schilddrüsen dagegen sind immer in Eile, sie atmen hastig, ihre Herztätigkeit ist zu rasch, die Darmtätigkeit forciert und ihre Redeweise ein oft unverständliches Haspeln. Diese Regelwidrigkeiten werden durch die Übung der drei verkehrten Körperhaltungen ausgeglichen, da sie tonisch auf dieses außerordentlich wichtige Organ einwirken.

Die Organe des Unterleibes, die bei normaler Körperhaltung dank dem Gesetz der Schwere reichlich mit Blut versorgt werden, da das Blut, nach unten strömend, die Blutgefäße ausdehnt, kommen in der Sarwangasana-Lage nach oben und werden so vom Übermaß des Blutes befreit. Die Blutgefäße ziehen sich zusammen und erhalten ihre Elastizität zurück. Auf Grund der ärztlichen Erfahrung steht fest, daß das System der Blutgefäße über eine staunenswerte Regenerationsfähigkeit verfügt. Menschen, die an Krampfadern leiden, können die Erfahrung machen, welche wunderbare Besserung durch Sarwangasana — nur einige Minuten hindurch geübt, oder durch die anderen zwei Asanas in verkehrter Körperlage — sowohl bei Hämorrhoiden als auch bei schweren Fällen von Krampfadern erzielt werden kann. Die krankhaft erweiterten Adern flachen sich ab, und die Aderwände ziehen sich auf das normale Maß zurück. Auch die schwersten Fälle von Krampfadern können geheilt werden, wenn wir dreimal täglich diese Übungen vornehmen. Menschen, deren Beruf es mit sich bringt, viel zu stehen, so wie Zahnärzte, Bildhauer, Schreiner, Kellner usw. können einer Erweiterung ihrer Venen vorbeugen, wenn sie die erwähnten Asanas täglich mehrmals üben, hauptsächlich nach Beendigung ihrer Arbeit.

Bei Frauen schafft Sarwangasana die ständig schleichenden Gebärmutter-Reizungen und Katarrhe ab. Die allzu große

Blutfülle wird abgeleitet und diese Organe dadurch beruhigt. Besonders für Jugendliche in der Pubertätszeit und auch für jene, die ein enthaltsames Leben führen wollen, bedeuten diese Übungen eine große Hilfe. Die unerwünschte Blutfülle wird von den Geschlechtsorganen abgeleitet, das Blut verteilt sich heilsam im Brustkasten und in den Organen des Nackens und zieht die Gedanken und Gelüste nicht ins erotische Gebiet. Die Gefahr der in der Entwicklung befindlichen Jugend — der häufige nächtliche Samenerguß — wird vollkommen aufgehoben, wenn vor dem Schlafengehen geübt wird. Die Jünglinge werden die Nacht so durchschlafen, daß die überflüssige Blutstauung aus den Körperteilen, in denen sie nicht erwünscht ist, gegen den Kopf abgeleitet wird und auf diese Weise mehr die geistigen Fähigkeiten gesteigert werden.

Wollen wir, daß unsere Kinder geistig und in jeder anderen Beziehung eine vorzügliche Entwicklung durchmachen, so lassen wir sie mindestens dreimal täglich, morgens, mittags und abends, Sarwangasana, Wiparita-Karani oder Sirschasana üben. Ihr Wachstum wird zum großen Teil von der Thymusdrüse geregelt, und auch auf diese Drüse sind die drei genannten vorzüglichen und zugleich wichtigsten Übungen des Hatha-Yoga von großartiger Wirkung. Die Erwachsenen aber sollen diese Übungen zur Wahrung ihrer Gesundheit, ihrer Jugendfrische und Spannkraft bis ins vorgeschrittene Alter vornehmen. Denn das *hohe Alter* braucht nicht gleichzeitig *Siechtum und vergreisten Körper* zu bedeuten. Ein Beispiel hiefür sind die indischen Hatha-Yogis, sowie auch die vielen Schüler des Westens, die nach praktischer Erkenntnis der heilsamen Wirkung des Hatha-Yoga die Vollkommenheit ihres Körpers bis ins späte Alter bewahren.

Sarwangasana hat keine nachteiligen Wirkungen. Die verlorene Jugend, die Lebenskraft und die vergeudete Energie strömen reichlich zurück, auch in den Körper älterer Menschen, so daß sich alle wie neugeboren fühlen. Die Funktion der Drüsen der inneren Sekretion, die infolge unzulänglicher Tätigkeit der Schilddrüse erkrankt sind, wird wieder normal, und der Organismus, der mit beginnenden Übeln kämpft, schöpft neue Kraft. Sarwangasana ist die vollkommenste verjüngende und nervenberuhigende Übung.

### *20. Wiparita-Karani*

Abb. 41, Seite 204

*Wiparita* bedeutet auf Sanskrit: *»verkehrt«*, *Karani* aber heißt *»Wirkung«*. Der Name dieser Asana weist auf drei Dinge hin: 1. Auf die schon in der vorherigen Asana erwähnte Tatsache, daß wir die aus der Erde und dem Weltraum eintreffenden Strömungen in umgekehrter Richtung erhalten, 2. auf die Lage des Körpers, und 3. auf die Umdrehung der Zeitläufe. Auf den Füßen stehend altern wir, in der *Wiparita-Karani-Lage* werden wir jünger!

*Ausführung* — Aus der Rückenlage heben wir langsam ausatmend unsere Füße hoch und richten uns, die Hüften mit den Händen stützend, langsam bis zu den Schulterblättern auf. Die Füße senken sich etwas über dem Kopf, darin unterscheidet sich also diese Asana von Sarwangasana und auch darin, daß wir mit den Händen nicht den Rumpf, sondern die Hüften stützen. Mit langsamer Bauchatmung verhindern wir eine allzu starke Blutstauung. Wir verharren in dieser Lage so lange, als es ohne Anstrengung angenehm ist. Zwischendurch üben wir drei- bis viermal Dschiwabandha: siehe Simhasana. Langsam gleiten wir dann in die Rückenlage zurück und beruhigen uns vor dem Aufstehen mit Yogi-Atmung.

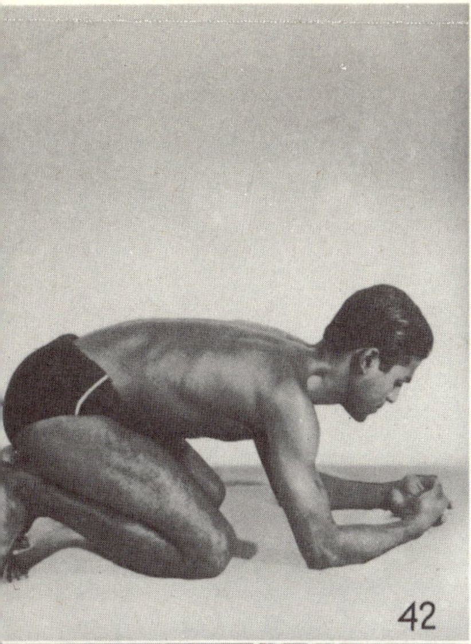
42

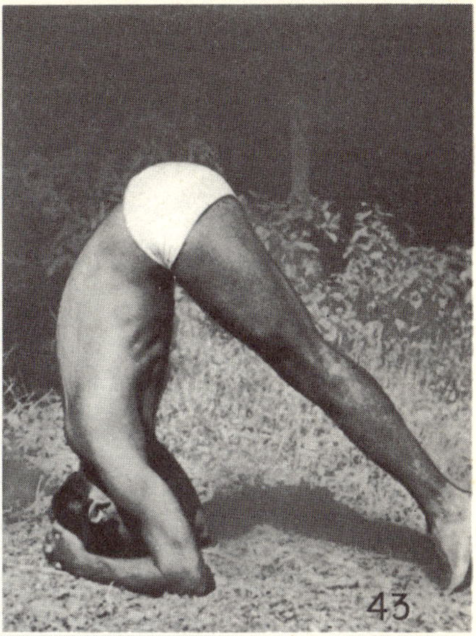
43

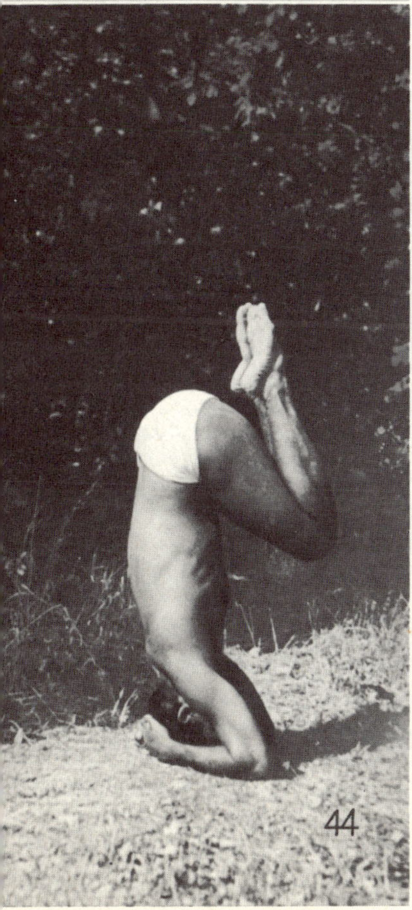
44

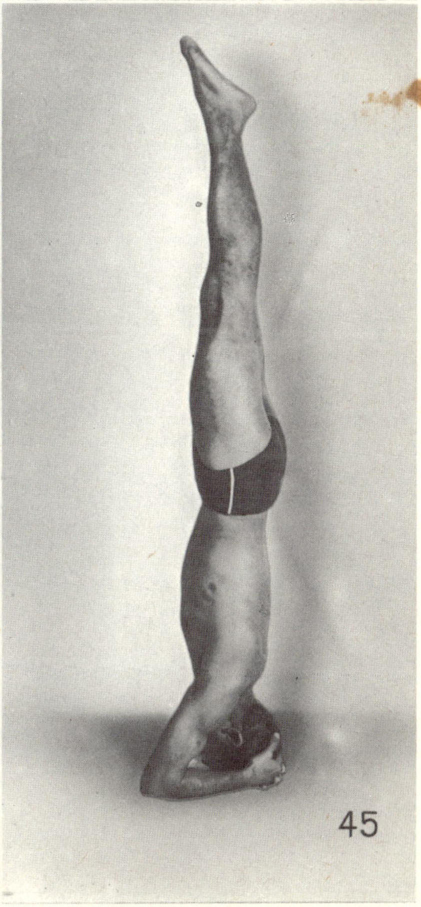
45

48

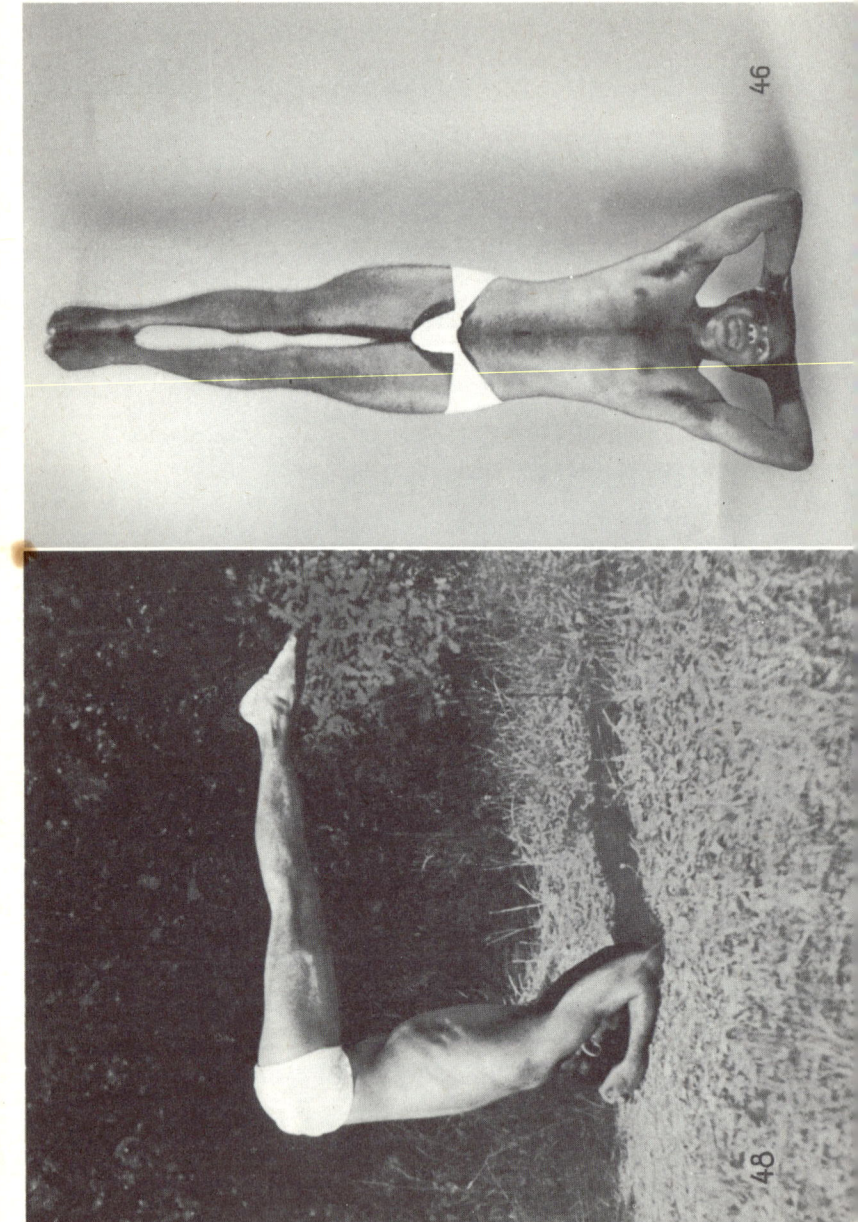
46

*Heilwirkung:* — Sehr ähnlich der Sarawangasana. In Indien wird Kropfbildung, die Basedowsche Krankheit, ja sogar der Schwachsinn im Kindesalter mit Erfolg geheilt. Die Erkrankungen der Atmungsorgane werden vermieden, wenn wir systematisch üben. Beginnender Schnupfen oder Mandelentzündung werden in vielen Fällen beseitigt oder der Krankheitsverlauf beschleunigt. Eine Lieblingsübung der Damen, da sie die Altersfalten des Gesichtes glättet oder verhütet. In der Gesichtshaut entsteht eine Blutfülle, die mehr wert ist als jede Massage oder elektrische Behandlung! Siehe noch die Heilwirkung der Sarwangasana.

### *21. Sirschasana*

Abb. 42, 43, 44, 45, Seite 211

Diese Körperhaltung ist die drittwichtigste Spielart der Asanas. »Sirscha« bedeutet auf Sanskrit: »Kopf«, deutsch können wir also vom Kopfstand sprechen.

Abb. 46, 48, Seite 212
Abb. 47, Seite 221

*Ausführung* — Wir knien nieder und legen die gefalteten Hände vor uns auf den Boden. Vorgebeugt setzen wir den Kopf in die Hände; mit Hilfe der Füße, auf diese gestützt, heben wir die Hüften in die Höhe; danach heben wir auch die Füße hoch, und nachdem wir uns in senkrechte Stellung gebracht haben, biegen wir die Knie ein und bringen den ganzen Körper durch Emporstrecken der Beine in eine gerade, senkrechte Linie, indem wir auch die Knie ausstrekken. In dieser Stellung verharren wir, solange es ohne Anstrengung möglich ist. Ruhiges Atmen. Beim Hinuntergleiten biegen wir zunächst die Beine ein und bringen uns bewußt in kniende Stellung und aus dieser in eine ruhende Lage. Diese Ruhelage besteht darin, daß wir die Fäuste übereinander auf den Boden setzen, sodann den Kopf auf der obersten Faust ruhen lassen. Es ist darauf zu achten, daß wir nicht plötzlich umfallen, da eine derartige Erschütterung die gute Wirkung der Übung zunichte machen kann. Aus demselben Grunde sollen wir, unten angelangt, nicht jäh aufspringen, sondern einige Sekunden ausruhen, damit der Blutkreislauf zur Rückkehr in die normale Bahn Zeit findet.

*Heilwirkung:* — Diese Asana unterscheidet sich von den zwei vorhergehenden dadurch, daß hier die Betonung auf dem Gehirn ruht. Sirschasana sichert die Blut- und Pranaversorgung des Gehirns.

Das wichtigste Organ unseres Erdendaseins ist das Gehirn; der ständige Sitz unseres Bewußtseins und eine mächtige Energiequelle, von deren tadelloser Funktion alle unsere Offenbarungen und unser ganzer menschlicher Wert abhängen! Und doch, wie wenig bemühen wir uns darum! Wenn wir überlegen, daß unsere intellektuellen Fähigkeiten, unser Gesicht, unser Gehör, die Funktion der übrigen Sinnesorgane, die mit Haargenauigkeit vollzogene staunenswerte Funktion unseres ganzen Nervensystems, die ordnungsmäßige Bewegung unserer Glieder, die Kraft der sexuellen Organe — also auch die Qualitäten unserer zukünftigen Kinder —, von der Qualität der im Kopf gesammelten Nervenzentralen abhängt, dann werden wir einsehen, daß diese großartige Gabe Gottes, dieser prachtvolle Mechanismus es verdient, besser gepflegt zu werden.

Von den Asanas ist Sirschasana die Übung, welche im Kindesalter eine vollkommene Entwicklung des Gehirns, bei Erwachsenen aber dessen Gesunderhaltung zum Ziele hat.

In normaler Körperlage ist der Kopf oben, somit verursacht es dem Herzen die schwerste Arbeit, das Blut gegen das

Schwergewicht in das Gehirn hinaufzupumpen. Liegend wird die Blutversorgung des Gehirns schon wesentlich erleichtert. Die Zivilisation verdarb aber auch hier den Menschen und führte ihn weg vom uralten, natürlichen Liegen. Sie verhindert durch hochgebettete Kissen auch während der Nachtruhe, daß der notleidende Kopf den sehnlichst erwarteten, reichlichen Blutstrom erhalte, werden doch die meisten nervösen Zustände, unter deren Fluch die zivilisierte Welt schmachtet, durch die mangelhafte Ernährung des Gehirns verursacht. Anfänglich meldet sich nur *rasche Ermüdung, später Schwinden des Gedächtnisses, nervöses Zittern des Kopfes und der Hände, Abstumpfung der Sinnesorgane, wie Gesicht und Gehör, Störung des Gleichgewichtsgefühls, vasomotorische Störungen, Neurasthenie, Hysterie, Melancholie, Depressionen, Platz-, Massen- und sonstige Angstgefühle und noch tausenderlei krankhafte Zustände, die alle ihren Grund in dem vernachlässigten Zustand des Gehirns haben.*

Und dann kommt das »Wunder«! Der Neurastheniker beginnt nach vielem Überreden ungläubig und freudlos mit der Übung der »Sirschasana«. Und schon beim ersten Versuch — er brachte den Kopfstand noch nicht zuwege und gelangte erst bis zur Hebung der Hüften, denn die Füße, als wären sie festgenagelt, konnte er nicht heben —, aber trotzdem fühlt er sich irgendwie schon wohler. — Er ist aufgeräumter. — »Zufall« sagt er . . . Am nächsten Tag macht er es wieder — zunächst neben der Wand —, aber es gelingt ihm schon, die Beine zu heben. Sich aufzurichten, mit den Füßen nach oben, geht noch nicht. Obschon er doch strampelte wie ein störrischer Esel! — Schließlich läßt er es sein, richtet sich auf — und ein wunderbares Gefühl bemächtigt sich seiner! — Er lacht! . . . und rasch versucht er es wieder . . . Die Beine wollen noch immer nicht folgen. Er schaut in das Buch, das zur Hand ist, und liest »Mehr als dreimal nacheinander soll ein Anfänger Sirschasana nicht vornehmen«. »Schade«, sagt er und mag kaum den nächsten Tag erwarten. Wieder ein großer Fortschritt! Fast gelingt es, den Kopfstand zu machen! So übt er mit zunehmendem Eifer Tag für Tag, bis es ihm eines schönen Abends gelingt, einige Sekunden lang auf dem Kopf zu stehen. Tags darauf wird er, der bislang ständig von Minderwertigkeitsgefühlen gequälte, von Prahlerei befallen: Vormittags im Büro, nachmittags im Familienkreis oder vor Freunden brüstet er sich mit seiner Kunst und übt Sirschasana. Der Erfolg ist durchschlagend. Er wird bewundert und beneidet. Stolz geht er nach Hause und macht es sich im Lehnstuhl bequem, um die Zeitung zu lesen. Er langt eben nach der Brille, die er sich wegen starker Verschlechterung seiner Sehkraft beschaffen mußte, als er überrascht wahrnimmt, daß er sogar die ganz klein gedruckten Lettern mit bloßem Auge sehen und lesen kann. Er traut seinen Augen nicht, dreht und wendet die Zeitung hin und her und muß schließlich mit Freude bekennen: Er sah ja auch bis jetzt »ziemlich gut«, doch dürften seine Arme zu kurz gewesen sein«. Nun sieht er aber großartig und liest die Druckschrift mühelos und ohne Glas. Nun fällt ihm auch ein, daß er das gewohnte Ohrensausen schon seit Tagen nicht mehr empfindet, und daß noch weitere neurasthenische Symptome ausgeblieben sind. Gestern abend war er so schläfrig, daß er vergaß, das gewohnte Schlafmittel einzunehmen, und trotzdem schlief er in den tiefen Morgen hinein.

Dies ist keine Übertreibung! Schon der erste Versuch mit Sirschasana bringt einen reichen Blutstrom in das Gehirn, in die Augen, Ohren, Nase und den Mund, in die Mandeln, Adenoiden, die Schilddrüse, die Lungenspitzen usw. Das Herz wird weitgehend entlastet und mit neuer Kraft erfüllt . . . All die großartigen Wirkungen, die durch Sirschasana schon hervorgerufen wurden, können gar nicht angeführt werden. Unzählige Mitglieder der Yoga-Schulen, verjüngte oder junge, die ihre Arbeitskraft zurückerlangt haben, auch solche mittleren und vorgeschrittenen Alters, die an verschiedensten Symptomen und Neurasthenie litten, die jeder Kur trotzten, können beweisen, daß die Hatha-Yoga-Übungen — vornehmlich aber Sirschasana — von großartiger Heilwirkung sind.

Hier muß zunächst eines Irrglaubens gedacht werden, der ältere Menschen von Übungen in verkehrter Körperhaltung abschreckt. »Ich kann doch nicht kopfstehen, sicher würde eine Ader in meinem Hirn platzen!« sagen sie. — Seien Sie unbesorgt! Diese Behauptung beruht auf keinerlei Erfahrung. Ein Hirnschlag kann erfolgen, im Bette liegend, wenn man steht, während des Gehens und in jeder Körperlage, aber nicht deshalb, weil sich der Betreffende gerade in jener Körperstellung befand, sondern weil in seinem Organismus, in der Verteilung der positiven und negativen Strömungen, in der Hormonerzeugung und anderen Lebensfunktionen bereits schwere Störungen vorhanden waren. Unzählige ältere Schüler üben in der Yoga-Anstalt in Lonawla. Ich habe selbst sehr viele ältere Yoga-Schüler in meiner Yoga-Schule beobachtet, die täglich Sirschasana vornehmen, unter ihnen war ein Herr von über achtzig Jahren! — Aber in keinem Fall hat die Erfahrung auch nur bei einem einzigen die geringste nachteilige Wirkung gezeigt — wohl aber um so mehr gute Wirkungen. Die meisten der großen Yogis befinden sich in für europäische Ohren unglaublich hohem Alter, aber keinem wird es je einfallen, Asanas mit verkehrter Körperlage zu meiden, »weil eine Ader im Kopfe platzen könnte«. So etwas hörte ich nur in Europa, wo die Menschen von der Mutter Natur weit weggerückt sind. In Indien ist zum Beispiel die Konzentrationsübung gang und gäbe: Konzentrierung auf die Nasenspitze, darin bestehend, daß wir mit beiden Augen die Nasenspitze anschauen. Das wird dort von jedem ohne weiteres gemacht, und noch nie ist jemandem dabei das Auge »so geblieben«; hingegen stärken sich die Augenmuskeln und werden »eingelebt«. In Europa hat jeder Angst davor, da man den Kindern zu sagen pflegt: »Schielt nicht, sonst bleibt das Auge schielend!« Ich richtete an mehrere die Frage, ob sie schon jemand gesehen hätten, der auf diese Weise mit dem Übel des Schielens behaftet worden wäre? — Nein, aber man »sagt es«. — So ist es auch mit dem Kopfstand bestellt und mit der Ader, die im Gehirn platzen könnte. Noch niemand sah einen Menschen beim Kopfstand umsinken, weil er infolgedessen einen Schlaganfall erlitten hatte. Im Gegenteil! Wer solche Übungen vornimmt, *dessen Aderwände werden so elastisch, daß er sogar die Anlage zum Platzen der Adern verliert.*

Doch eins ist sicher: bei zu hohem Blutdruck darf man keine Asanas in verkehrter Lage vornehmen. Vorerst muß der Blutdruck mit entsprechenden Pranayama und Asanas auf das normale Maß herabgedrückt werden. SOBALD DER HOHE BLUTDRUCK AUFGEHÖRT HAT, KÖNNEN WIR MIT DER ÜBUNG DER DREI NÜTZLICHSTEN ASANAS BEGINNEN. Ich wiederhole also, was ich schon in den vorherigen Kapiteln gesagt habe: Ein kranker Mensch soll nicht ohne fachkundigen Leiter üben. *Der Gesunde kann es ohne weiteres tun!*

Schließlich soll nicht verschwiegen werden, daß die drei Übungen außer ihrer wunderbaren Wirkung auf die Gesundheit noch einen andern großen Vorteil haben, weswegen sie von den indischen Yogis als wichtige Übungen so sehr bevorzugt werden:

*Auch die ärztliche Wissenschaft des Westens hat bestätigt, daß es in unserem Gehirn Nervenzentren gibt, die bei Men-*

*schen von durchschnittlichem Entwicklungsgrad außer Gebrauch stehen, also in latentem Zustand schlummern und deren Bestimmung der ärztlichen Wissenschaft noch verborgen ist. Diese Zentren sind den indischen Yogis sehr gut bekannt, da letztere durch jahrtausendelange Forschung herausgefunden haben, wie diese Zentren geweckt und aktiviert werden können. Alle Übungen des Hatha-Yoga, insbesondere aber Sarwangasana, Wiparita-Karani und Sirschasana wirken, ob wir dies wollen oder nicht, erweckend auf die erwähnten Zentren und setzen uns in den Besitz von Fähigkeiten, die dem Durchschnittsmenschen im allgemeinen unbekannt sind und an deren Erreichbarkeit er nicht glaubt. Hierher gehören die Schaffung telepathischer Verbindungen, das Hellsehen (clair voyance), das Schauen der Vergangenheit und Zukunft und die übrigen sogenannten okkulten Fähigkeiten. Diese sind für jeden erreichbar, der Hatha-Yoga ernstlich übt. Wer dies bezweifelt, kann sich dessen vergewissern, sobald er genügend Mühe und Zeit dazu verwendet, um seine Nervenzentren über diejenigen des Durchschnittsmenschen hinaus zu entwickeln!*

Siehe dazu die Heilwirkung von Sarwangasana.

## 22. *Halasana*

Abb. 49, 50, 51, Seite 222

Diese Körperhaltung wird »Pflugstellung« genannt, da sie dem indischen Pflug ähnlich sieht. »Hala« heißt auf Sanskrit: »Pflug«.

*Ausführung* — Wir legen uns mit ausgestreckten Armen auf den Rücken, Hände mit der Handfläche nach unten, neben die Schenkel. Bei langsamer Ausatmung heben wir beide Füße wie bei Wiparita-Karani, bleiben aber nicht mit den

Füßen in der Luft, sondern senken sie über den Kopf rückwärts, bis die Zehen den Boden erreichen. Die Arme bleiben in der ursprünglichen Lage. Dies ist die erste Phase von Halasana. Anfangs verharren wir bei langsam-rhythmischem Atmen 10 bis 15 Sekunden in dieser Haltung. Die nächste, zweite Stellung ist schwerer. Während wir bei der ersten unsere Zehen ganz nahe dem Kopf zu Boden führten, schieben wir sie jetzt mehr nach hinten. Dabei müssen wir tief atmen und stets darauf bedacht sein, daß unsere Knie ständig gespannt bleiben. In dieser zweiten Phase verlegt sich der Druck im Rückgrat mehr nach oben, bei der dritten gelangt er bis zu den Halswirbeln, das ganze Rückgrat ist also an der Abhärtungsgymnastik beteiligt. In der dritten Phase schieben wir die ausgestreckten Füße noch weiter zurück, biegen gleichzeitig die Arme ein und schließen beide Hände hinter dem Nacken. Einige Sekunden verharren wir so, solange es ohne Anstrengung geht, — sodann bringen wir die Füße in die Anfangsstellung zurück.

*Heilwirkung:* — Von den Asanas dehnen Budschangasana, Danurasana und Salabhasana die innere Seite des Rückgrates nach außen und pressen die äußere Seite zusammen. Halasana und auch Pastschimotana wirken umgekehrt. Sie pressen die innere Seite zusammen und spannen die äußere. Die wohltätige Wirkung wird so auf jeden Wirbelknochen ausgeübt, denn bei den verschiedenen Phasen gelangt jeder Teil der Wirbelsäule unter Druck, beziehungsweise in Spannung. Auf diese Art wird der Blutkreislauf gründlich aufgefrischt sowie auch die Blutzufuhr zu den wichtigsten Nervenzentren und Nervenzellen, den Wirbelknochen entlang, nach den Ausgangspunkten der Nervenstränge. Das ist die Erklärung für die erstaunliche Wirkung der Halasana. Bei Ermüdung oder Erschöpfung können wir die Wahrnehmung machen, daß Halasana diese unangenehmen Sym-

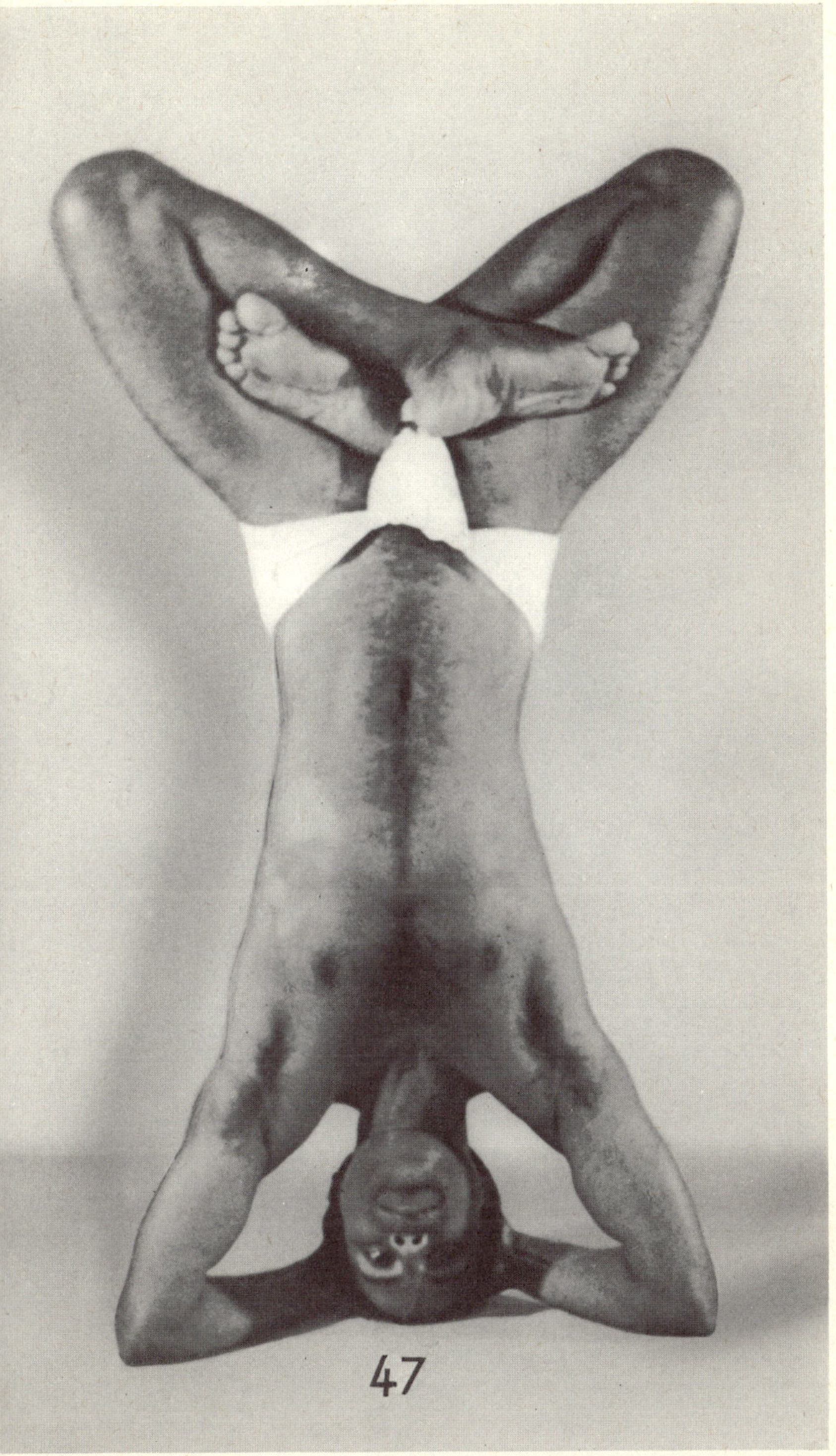

47

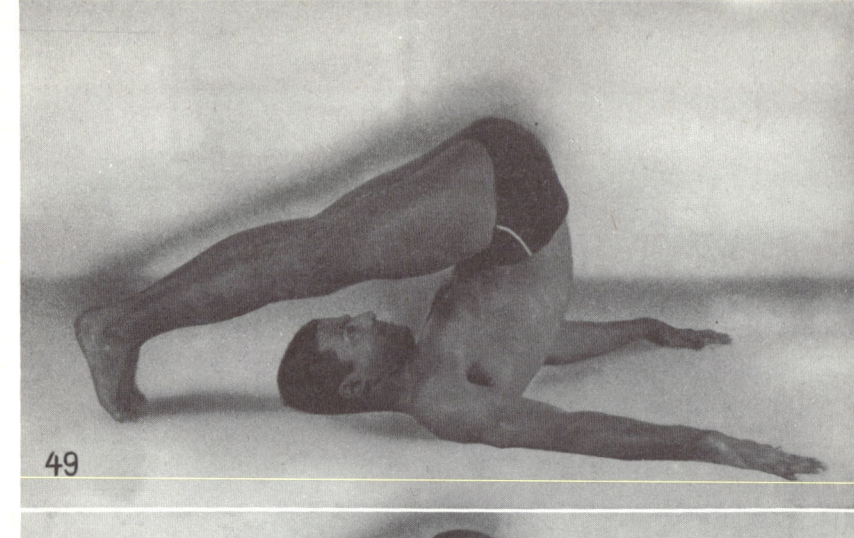
49

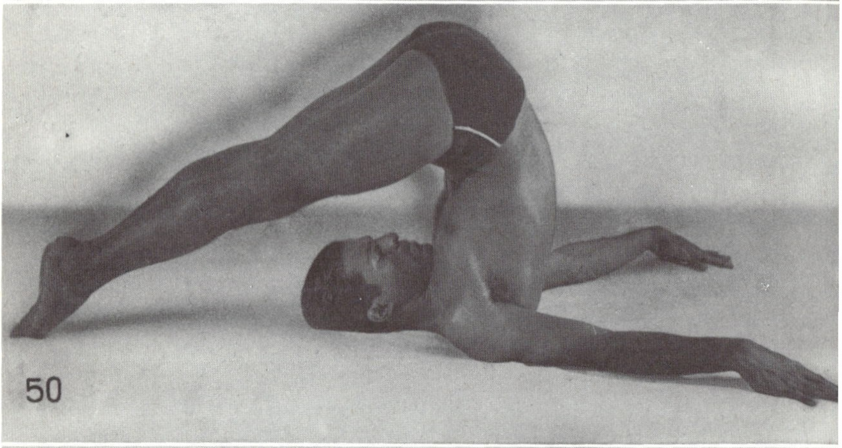
50

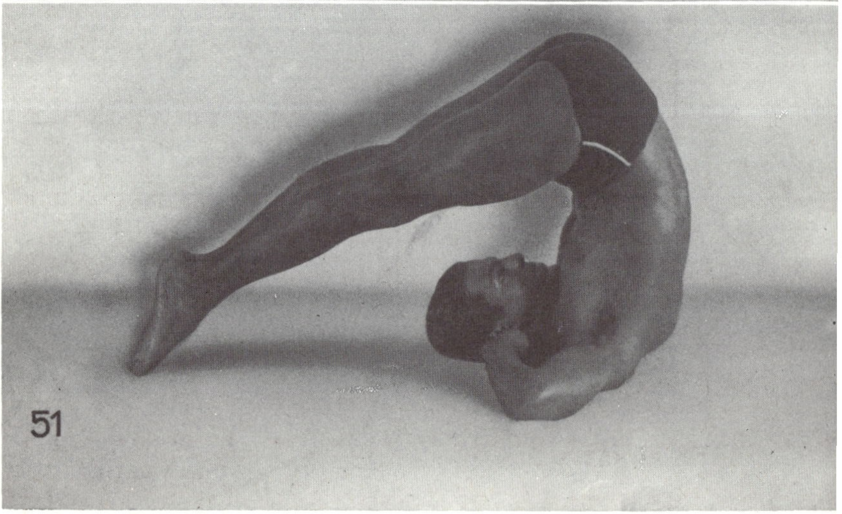
51

ptome im Nu aufhebt, wir fühlen uns sofort erfrischt und wieder im Besitze unserer Kraft.
Aber nicht nur auf die Nerven des Rückgrates, sondern auch auf die Wirbelknochen, wirkt sich diese prächtige Übung aus. Bei unrichtiger Körperhaltung oder bei Menschen mit sitzender Lebensweise, wo die Wirbelknochen durch das unablässige Sitzen in eine falsche Richtung gezogen wurden, werden diese auf ihren Platz zurückversetzt. Bei Kindern bringt die Übung Rückgratverkrümmungen mit einer wunderbaren Wirkung in Ordnung. Der symmetrische Aufbau des Körpers wird solcherart bis zur Vollkommenheit gesteigert und gleichzeitig die Erzeugung der negativen und positiven Strömungen ausgeglichen. Das Zusammenziehen und das Strecken der Rückenmuskeln wirkt auf diese regenerierend und stärkend. Die Organe der Bauchhöhle werden stark zusammengepreßt und ihre Blutversorgung gesteigert. Für die sexuellen Drüsen, für die Pankreasdrüse, die Leber, Milz, Nieren und Nebennieren ist sie von verjüngender Wirkung. Bei Menstruationsstörungen wurden erfahrungsgemäß hervorragende Erfolge erzielt und in schweren Fällen von Zukkerkrankheit konnte sehr oft volle Heilung herbeigeführt werden ohne jede Insulin-Behandlung. —
Der Fettansatz wird verhindert, und die Fettpolster am Bauch und an den Hüften verschwinden ganz, so daß die Menschen, die auf ihre Linie etwas halten müssen, wie Schauspieler und Schauspielerinnen, durch tägliches Üben ihre jugendlichen Formen bewahren können. Auf die Organe der Brusthöhle und der Nackengegend wirkt sie ebenfalls stärkend, das ganze Sekretionsdrüsensystem wird daher auch dank der Wechselwirkungen — die Gehirndrüsen inbegriffen —, verjüngt. Halasana spornt die Gehirntätigkeit an und heilt die Übel, die durch Anämie des Gehirns entstanden sind. Nicht selten hören zum Beispiel Kopfschmer-

zen sofort auf. Halasana ist eine der großartigsten Übungen zur Entwicklung des Rückgrates und der Rückennerven. Wenn wir bedenken, daß mit der Jugend ein elastisches, mit dem Alter jedoch ein steifes Rückgrat verbunden ist, werden wir die vorzügliche Wirkung dieser Asana sofort verstehen.
Menschen mit allzu starrem Rückgrat sollen bei diesen Übungen sehr bedacht vorgehen. Man muß sich langsam, vorsichtig rückwärts beugen, nicht stoßartig, damit die Muskeln durch allzugroße Anstrengung keine Verletzung erleiden. Durch einige Wochen fleißigen Übens wird auch das steifste Rückgrat »angekurbelt« und nach und nach geschmeidig werden.

### *23. Bru-Madya-Drischti*
### *(Augenbrauenschau)*
### *Nasagra-Drischti*
### *(Nasenspitzenschau)*
### *Augenrollen*
### *Augenkreisen*

Vier vorzügliche Augenübungen zur Erhaltung eines normalen Sehvermögens und zur Entwicklung der Konzentrationsfähigkeit.
Die erste Übung wird wie folgt ausgeführt: Wir sitzen in Padmasana-Stellung und konzentrieren, nach tiefer Einatmung, sodann gleichmäßig atmend, beide Augen zwischen die Augenbrauen, richten sie also auf die Nasenwurzel. Fühlen wir die geringste Müdigkeit der Augen, so schalten wir eine kleine Pause ein und konzentrieren nach kurzem Ausruhen die Augen diesmal auf die Nasenspitze. Wir harren, gleichmäßig atmend, so lange aus, bis wir Müdigkeit empfinden. Sodann Ausatmung und Ruhen.

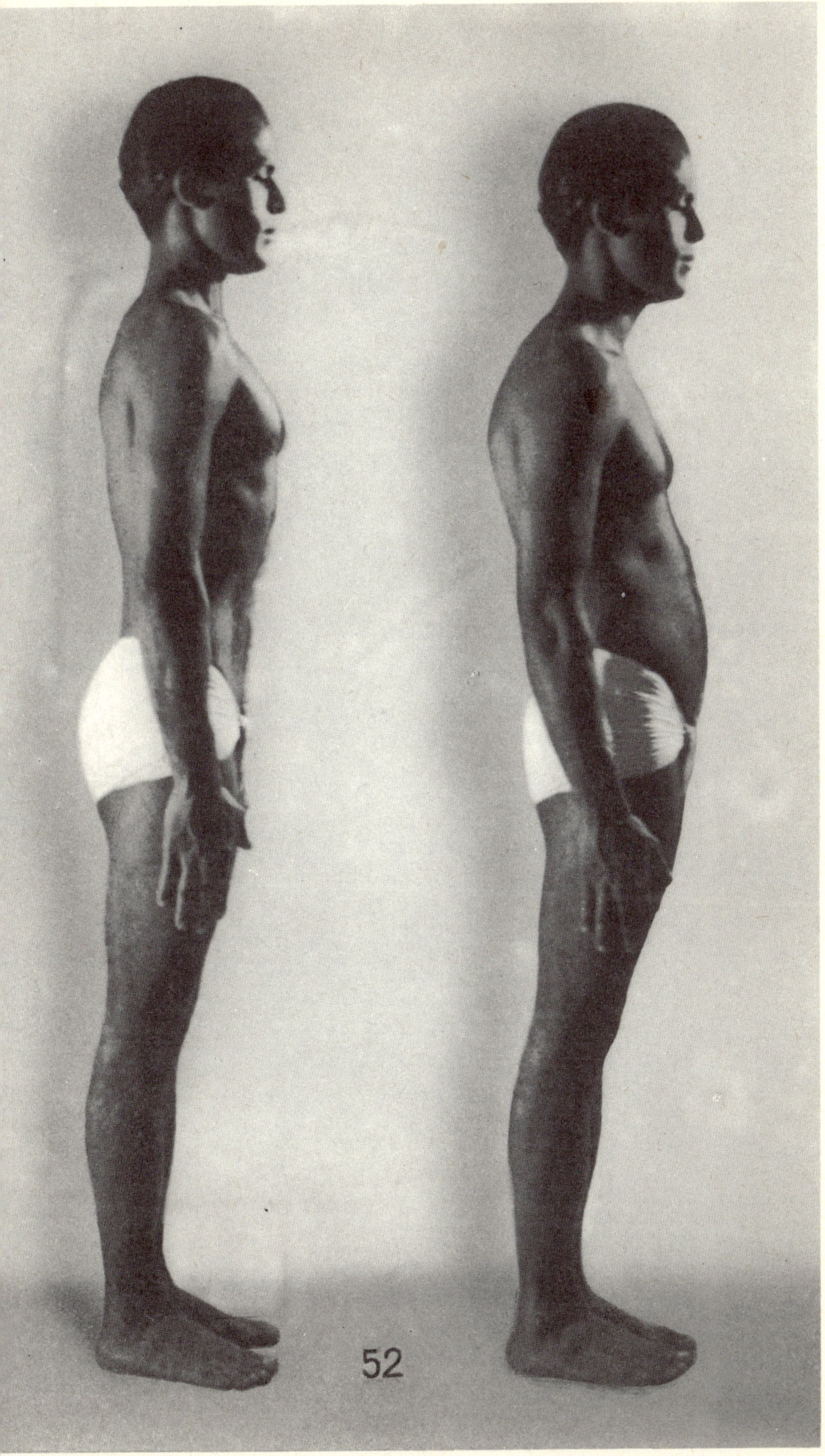

52

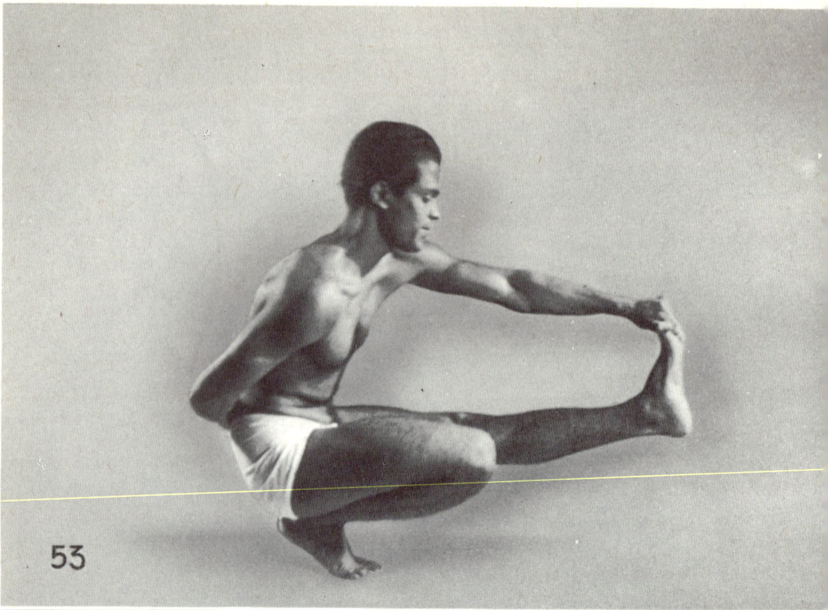

53

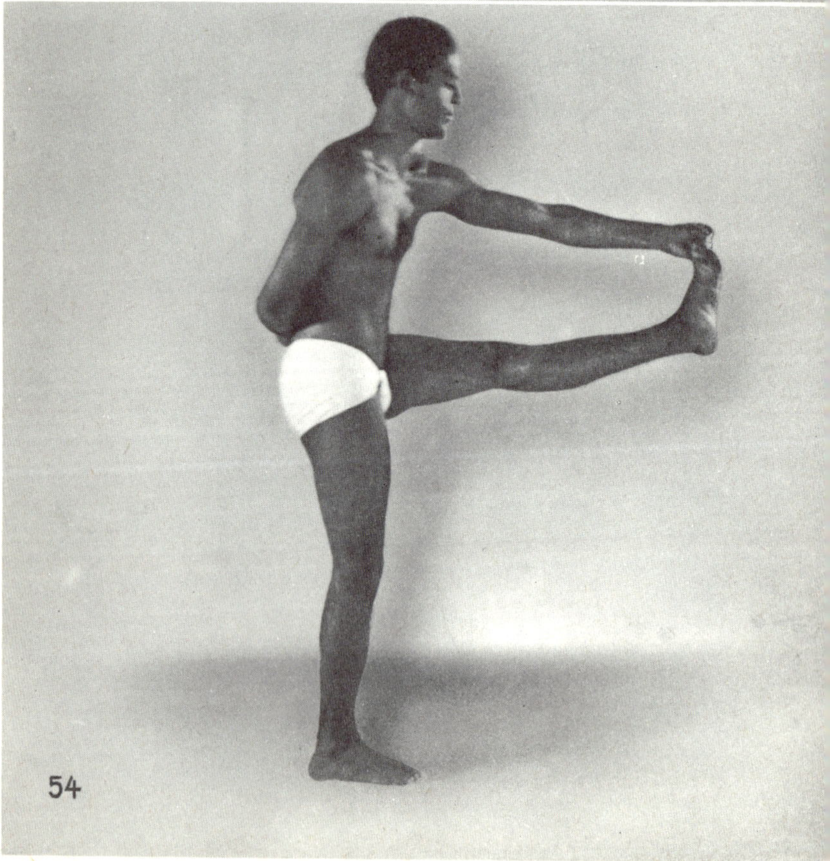

54

55

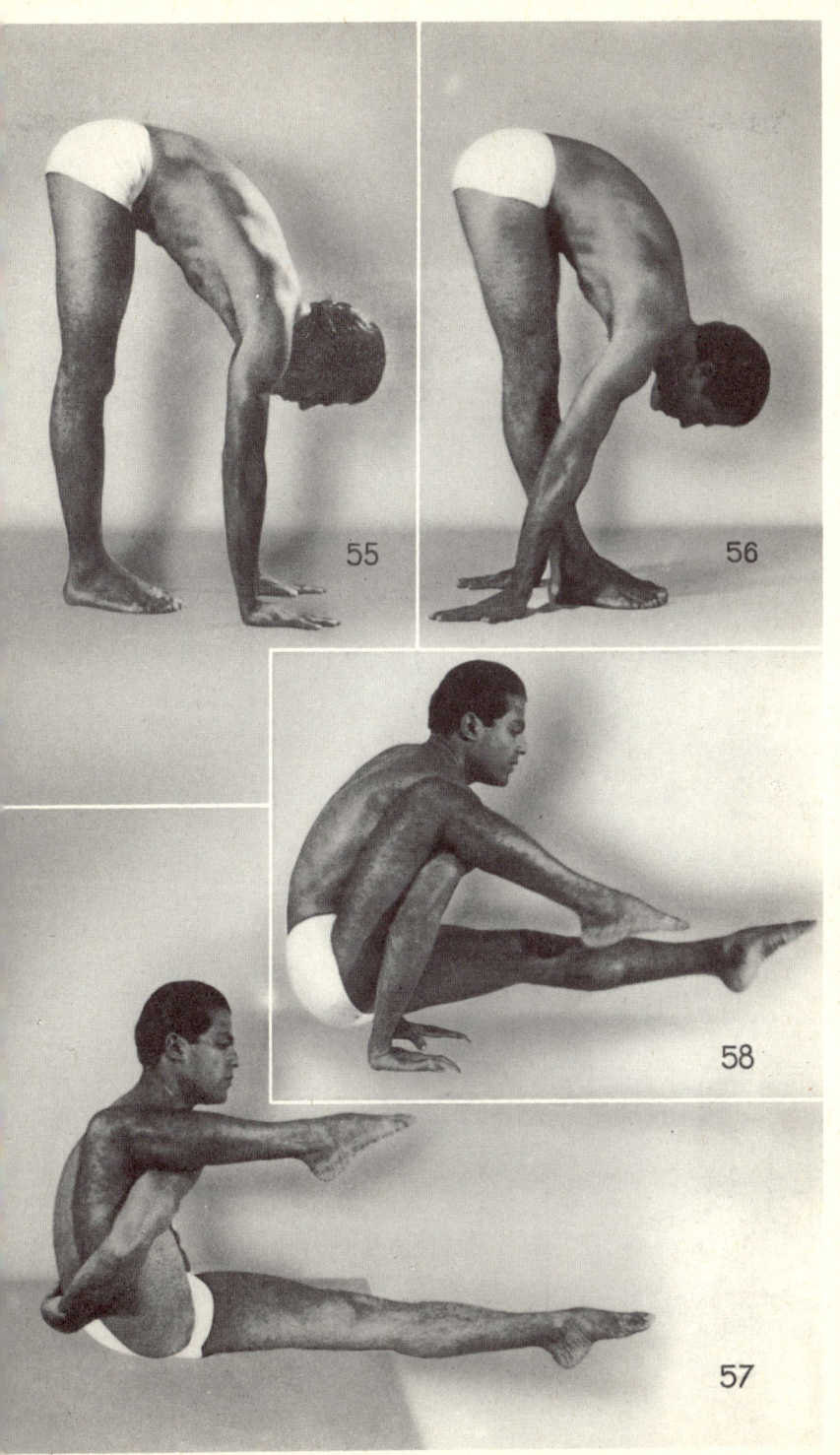
56

58

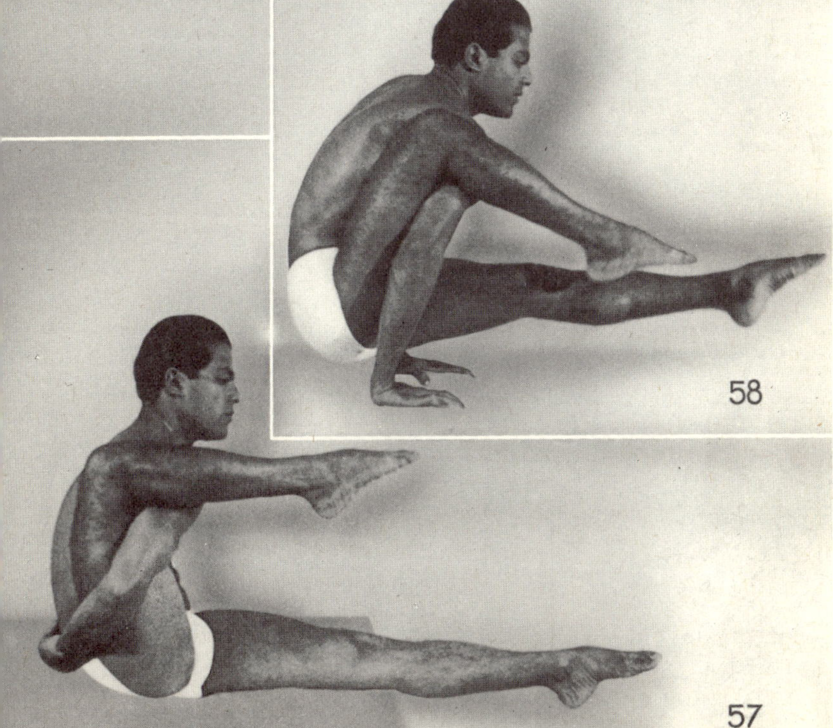
57

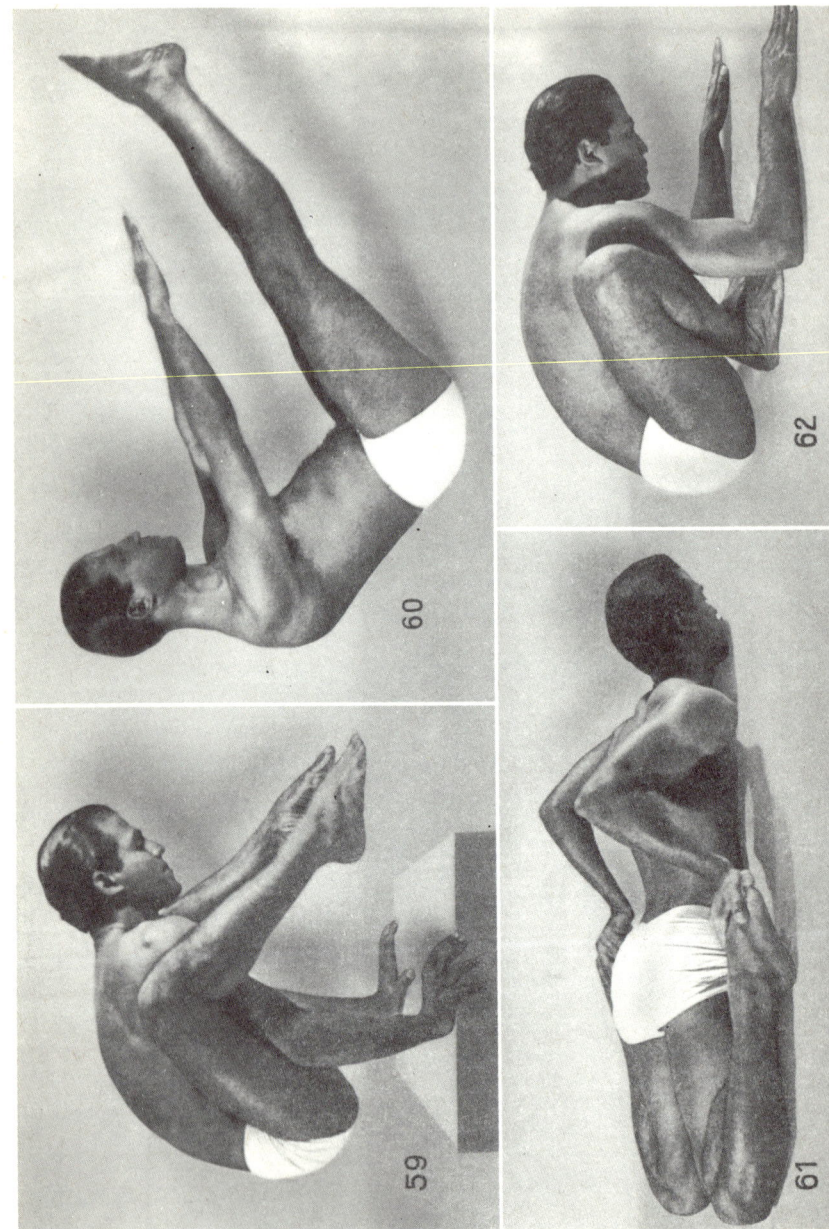

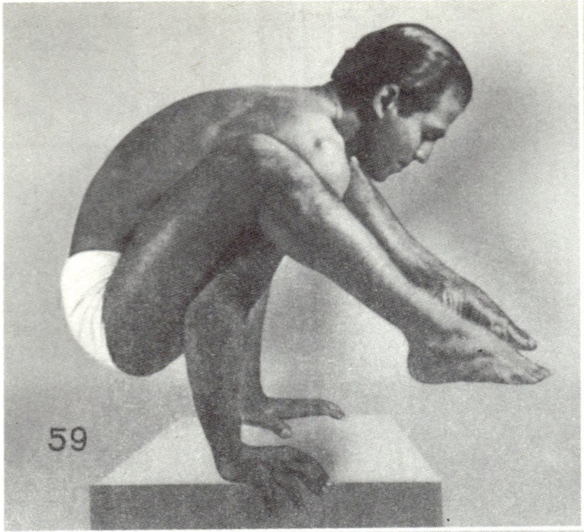
59

60

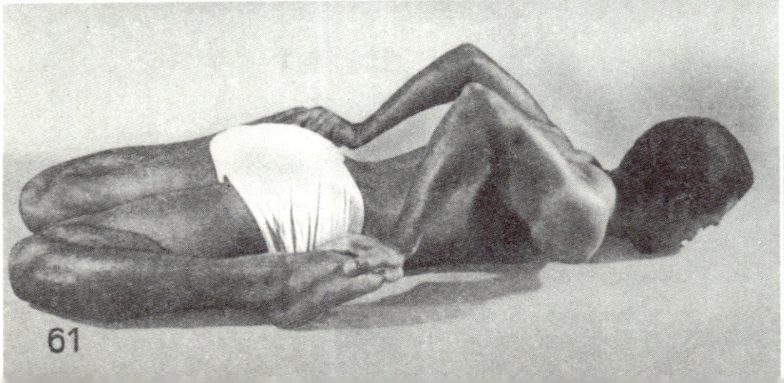
61

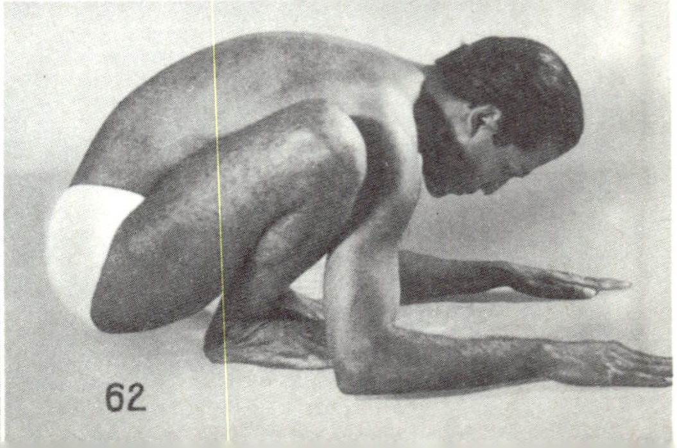
62

Es empfiehlt sich, unmittelbar anschließend zwei weitere Augenübungen vorzunehmen, die außerordentlich stärkend auf die Augen wirken und bei täglicher Übung die elastische Jugendfrische der Augen bis ins späte Alter bewahren helfen: *Augenrollen* und *Kreisen mit den Augen.*

Das Augenrollen wird wie folgt vollzogen: Im Padmasana-Sitz sehen wir zuerst gerade vor uns hin. Gleichzeitig, mit tiefer Einatmung, drehen wir die Augenäpfel nach rechts, so weit es geht, ganz in die Ecke. Langsam ausatmend zurück mit dem Auge in die Mitte. Sodann tiefes und langsames Einatmen, Drehung der Augenäpfel nach links, so weit es geht, dann langsam ausatmend bringen wir die Augenäpfel wieder in die Mitte. Dies wird dreimal wiederholt.

Das Kreisen mit den Augen wird folgendermaßen ausgeführt: Blick gerade nach vorne; ausatmend, Niederschlagen der Augen, langsam einatmend kreisen wir mit den Augen nach rechts oben, bis sie in die Mitte gelangen. Ist dieser Punkt erreicht, beginnen wir mit dem Ausatmen und setzen das Kreisen mit den Augen in der Linksrichtung nach unten fort, bis die Augen unten in der Mitte sind. Wieder im selben Moment beginnen wir mit dem Einatmen und dem Kreisen der Augen nach rechts oben usw., bis der Kreis dreimal vollendet ist. Dann folgt eine kurze Ruhepause, und das Augenkreisen beginnt nach der entgegengesetzten Richtung hin. Verdorbene, schlechte Augen werden nach einer etliche Wochen andauernden Übung stark regeneriert. Wer diese prächtigen Übungen von Jugend auf pflegt, benötigt keine Brille bis ins späte Greisenalter!

Bei all diesen Übungen ist es von großer Wichtigkeit, daß wir sie mit voller Aufmerksamkeit, *bewußt* und ganz langsam, mit *voller Einlebung* vollziehen. Nur so werden sie wahrhaft von Nutzen sein.

## *24. Simhasana*

### Löwenübung

Das Hatha-Yoga vernachlässigt keinen einzigen wichtigen Muskel des Körpers. Wie würde man daher die Zunge vergessen, deren eigenartige Gymnastik uns gegen zahlreiche Krankheiten des Halses und des Rachens immunisiert! Simhasana wird bei gleichmäßiger Atmung in Padmasana- oder Sidhasanahaltung geübt.

*Ausführung* — Wir wölben die Zunge zurück, eng an den Gaumen gedrückt und üben mit der Zungenspitze einen Druck auf den Gaumen aus; nun drücken wir, den Kopf beugend, das Kinn an die Brust und strecken die Zunge soweit hinaus, als es nur geht. Sodann ziehen wir die Zunge zurück. Dieses Zungenhinausstrecken und -zurückziehen wiederholen wir zehn- bis zwölfmal, jedesmal die Zunge aufgewölbt und an den Gaumen gedrückt.

*Heilwirkung:* — Der zivilisierte Europäer streckt die Zunge von der Kindheit an nicht mehr hinaus, es sei denn, daß der Arzt ihn »a a a« sagen läßt. Ein großer Fehler! Ebenso wie für die Schenkel- und Wadenmuskeln das einfache Umhergehen nicht genügt, um vollkommen gesund zu bleiben, so genügt auch der Zunge nicht das Sprechen und die kleine Arbeit, die ihr beim Kauen zukommt. Wie die Forschungsarbeiten von Srimad Kovalayanandas in Lonawla bestätigt haben, werden durch Zungenasana folgende Heilwirkungen erzielt: Eine gute Gymnastik der Halsmuskeln, deren Blutversorgung sofort gebessert wird. Die Halsnerven und Drüsen werden gesünder. Die Kehle und der Kehlkopfdeckel erhalten eine besondere Massage. Die Schilddrüse und ihre Nebendrüsen werden gestärkt. Das Gehör verbessert sich, die Speichelabsonderung wird vollständiger, der Schlund

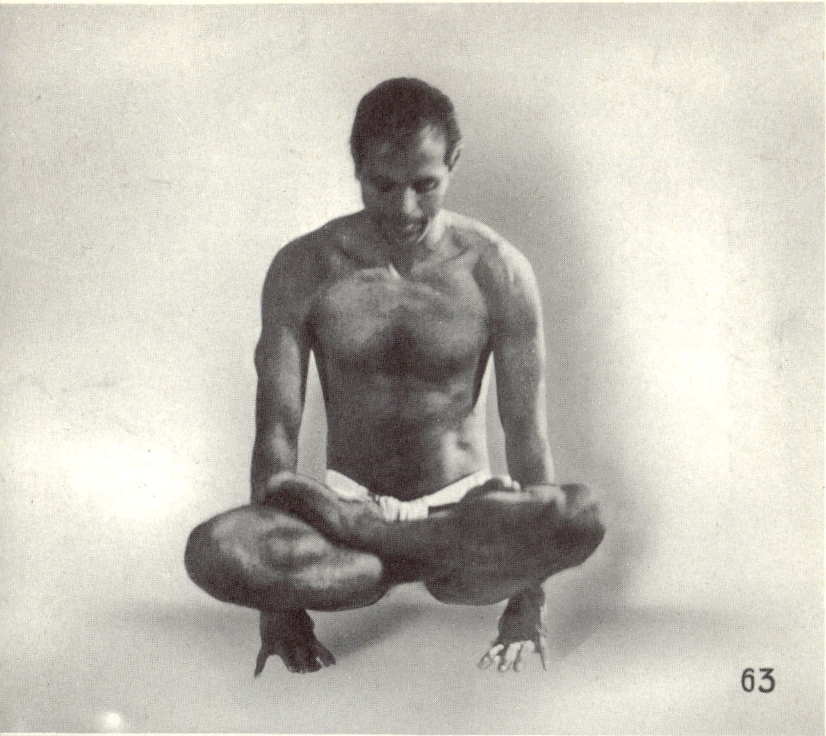
63
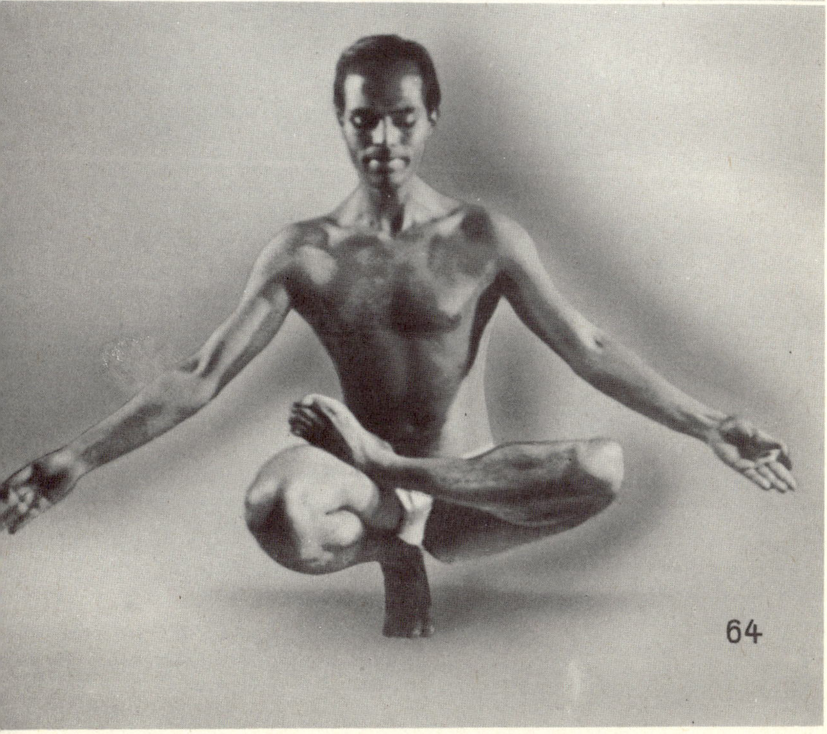
64

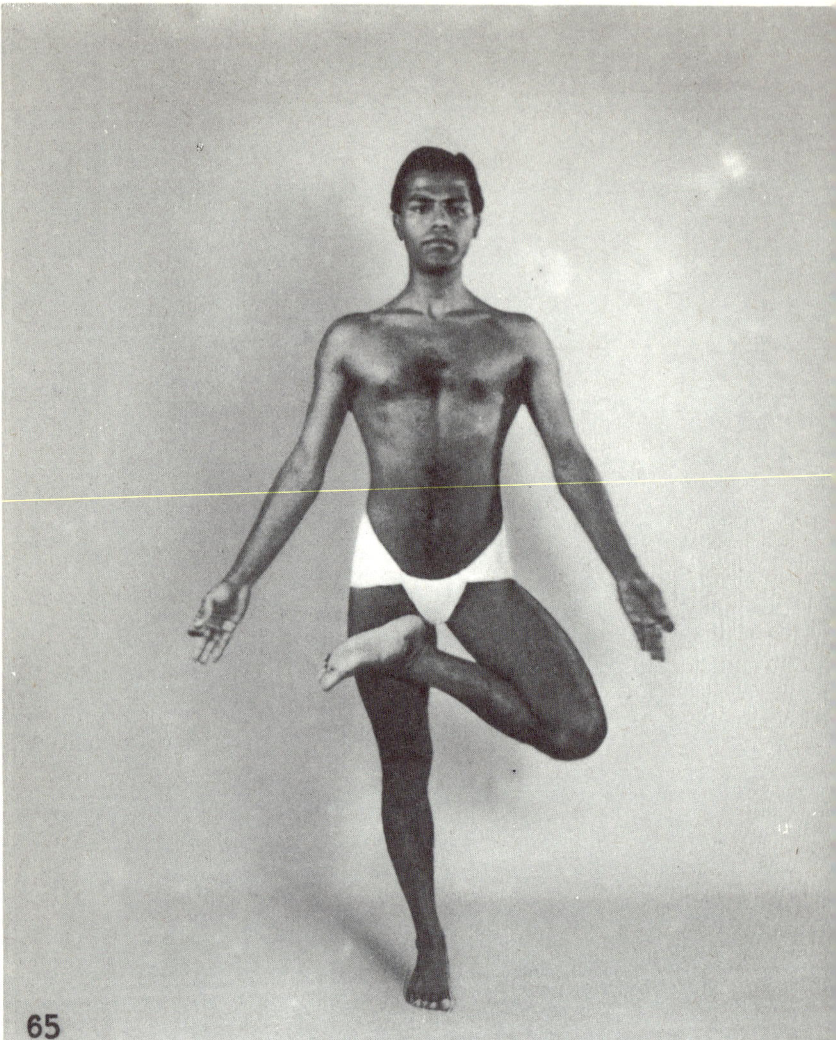

65

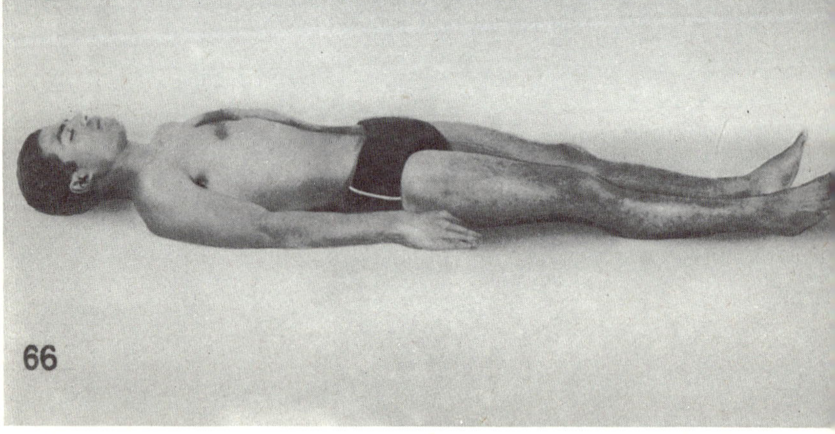

66

wird gereinigt, eine etwaige beginnende Mandelentzündung geht zurück.
Dschiwa-Bandha-Zungensperre — ist der Name der ersten Phase der Simhasana, wo die Zunge gewölbt und an den Gaumen gedrückt wird. Diese verbinden wir mit der Übung der Asana Wiparita-Karani (siehe dort).

### 25. *Sawasana*

Abb. 66, Seite 232

»Sawa« bedeutet auf Sanskrit: »Leiche«. Diese Körperhaltung nennen wir Leichenlage. Diese ist die letzte Asana, sie dient dem Ausruhen nach den Übungen.
*Ausführung* — Wir liegen rücklings, beide Arme liegen ausgestreckt an der Seite. Die Füße sind geschlossen, und ebenfalls ausgestreckt. Ohne Anstrengung verlangsamen wir nach Möglichkeit das Atmen: wir ruhen. Bei den Füßen beginnend, lockern wir alle Muskeln. Wir leben uns nach und nach in die Muskeln des ganzen Körpers ein, Muskeln der Füße, Schienbeine, Knie, Schenkel, Bauchmuskeln, Arm-, Schulter-, Hals- und Kopfmuskeln, dann verlassen wir sie bewußt, so, daß nun alles vollkommen gelockert sein und bleiben soll. Der ganze Körper ist so entspannt, daß wir ihn nicht fühlen. Wir ziehen das Bewußtsein ins Herz zurück und erleben nichts als tiefste Ruhe und den Frieden, der vollkommene Gesundheit gibt.
*Heilwirkung:* — Das Nervensystem ruht vollständig. Die vollkommenste Lockerungsübung. Wir müssen nämlich wissen, daß *die Entspannung der Muskeln für ihre Entwicklung ebenso wichtig ist, wie ihre Betätigung!* Der Blutkreislauf ist nun vollkommen ausgeglichen, die Blutverteilung wird regelmäßig. Der Kreislauf in den Venen wird leichter, der

hohe Blutdruck nimmt rasch ab. Das Herz fühlt sich entlastet, da seine Pumparbeit vielfach erleichtert ist. Zehn Minuten Ruhe in dieser Körperhaltung, mit verlangsamter Atmung, unser Denkvermögen auf vollkommene Ruhe konzentriert, ist mehr wert als eine vollständige Nachtruhe. Sawasana könnte auch aktive Passivität genannt werden, da wir unser SELBST bewußt aus allen Teilen des Körpers ins Herz zurückführen und denselben Zustand erreichen, wie beim Schlaf, — aber im Wachsein.

*

Diese Körperhaltung schließt die Asanas ab. Die Yogis empfehlen allen Menschen die tägliche Übung der Asanas, ob sie alt oder jung, Mann oder Frau sind. Bevor ich nun aber den täglichen Lehrplan des Yoga vorzuschreiben beginne, wollen wir uns ein wenig unterhalten über das, was der Mensch des Westens in seinem gehetzten Leben, in dem er zu nichts findet, bisher nicht kannte, nämlich was es im indischen Sinne des Wortes bedeutet: ZU RUHEN!
Unser Körper ist ein mit Maschinen ausgestatteter Fabrikbetrieb. Die sich tagsüber ansammelnden Schlacken, Abfälle und Verbrennungsprodukte werden im Schlaf aus unserem Organismus »ausgefegt«. Auch in der Fabrik, nach Feierabend, wenn die Maschinen stillstehen, muß das Personal mit den Reparaturen und der Reinigung beginnen.
Die Menschen aber sollten außer dem regenerierenden Schlaf die längst vergessene und nur den primitiven Völkern oder Tieren bekannte Art des Ausruhens wieder erlernen, jene vollkommene Ruhe, die vom Hatha-Yoga »Muskelentspannung« genannt wird. Heben wir einmal einen ruhenden Hund oder eine Katze auf! Wir werden die Empfindung haben, als hielten wir ein Stück Lappen in der Hand. Weich und entspannt sind die Muskeln, wie roher Hefeteig.

Der Europäer und Amerikaner ist sogar dann auf dem Sprung, wenn er nichts zu tun hat und sich — seiner Überzeugung nach — eben ausruht. In scheinbar ruhender Lage werden alle seine Muskeln noch halb gespannt sein. Die Kraftströmung des Prana, der Fluß der regenerierenden Kräfte des Organismus, beginnt erst dann, wenn wir auf einige Minuten uns vollkommene Ruhe verschaffen. In der Anstalt zu Lonawla wurde jüngst durch Experimente der Beweis erbracht, daß eine viertelstündige vollkommene Yogi-Ruhe das Blut von schädlichen Toxinen reinigt.

Morgens vor dem Aufstehen und abends vor dem Einschlafen sollen wir täglich die entspannende, ruhende Lage einnehmen. Auch bei Tag können wir sehr oft die Gelegenheit dazu wahrnehmen. Nicht bloß unter den Orientalen, die fähig sind, Stunden hindurch in scheinbarer Untätigkeit zu verharren, sondern auch unter den Europäern gibt es außergewöhnliche Persönlichkeiten, die im Strudel des Lebens, ja sogar in der Pause zwischen zwei geschäftlichen Verhandlungen, sich vollkommen ausschalten können und es zuwege bringen, sich in beliebiger Körperhaltung dem Zustand vollkommener Ruhe zu überlassen.

Es ist eine längst bekannte Regel, daß jedermann jährlich eines Urlaubs bedarf. Zumindest einen Monat sollte jeder Mensch in vollkommener körperlicher und seelischer Erholung zubringen, um genügend Energie und Vitalität für das nächste Jahr aufzuspeichern. Sehen wir nun, welche Bewandtnis es mit dem »Ausruhen« des westlichen Menschen hat. Der Großteil der europäischen und amerikanischen Bevölkerung beginnt erst dann wirklich nervös zu werden, wenn der Sommerurlaub beginnt. Zunächst die Wahl des Erholungsortes! Dann die fieberhaften Vorbereitungen, das Packen, die Scherereien mit den Gepäckträgern, dem Mietwagen usw. und dazu das Reisefieber! In einem modischen

Badeort hat der unglückliche Kurgast alles, nur keine Ruhe. Der Geselligkeitstrieb bricht auch hier durch. Im Kurhotel gibt es abends eine Réunion, die doch nicht versäumt werden darf. Die Höflichkeit erfordert, daß jeder, der etwas auf sich hält, ob Dame oder Herr, am 5-Uhr-Tee und der Abendunterhaltung teilnehme! Am nächsten Tag übermüden sich dieselben Ferienbesucher bei Ausflügen oder am Strand, da sie an so anstrengende Körperbewegungen nicht gewöhnt sind, und abends gibt es wieder Tanz; jene gar nicht zu erwähnen, die eine halbe Stunde nach der Ankunft schon beim Bridgespiel sitzen und nicht etwa die Höhenluft oder die ozonreiche Seeluft einatmen, sondern denselben Tabakqualm wie daheim. Ihre Nerven werden dann statt durch Anspannung mit starkem Kaffee und noch stärkerem Alkohol »beruhigt«. Der Schlaf beschränkt sich auf etliche Stunden! Am nächsten Tag geht es mit überanstrengtem Herzen hinaus in die heiße Sonne! Aus den Ferien kommen deshalb die Urlauber braun, aber stark erschöpft zur täglichen Fron zurück.

Meine Damen und Herren, das ist also keine Sommererholung, und noch weniger ein Ausruhen! Der Motor wird auf diese Weise vor der Zeit verbraucht sein, und der Organismus, der durch die unangebrachte Lebensweise ohnedies anfällig geworden ist und an Vitalität eingebüßt hat, wird nicht imstande sein, mit den Krankheiten, die auf Schritt und Tritt auf ihn lauern, sowie mit sonstigen Gefahren fertig zu werden. Ein geringer Prozentsatz westlicher Sportschwärmer, die nicht viel für Sommerunterhaltungen und gesellschaftliche Zusammenkünfte übrig haben, verfallen in das andere Extrem. Diese gehören zu jener Gruppe leidenschaftlicher Ausflügler und Kahnfahrer, die Zelt und Rucksack mitschleppen, Hundertkilometertouren machen, bergauf, bergab, ganze Bergketten ersteigen, um näher zum

Gipfel zu gelangen. Derartige Sportleistungen unter dem Vorwand »Sommerfrische« können später zu plötzlich auftretenden Herzklappenerweiterungen und sonstigen Beschwerden führen.

Gehen wir nun an den Strand einer Großstadt! Wenige gibt es unter den Badenden, die sich in eine stille Ecke zurückziehen, um sich auf dem weichen Sand, mit geschlossenen Augen, an nichts denkend, dem seligen Nichtstun und dem beglückenden, einlullenden Gefühl der gedankenlosen Entspannung hinzugeben. Nein! Die meisten Stadtbewohner gehen scharenweise nach Verabredung an den Strand oder werden dort schon von ihrer Stammgesellschaft erwartet. Die Älteren schwatzen, im warmen Meerwasser sitzend, Stunden hindurch, während die Jungen flirten, schön tun und sogar im Wasser schäkern. Dies alles geschieht im größten Sonnenbrand, da alle diese Menschen keinen richtigen Begriff von der physiologischen Wirkung der Sonnenstrahlen haben. Sie wissen nicht, daß die Sonne nur in kleiner Dosierung ein gewaltiges Heilmittel ist; erhalten wir aber mehr davon, als unser Nervensystem erträgt, so ist sie ein tödliches Gift! Aber eben — die Eitelkeit verlangt nach der Sonnenbräune! Ach, ihr kleinlichen, nervösen, auch auf dem Strand Zigaretten rauchenden, unruhigen Schokoladenritter und -damen, ihr solltet wissen, daß ein halbtägiger Strandaufenthalt in der heißen Sonne beim Beginn der Sommersaison dem Herzen ebensoviel Arbeit auferlegt, wie wenn ein angehender Radfahrer auf Befehl hundert Kilometer zurücklegen würde. Wie arg wird durch ein unsinniges Sonnenbad das *Sekretionsdrüsensystem*, und besonders die *Schilddrüse*, in Mitleidenschaft gezogen!

Die Seebäder Indiens — dort ist es nicht viel heißer, als während der Hundstage in Mitteleuropa —, werden von den Badenden erst gegen Abend besucht, da sie aus Erfahrung wissen, daß das Baden und Schwimmen gegen Abend oder in der Abenddämmerung am zuträglichsten ist. Bei Tag, unter strahlender Sonne, darf man auch ein Sonnenbad nehmen, aber nie länger als 10 Minuten. Erst wenn unsere Haut sich zu bräunen beginnt, kann diese Zeitdauer um einige Minuten verlängert werden. Die Inder mit ihrer naturbraunen Haut befinden sich in dieser Beziehung in günstigerer Lage als der westliche Mensch mit der weißen Haut. Und wie bereits erwähnt, ergehen sich die Inder trotzdem nicht Stunden hindurch in brennender Sonnenhitze, sondern, wenn sie schwimmen wollen, so tun sie es nach Sonnenuntergang. Dort weiß jedes Kind — denn es wurde so erzogen — *daß in brennend heißer Sonne jede gesteigerte Körperhaltung schädlich ist.* Das lange Braten an der Sonne nach Krokodilart ist es nicht weniger. Bezeichnend ist das in symbolischem Sinne gebrauchte indische Sprichwort: »Nur der Narr geht an die Sonne, wenn er auch im Schatten sitzen kann« . . . Im Westen gehen die meisten Menschen nicht an den Strand, wenn das Wetter bewölkt ist oder die Sonne nicht voll scheint. Sie glauben, es sei schade um die Mühe, da die Sonne dann ohnedies keine Kraft habe und sie deshalb nicht weiter gebräunt werden. Die echten Strandbesucher und »Wassermenschen« wissen — im Gegenteil — daß bei bewölktem, dunstigem Wetter, wenn die Sonne sozusagen »nicht scheint«, ihre Wirkung am stärksten ist. Die Haut wird dann gleichmäßig, nicht fleckig gebräunt. Bei Sonnenschein werden wir auch dann schön braun, wenn wir im Schatten ein Luftbad nehmen; noch mehr aber, wenn wir an einer schattigen Stelle des Wassers schwimmen, denn die Spiegelung des Wassers und die Strahlung der Sonne, die die Wolken durchdringt, werden uns, auch wenn wir ständig im Schatten sitzen, ebenso bräunen, wie die direkten Sonnenstrahlen.

Wir aus Südindien verstehen überhaupt nicht, warum die Menschen des Westens so sehr auf die braune Hautfarbe erpicht sind. Wir sind immer ölbraun, fühlen uns aber deshalb um nichts glücklicher oder wertvoller als der weiße Mensch. Als ich nach Europa kam, *überraschte mich die Wahrnehmung, daß die meisten Menschen im Westen deshalb braun werden wollen, um damit Neid zu wecken und mit der braunen Farbe zu prahlen!* Dem Südinder wird es nie in den Sinn kommen, sich gegenüber den Landsleuten des Nordens, die heller sind als er, mit seiner dunklen Farbe zu brüsten! Welcher Ruhmestitel wächst daraus, daß jemand schwarz ist? Diese Frage konnte mir noch kein schokoladebraun gerösteter Westeuropäer beantworten ...

Wir kommen nun zum »*richtigen Ausruhen*« zurück, worüber wir übrigens schon gesprochen haben. Es ist mit Rücksicht auf die gesteigerte und ständig andauernde Nervenanspannung des westlichen Lebens nicht leicht, es zu lernen. Legen wir uns auf den Rücken ohne jede einengende, schwere Kleidung, strecken wir die Arme mit der Handfläche nach oben an der Seite aus, lockern wir alle Muskeln, denken wir an nichts auf der Welt, das heißt: Wir lassen unseren Gedanken freien Lauf, ohne uns mit ihnen zu identifizieren, bis ihr Flügelschlag erlahmt, der Flug sich verlangsamt und unser Gehirn schließlich »leer« wird. Jeder kennt wohl den sonderbaren Zustand, wenn das sich nach Ruhe sehnende, aufgepeitschte Nervensystem sich mit aller Gewalt der Gedanken bemächtigt. Während der intensivsten Arbeit starrt man plötzlich in die Luft, alle Gedanken entfliehen, und das Gehirn wird wie ein luftleerer Raum. Spricht uns jemand an, so bleiben wir die Antwort schuldig, weil wir nichts hören oder den Sinn nicht erfassen. Nach ein, zwei Minuten schaltet sich das Gehirn wieder ein, und wir gleiten in den gewohnten Arbeitsgang zurück. Wir fühlen, daß es jetzt besser geht, es kommen uns prächtige Gedanken, und auch das Allgemeinbefinden wird besser und frischer. Dies ist nichts anderes, als die unwillkürliche Ausschaltung eines Menschen, der eine übermäßige Kopfarbeit leistet, es ist ein Ausruhen des Geistes und des Körpers während ein oder zwei Minuten.

Nun, diese erfrischende Ruhe können wir unter viel befriedigenderen Bedingungen selbst herbeiführen, ja, wir sollten dies auch täglich vier- bis fünfmal tun. Auf dem Rücken liegend, die Muskeln entspannt, erwarten wir den Zustand, da wir an nichts denken und ruhen selbstverloren aus. Unser letzter bewußter Gedanke, unsere »Einlebung«, wenn wir wieder unsere Vorstellungsgabe in Funktion bringen, sei, daß wir vollkommen entspannt, erschlafft daliegen und es auch wollen, daß jeder, auch der kleinste Muskel an uns gelockert sei. Würde, wenn wir in diesem Zustand sind, jemand unsere Hand aufheben, so müßte diese zurückfallen wie ein lebloser Lappen. Nach einer solchen 4 bis 5 Minuten dauernden Ruhelage vollkommener Auflockerung werden wir fühlen, daß irgendein Körperteil — gewöhnlich die Hand oder der Fuß — krampfhaft zuckt. Dies ist ein Zeichen, daß der Mensch sich vollkommen aus dem Körper zurückgezogen hatte, die weitere Arbeit den regelmäßig funktionierenden Energien der Natur überlassend; die Disharmonien unseres persönlichen, unvollkommenen Ichs konnten also nicht mehr störend eingreifen. Diese entspannende, befreiende Ruheübung in Rückenlage von 5, 10 bis 15 Minuten heißt *Sawasana.*

Wenn möglich üben wir sie in der freien Luft im Wald, unter Bäumen oder am Seeufer, ferner morgens und abends im Bett, jedoch ohne Polster. Wenn wir uns noch an die Ausführungen über das Rückgrat im ersten Kapitel erinnern, so werden wir verstehen, weshalb es so wichtig ist, daß das

Rückgrat flach aufliegt. Wann immer wir am Tage einige Minuten Zeit haben — auch während der Arbeitszeit — können wir diese Übung einschalten. Warten wir nicht ab, bis wir vor Müdigkeit fast zusammenbrechen!

Zum Abschluß der Beschreibung des Hatha-Yoga noch folgendes: Wer Pranayama und die Asanas übt, gelangt nicht nur in den Besitz einer vollkommenen seelischen und körperlichen Gesundheit, sondern es wird ihm auch gegeben sein, das größte Geheimnis der Welt zu verstehen: den MENSCHEN!

# XV. Das Wunder verlangsamter Leibesübungen

Den Urmenschen mußte man keine Leibesübungen lehren. Seine einfache, primitive Lebensweise, die an freier Luft vollführte und mit modernen Sportarten wetteifernde Bewegung: Jagd, Fischfang, Laufen, Bäumeklettern, Steinwurf, Schwimmen, Kampf mit den wilden Tieren, Speerwerfen usw. sicherten ihm die vollkommenste Leibesübung und die größtmögliche Konzentration seiner Aufmerksamkeit. Der Urmensch mußte ein Universalgenie sein, da er all seine Lebensbedürfnisse aus eigener Kraft, im Schweiße seines Angesichts, mit Kopfzerbrechen und seiner zwei Hände Arbeit, befriedigen mußte.

Dies bedeutete, daß sein Tag von früh bis spät aus ständigen Leibesübungen bestand. So blieb er nicht nur gesund, sondern auch seine Muskulatur entwickelte sich zu ungeheurer Kraft.

Sobald er sich aber zu zivilisieren begann, beschränkte er sich selbst auf gewisse Tätigkeiten, das heißt, er übertrug einen Teil der bisher allein von ihm selbst bestrittenen Arbeit auf andere, und eines Tages kam es zu der widernatürlichen Tatsache, daß ein Teil der Menschheit sozusagen gar keine physische Arbeit leistet, während der andere mit einer seelenlosen, schweren physischen Arbeit überlastet ist. Wenn wir diesen überspezialisierten Zustand ein wenig überdenken, werden wir sofort die Hauptursache unzähliger Krankheiten erkennen, die den Menschen wegen des Mißbrauches der in ihm wohnenden Lebenskraft und der damit verbundenen widernatürlichen Lebensumstände heimsuchen. Die tägliche Lebensweise des Beamten und der Büroangestellten ist ein himmelschreiender Angriff gegen die Gesundheit. Dennoch ist die Zahl derer, die als Erwachsene einen Mangel an sportlicher Betätigung empfinden und wenigstens jeden zweiten Tag regelmäßige Übungen vornehmen, sehr gering. Es ist leicht verständlich, daß man in der großen Hetzjagd des Lebens, ohne gute Vermögenslage, als geistiger Arbeiter kaum Zeit für den Sport übrig hat, man lebt also in seiner täglichen, eintönigen »geistigen Routine«, ohne dem Körper das Seine zu geben. Die ganze Bewegung besteht aus dem Gang zwischen Amt und Wohnung, wenn nicht die Straßenbahn benützt wird und etwa noch im Zumundeführen von Gabel und Löffel bei den Mahlzeiten. Kein Wunder, daß durch diese degenerierte, Jahre hindurch geführte Lebensweise die Lebenskraft schließlich den weiteren Angriffen nicht mehr standhält und der in körperlicher Trägheit lebende geistige Arbeiter für die verschiedensten Krankheiten anfällig wird. Es ist eine bekannte Tatsache, daß ein regelmäßig betriebener Sport auch die verknöcherten Nachmittagsschläfer von dem, nach der Mahlzeit empfundenen, betäubenden Schläfrigkeitsgefühl erlöst, gegen das sie bei Fortsetzung ihrer gewohnten Lebensweise vergeblich ankämpften.

Für den Menschen aber, der nur physisch arbeitet, ist diese Einseitigkeit ebenfalls ein Nachteil. Der Mäher, der Fabrikarbeiter, der Maurer, sie arbeiten vergebens von früh bis spät, sie werden nie eine vollkommene Muskulatur, noch eine tadellose Gesundheit erlangen. Die körperliche Arbeit wird den Leib nur dann wirklich entwickeln und widerstandsfähig machen, wenn sie abwechslungsreich und spielartig ist und jeden Muskel gleichmäßig beschäftigt. Die natürliche Leibesübung und die instinktive Sehnsucht nach einem Sportspiel ist ein Erbgut des Menschen. Mutter Natur sorgte dafür, daß jeder Muskel und jeder Körperteil des unter natürlichen Umständen lebenden Menschen sich kräftige und entwickle. Die Arbeit und das Spiel wurden ihm gegeben. Nicht eine Arbeit, wie sie heute von den Mengen der Schaffenden getan wird! Diese ist seelentötende Form. Nein, einstmals war es die Tätigkeit des Urmenschen, des Eingeborenen, des Soldaten oder der bahnbrechenden Pioniere, die hunderterlei Zweckgymnastik und natürliche Körperhaltung erforderte, an der die Seele aber ebenso beteiligt war wie der Körper.

Von den westlichen Sportarten ist natürlich jede geeignet, die Muskulatur zu entwickeln, sie sollten jedoch nicht übertrieben werden. Indessen sind sämtliche Sportarten anstrengend für das Herz. Das »Sportherz« ist eine allgemein bekannte Bedrohung der Sportler. Außerdem entwickeln die verschiedenen Sportarten — mit wenig Ausnahmen — eine einseitige Muskulatur. Beim Fechter entwickelt sich ein starker rechter Arm und rechter Schenkel, der Tennisspieler wird eine starke Rechte und der Schlittschuhläufer starke Schenkel und Wadenmuskeln bekommen. Will jemand eine gleichmäßig entwickelte Muskulatur erreichen, muß er gleichzeitig mehrere Sportarten pflegen. Wer hat aber so viel Zeit? Nun, mit der uralten indischen Methode zur Entwicklung der Muskeln wird sich jeder den schönsten, gleichmäßigsten Körper aufbauen können, und dazu bedarf es weder einer kostspieligen Sportausrüstung noch überflüssiger Zeit. Es genügen ein Spiegel und täglich 15 Minuten. Mit dem System dieses verlangsamten Turnens, das keine seelentötenden Übungen vorschreibt, sondern aus spielerischer und dabei starke geistige Konzentration erfordernder Gymnastik besteht, wird in kurzer Zeit eine mächtige Muskulatur entwickelt. *Jedermann kann also zu Hause Sport treiben.* Mit diesem System ist die volle Möglichkeit täglichen fleißigen Übens gegeben.

Das älteste muskelentwickelnde Turnen der Dandalos und Bhaskis weicht hauptsächlich darin von den westlichen Turnübungen ab, daß es nicht aus seelenlosen Wiederholungen, sondern aus mit großer geistiger Konzentration vollführten »Ausharrungsübungen« besteht. So wie bei jeder interessanten Arbeit oder bei einem spannenden Spiel der Geist ebenfalls mit dabei ist, nicht nur die Muskeln, ebenso führt der Yogi seine Übungen mit großem Interesse durch und *beobachtet mit Anspannung seiner Willenskraft – beziehungsweise seiner Einbildungskraft –, die eben in Bewegung befindlichen Glieder und beströmt diese in Gedanken mit Prana.*

Bei bewußt geführten Übungen gebrauchen wir unsere Fähigkeit der Imagination oder Vorstellungskraft und besiegen die Hemmungen des Unterbewußtseins: unsere Zweifel, unsere Skepsis. Wenn wir zum Beispiel den rechten Arm langsam einbiegen, zwischendurch diese Bewegung ständig beobachten und uns mit unserer Einbildungskraft vergegenwärtigen, daß in diesem Moment eine große Menge Prana in unseren Bizeps einströmt und dieser Prana gleichzeitig den ganzen Arm reichlich mit Blut versorgt, so haben wir das Ergebnis bereits erreicht! Siehe auch das Kapitel: Aufbaukraft des Bewußtseins. Nach einigen Wochen fleißigen Übens dieses einfachen Vorganges mit der Gedankenkonzentration machen wir die überraschende Wahrnehmung, daß unser Armmuskel so gewachsen ist, als hätten wir mehrere Monate hindurch Schwerarbeit geleistet. *Die aufbauende Kraft des Bewußtseins wird den Muskel jene Form, jene Größe erreichen lassen, die wir uns vorstellen.* Erproben wir diese Methode an den übrigen Körperteilen: Lenken wir mit unserer Vorstellungskraft (Imagination) die Lebenskraft dorthin, denken wir ständig daran, daß die Muskeln des betreffenden Körperteils sich jetzt rapid stärken, entwickeln und beobachten wir unmittelbar oder im *Spiegel* das prächtige Spiel der Muskeln — und wir werden in kurzer Zeit einen prachtvollen Organismus aufbauen, der auch die Sportler in Staunen versetzen wird.

Das Geheimnis der nachhaltigen Wirkung des »Zeitlupenturnens« auf die Muskeln und den ganzen Organismus ruht in der Aufbauarbeit des Bewußtseins. Wie dies schon im Kapitel über die Lenkung des Bewußtseins erwähnt ist, wird die kleine, geringe Materie der Nervenenden vom bewußten Willen mit Kraft »besetzt«. Diese kleinen Reservoirs werden während der Übung mit einer Menge Prana gefüllt, so daß sich der Aufbau der Materie, der Muskeln, nicht nur während der Gymnastik, sondern auch danach, ja sogar im Schlaf, in Befolgung der bewußt vorgestellten Formen, sozusagen nach Diktat fortsetzt.

Beim Kinde und auch noch beim Halbwüchsigen kann die Kraft des Bewußtseins bis zu einem gewissen Grade sogar das Knochensystem nach Willkür umbauen. Das wird jener wirklich verstehen, der es selbst erprobt und nicht nur in der Theorie, sondern auch in der Praxis erlebt. Nach kurzer Übungszeit kann er die aufbauende Macht des Bewußtseins am eigenen Körper erleben. Diese mit Hilfe von Autosuggestion und Gedankenkonzentration durchgeführten Übungen wirken infolge der seelischen Beeinflussung unvergleichlich stärker auf die Muskeln und den Organismus als irgendein seelenloser Sport.

*Das indische System der Leibesübungen im Zeitlupentempo* bringt wirklich Wunder zuwege, wenn wir sie fleißig jeden Tag vornehmen. Es ist keinerlei Gerät dazu erforderlich, denn Yoga schreibt natürliche, uralte Leibesübungen vor, die eine Imitation des täglichen »Sports« des primitiven Menschen sind. Als Beispiel stehe hier gleich die erste Übung.

Abb. 67, Seite 252

*Speerwerfen.* — Die Rechte schließen wir zur Faust, als würden wir einen Speer umfassen; wir stehen mit gespreizten Beinen und strecken den linken Arm seitwärts aus. Jetzt holen wir mit dem ganzen Körper zum Speerwurf aus, strecken den rechten Arm ganz nach hinten und beugen auch den Rumpf etwas zurück: dies ist die Grundstellung beim Speerwerfen. Zur Probe vollziehen wir jetzt die zusammengesetzten Bewegungen des Speerwerfens bis zur letzten Phase, da die den Speer werfende Hand nach vorn ausgestreckt ist, während der linke Arm sich hinten befindet. Zwischendurch brechen wir mit dem rechten Knie in Fechterstellung aus. Seien wir darauf bedacht, *daß unsere Bewegungen plastisch und künstlerisch wirken.* Es ist sehr wichtig, daß wir sowohl diese *als auch die folgenden Übungen vollkommen entkleidet* oder in einer Badehose ausführen, *nach Möglichkeit vor einem Spiegel, der unsere volle Statur zeigt.* Insbesondere beim Zimmerturnen ist der Spiegel sehr wichtig, da wir durch Konzentration der Gedanken sowohl uns selbst, als auch die Harmonie unserer Bewegungen und das Spiel der Muskeln im Auge behalten können.
Jetzt folgt die eigentliche Yogaübung: »das Zeitlupenturnen«. Vor dem Spiegel nehmen wir die Grundstellung des Speerwerfens ein und vollziehen unter absoluter Anspannung aller in Bewegung befindlicher Muskeln jede Phase des *Speerwerfens so langsam, als ob wir uns in einer Zeitlupenaufnahme sehen würden.* Die Bewegungen müssen so langsam sein, daß die Übung, die unter normalen Umständen 2 bis 3 Sekunden in Anspruch nähme, *eine halbe bis eine ganze Minute dauert.* Unterdessen beobachten wir mit etwas zur Seite geneigtem Kopf uns selbst, ferner das immer vollkommener werdende Spiel der dem Willen gehorchenden,

schwellenden Muskeln und senden mit unserer Einbildungskraft Prana in sie. Nach Vollendung der Übung verharren wir eine Minute lang in der letzten Phase und kehren danach ebenso langsam zur Grundstellung zurück. Die Übung wiederholen wir zwei- bis dreimal. Zum Schluß lockern wir mit raschen, schüttelnden Bewegungen die benützten Muskeln und lassen sie erschlaffen. Beendet wird die Übung durch einige Serien von Tiefatmung.

Viele Sportsleute und Trainer des Westens werden diese Übungen belächeln. Doch bevor sie eine Meinung äußern, sollten sie die Wirkung verlangsamten Turnens mindestens *eine Woche* hindurch an sich selbst erproben, dann werden sie das staunenswerte Ergebnis sehen. Das Bewußtsein »zeichnet« die Formen der neuen, von Kraft strotzenden Muskeln nach unserem Belieben, wenn wir unsere Energie mit voller Aufmerksamkeit bewußt dem Körper zuführen. Es gibt keine noch so schmächtige Lunge, die nicht der Kraft des Selbstbewußtseins Folge leisten und sogar bei Erwachsenen noch Ansätze einer Entwicklung zeigen würde. Alles hängt von unserer Entwicklungskraft, unserem Willen und davon ab, ob Glaube in uns lebt. Alles, in das wir Glauben setzen, gelingt. Denn GLAUBEN MUSS MAN AN DAS, WAS NICHT IST, AUF DASS ES WERDE. — *Die Imagination ist die Schaffenskraft in unseren Händen.*

Die zweite Übung, die täglich vorgenommen werden soll, ist *das Bogenschießen.*

In gespreizter Stellung drehen wir uns seitwärts und machen eine Bewegung, als hielten wir einen Bogen in der Hand. Wir stehen fest, spannen die Schenkel- und Armmuskeln an, und — die Linke gut ausgestreckt — ziehen wir die Sehne mit der Rechten und lassen sie dann los. Etwa eine Minute lang soll die Ausführung der Übung in Anspruch nehmen. Schließlich »*Muskelschütteln*« und Atmen.

*Säbelfechten.* — Wir nehmen die Fechterstellung ein, als hielten wir einen Säbel in der Hand, springen vor und zurück und teilen nach jeder Richtung Hiebe aus — aber im Schneckentempo!
*Gewichtstemmen* — Wir beugen uns vor, ergreifen mit beiden Händen ein vorgetäuschtes, schweres Gewicht, reißen es bis Schulterhöhe, indem wir in Spreizstellung springen und stemmen unser »Gewicht« mit ausgestreckten Armen. Vor dem Spiegel stehend und unsere Bewegungen musternd, machen wir dies so langsam, daß es eine Minute dauert. Zum Schluß — wie stets — Muskelschütteln, Atmen.
*Holzhacken.* — Eine der wichtigsten Urübungen. In gespreizter Stellung heben wir vor dem Spiegel die beiden Arme, denken zwischen den zwei übereinander gesetzten Fäusten den Stiel der schweren Axt, mit der wir das Holz spalten. Langsame Ausführung von 1 bis 2 Minuten, Muskelschütteln und Atmen.

Abb. 70, Seite 251

*Laufen.* — Auch ein Ursport des primitiven Menschen. Vor dem Spiegel vollziehen wir die Bewegungen des Laufens, ohne uns jedoch von der Stelle zu rühren. Langsam atmend schicken wir bewußt Prana in diejenigen Muskeln, welche in Tätigkeit sind. Abschluß: muskellockerndes Schütteln, Atmen.
*Faustkampf.* — Boxerstellung vor dem Spiegel, als würden wir mit uns selbst kämpfen. Wir versetzen einige rechts- und linkshändige Gerade, dann den Rumpf vorbeugend je einen rechts- und linkshändigen Schwinger. Das Ganze führen wir so langsam als möglich aus, unter voller Anspannung der Kraft. Schließlich Muskelschütteln und gründliches Ausatmen.

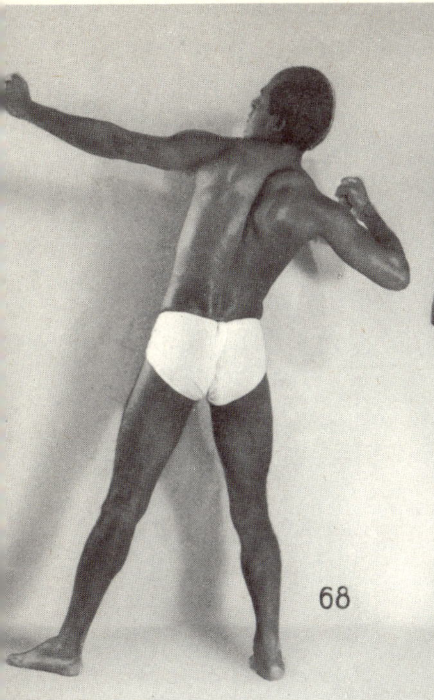

68

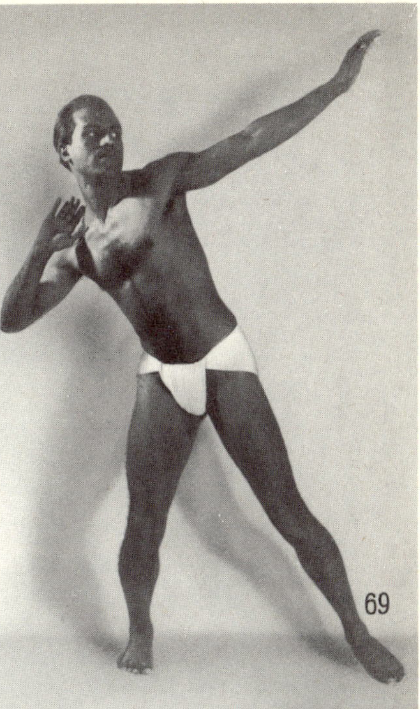

69

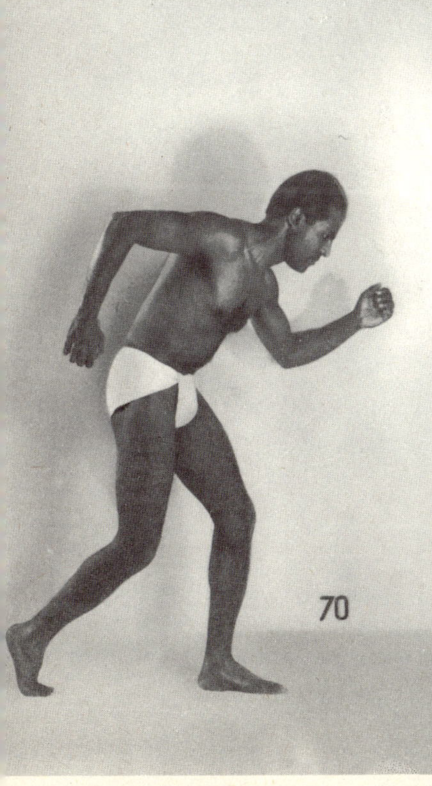

70

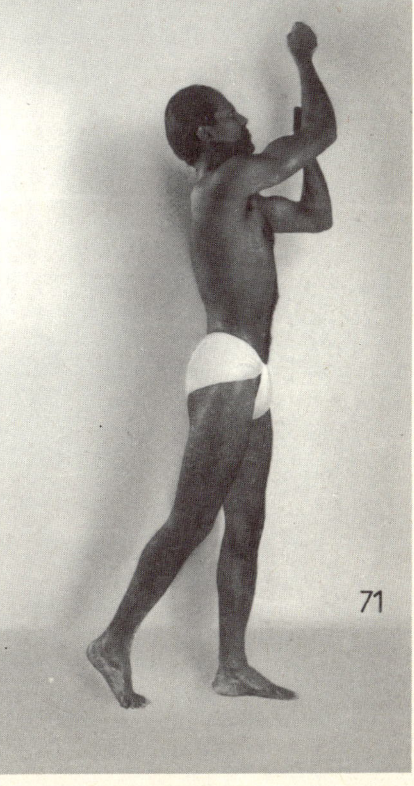

71

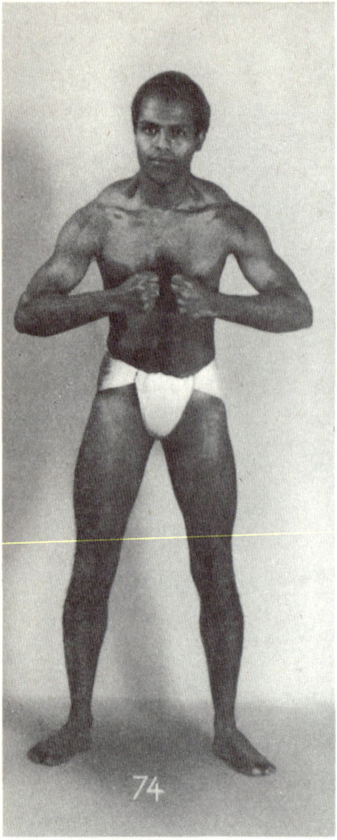
74

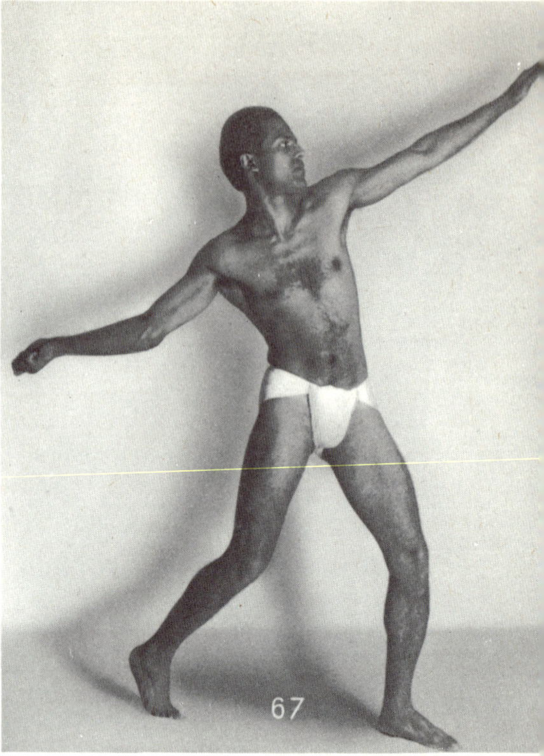
67

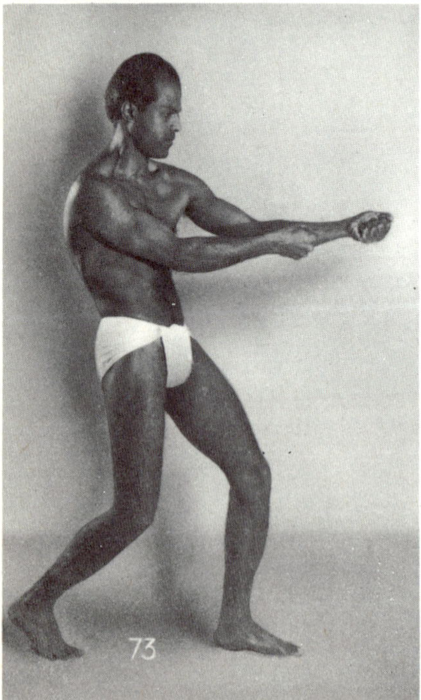
73

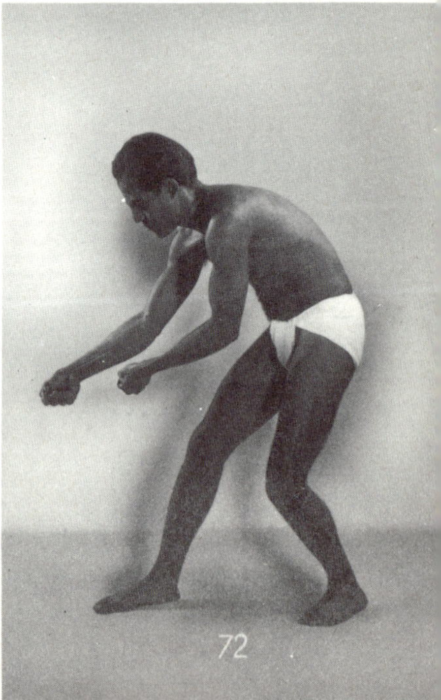
72

*Schwimmen.* — Diese Übung entspricht dem Trainieren des Schwimmens, wie es auch in Europa üblich ist. Wir liegen bäuchlings auf einer schmalen Bank oder einem hohen Schemel und führen Schwimmbewegungen aus, stets auf die Regelung des Atems achtend. Sodann legen wir uns auf den Rücken und ahmen normales Rückenschwimmen oder Rükkenkraulen nach. Über die Wichtigkeit des Schwimmens als eines uralten Sportes haben wir im Zusammenhang mit Pranayama bereits gesprochen und betonen auch hier, daß, abgesehen von jeder anderen Körperbewegung, jedermann täglich mindestens eine halbe Stunde schwimmen sollte.
*Mähen.* — Ebenfalls eine vorzügliche Übung zur Entwicklung der Rücken- und Seitenmuskeln und zur Bewahrung der Elastizität des Rückgrates. Nach rechts und links ausgeführte Drehbewegungen spornen die aus dem Rückgrat heraustretenden Nervenknoten an. Das Mähen wird sowohl nach rechts als auch nach links ausgeführt, sodann tief vorgebeugt das »Schneiden mit der Sichel«, ebenfalls im Zeitlupentempo. Beschluß: muskellockerndes Schütteln, Atmen.

Abb. 71, Seite 251

*Tauklettern.* — Eine sehr wichtige Übung zur Dehnung der Körpermuskeln. Sie kann mehrfach variiert werden. Ihr Zweck ist, die Bewegungen primitiver Völker beim Baumklettern und Hängeklettern nachzuahmen. Die Durchführung ist überaus einfach: Wir ergreifen einen dicken Ast, falls wir unter Bäumen üben, im Zimmer aber den Türrahmen und hängen zuerst einige Sekunden, später — nach und nach die Zeitdauer steigernd — mehrere Minuten hindurch regungslos. Nach kurzem Ausruhen erfassen wir abermals den Ast oder den Türbalken und ziehen uns langsam bis zum Kinn hinauf, so oft es geht.

*Gehen auf allen vieren.* — Zivilisierte, erwachsene Menschen werden diese Übung als mit ihrer Würde unvereinbar empfinden, doch ist sie von sehr heilsamer Wirkung. Ein Gehen auf allen vieren nur fünf Minuten lang wird für Blutkreislauf, Gehirn und innere Sekretionsdrüsen mit ähnlichem Vorteil verbunden sein, wie die Asanas in verkehrter Lage. Beim Gehen auf allen vieren darf man natürlich nicht auf den Knien rutschen, sondern muß sich mit ausgestreckten Beinen und Händen vorwärtsbewegen, so daß der Kopf nach unten hängt; die physiologischen Wirkungen dieser Haltung haben wir schon in früheren Kapiteln besprochen. Ein, zwei Minuten hindurch gehen wir mit möglichst ausgestreckten, steifen Armen und Beinen, danach, noch langsamer, mit eingebogenen »wiegenden« Gliedern, und schließlich nur mehr auf den Ellbogen. Dies ist das sogenannte »Indianergehen«. Wenn einige Minuten lang durchgeführt, bildet dies eine der vorzüglichsten Übungen und entwickelt die Muskeln.

Abb. 72, Seite 252

*Brunnenziehen, Wasserschöpfen.* — Mit gespreizten Beinen stehen wir vor dem Spiegel und vollziehen, den Rücken etwas gebeugt, mit Armen und Schultern langsame Bewegungen, so als würden wir an einem Seil einen schweren Eimer aus einem tiefen Brunnen herausziehen. Während sich unsere Linke gegen die Brust krümmt, greifen wir mit der rechten Hand tief hinunter, fast bis zum Boden, ziehen das Seil bis zur Brust hinauf und setzen dann mit der Linken dieselbe Bewegung fort. Zum Schluß: Muskelschütteln und einige Yogi-Atmungen.

Abb. 73, Seite 252

*Tauziehen.* — Gespreizte Stellung vor dem Spiegel; beide Arme werden vorgestreckt, und mit den Händen erfassen wir das Ende des nicht vorhandenen Seils. Zuerst ziehen wir die Rechte mit voller Kraft ein, während wir den Rumpf nach rechts drehen, sodann die Linke bei einer Drehung nach links. Diese abwechselnde Bewegung ist eine der besten Rückenübungen. Vergessen wir aber auch hier nicht: das Hauptgewicht liegt darin, daß alle Bewegungen so langsam wie nur möglich sein müssen, damit jede Phase unserer Bewegungen vom Selbstbewußtsein gelenkt wird. Unsere Bewegungen müssen vollkommen harmonisch sein.
*Tauklettern.* — Diese Übung stimmt mit der vorhergehenden überein, mit dem Unterschied, daß wir uns das Tau nicht in waagrechter Richtung, sondern senkrecht in der Luft hängend, vorstellen. Wir ziehen demnach von oben nach unten.

Abb. 74, Seite 252

*Ringkampf.* — Wir ringen mit einem bildlichen Gegner vor dem Spiegel. Die langsam ausgeführten Bewegungen wirken hier besonders schön. Ab und zu, zwischen den einzelnen Kampfgriffen, schalten wir Kumbhaka ein. Letzteres soll aber nicht mehr als 7 Sekunden in Anspruch nehmen.
Die Bewegungen für Fußball, Eislauf, Tennis, Ski und Kugelstoßen können ebenfalls im Zeitlupentempo vorgenommen werden.

Wozu ist zum System des Zeitlupenturnens der Stehspiegel erforderlich? Er ist eigentlich eine Konzession für Europäer, die zu Hause üben. Die indischen Yogis lassen ihre Schüler die *Dhandal-* und *Bhaskyübungen* so vornehmen, daß sie

die Zeitlupenbewegungen nach Vorschrift gleichzeitig mit dem *Guru* (Meister) vollziehen. Sie beobachten mit einer hochgradigen geistigen Konzentration das großartige Muskelspiel des Meisters, der über eine tadellos ausgearbeitete Muskulatur verfügt. Sie üben also »nach Muster«. In ihr Unterbewußtsein prägt sich das sich ihnen darbietende Bild eines vollkommenen Körpers ein, der eben durch diese Übungen die gegenwärtige Vollkommenheit erreicht hat. Dieser hohe Grad von Association und Pranakonzentration kann nur durchgeführt werden, wenn wir einen vollendet schönen Meister haben; da dies im Westen nicht immer erreichbar ist, bietet sich als vorzüglicher Ersatz der Spiegel. Hier müssen wir uns aber die schönen Formen selbst — ohne Muster und ohne Vorbild — intensiv vorstellen. Es ist deshalb vorteilhaft, unsern Spiegel mit einigen Bildern von schön entwickelten, athletischen Körpern zu umhängen. Können wir uns keinen großen Spiegel beschaffen, so ergibt sich eine Lösung dadurch, daß wir uns abends vor die Lampe stellen und unser Schattenbild an der Wand beobachten. Versuchen wir einmal, nur schöne Bilder der verschiedenen Bewegungen zu geben! Wichtig ist, sich selbst zu beobachten, entweder im Spiegel oder im Schattenriß.
Haben wir bisher noch keinen Sport betrieben, so ist unser Körper, unsere Muskulatur, eine rohe Masse, etwa wie der unbehauene Block eines Bildhauers. Hat jemand wohl schon einen Bildhauer gesehen, der mit geschlossenen Augen an seinem Werke schafft und erst dann seine Arbeit kontrolliert und bewundert, wenn sie ganz fertig ist?
Ebenso wie der Bildhauer während der Arbeit die langsame Entfaltung seines Werkes ständig beobachtet und sich daran freut und, indem er die Belebung des toten Stoffes mit Aufmerksamkeit verfolgt, aus der Arbeit Glauben, Anregung, ja Begeisterung schöpft: ebenso müssen wir das Spiel un-

serer Muskeln, den harmonischen Gleichklang des Körpers und die rasche Entwicklung unserer Muskulatur bewundern, bis aus dem formlosen »toten Stoff« ein lebendiges Bildwerk mit athletischen Muskeln geworden ist. Das eigenartige uralte System der mit Glauben, Willen und Vorstellungskraft gepaarten Körperübungen sollte es wert sein, von den Sportlehrern des Westens eingehend studiert und beachtet zu werden.

# XVI. Nichts ohne Seele!

Befaßte ich mich auch in diesem Buch nur mit den indischen Regeln, die sich auf den physischen Leib beziehen — eine Darstellung der höheren Yogi-Weisheit behandelte ich in meinem Buche: »Yoga in den zwei Welten« —, so ist der Hatha-Yoga trotzdem ganz durchdrungen von den Grundelementen des geistigen Yoga. So muß ich denn auch darüber noch einige Worte sagen.

Bevor ich auf die Hauptgrundsätze einer höheren indischen Philosophie wenigstens in großen Zügen übergehe, gestatte ich mir, noch einmal über die außerordentliche Wirkung zu sprechen, die von den Körperübungen — unter Zusammenwirkung von Geist und Seele — auf die Muskulatur ausgeübt werden können.

Der Gedanke — die Offenbarungsform des Geistes — ist allmächtig und schmiedet unser gutes oder böses Schicksal. Im Kapitel über die Wechselwirkungen von Leib und Seele konnten wir sehen, daß wir mit Hilfe guter und positiver Gedanken das Gute anziehen, negative, schlechte Gedanken oder böse Gefühle aber uns ins Übel, in Elend und Krankheit stoßen. Die Kraft des Gedankens beherrscht das irdische Leben, die Fühlungnahme der Menschen untereinander, ihre Geschäfte und ihre Gewohnheiten. Die Kraft des konzentrierten Gedankens aber — wenn wir wissen, wie der Gedanke geordnet und auf suggestive Weise ausgeströmt werden kann —, ist so mächtig, daß der Eingeweihte mit seiner Hilfe mit spielerischer Leichtigkeit den Willen seiner Mitmenschen wird beherrschen können. Der Yogi lebt jedoch nicht für diesen Zweck, sondern will einzig und allein die Gottverbundenheit verwirklichen.

In diesem Zusammenhang möchten wir das großartige wissenschaftliche Experiment erwähnen, das der hervorragende Professor der amerikanischen Yale-Universität, W. G. Anderson in Verbindung mit Messung der Gedanken- und Geisteskraft durchgeführt hat. Ein Student wurde auf eine sehr empfindliche, feine Waage gelegt, so daß das Gravitationszentrum genau im Gewichtszentrum der Waage lag. Nun stellte er dem jungen Manne Rechenaufgaben, worauf das Blut des Studenten dem Gehirn zuströmte, — mit dem überzeugenden Ergebnis, daß infolge veränderten Gleichgewichtes die Waage in der Richtung des Kopfes kippte. Je schwieriger die Rechenaufgaben waren, also je tiefer der Student nachdenken mußte, um so größer war die Abweichung des Züngleins der Waage. Als Fortsetzung dieses Experimentes forderte der Professor den Studenten auf, intensiv an Leibesübungen zu denken; er solle sich zum Beispiel vorstellen, daß er 10 bis 20 tiefe Kniebeugen vornehme und seine Fußmuskeln stark in Anspruch genommen seien. Nach einigen Minuten kippte die Waage in der Richtung der Füße, was ein überraschender Beweis war, daß allein die Kraft der Seele genügte, um eine Blutströmung in der Richtung der Füße zu lenken, und dies nur durch in Gedanken ausgeführte, also vorgestellte Bewegungen. Dieses Experiment machte Professor Anderson auch mit mehreren seiner Hörer und erzielte dabei ähnliche unerwartete Ergebnisse.

Um die wunderbare Wirkung des Geistes auf den Körper und die Muskeln noch eingehender zu untersuchen, maß der Professor die Kraft des rechten Armes von elf seiner jungen Studenten. Diese betrug im Durchschnitt 60 Kilogramm, während der Kräftedurchschnitt des linken Armes 50 Kilo entsprach. Nun trainierte er in einem speziellen und viel

Sorgfalt erfordernden Turnen eine Woche hindurch nur den rechten Arm der Jungen. Die sodann angestellten, genauen Messungen ergaben die überraschende Tatsache, daß, während die Kraft des rechten Armes um 3 Kilo verstärkt worden war, die Zieh- und Stoßkraft des unbeschäftigten linken Armes während derselben Zeit um $3^1/_2$ Kilogramm zugenommen hatte! Dieses Experiment erbrachte den Beweis, daß das Gehirn, das die mit Interesse durchgeführten Turnübungen lenkte, aus dem Zentrum nicht nur Blut in die turnenden Muskeln schickte, sondern *auch den untätigen linken Arm stärkte und entwickelte.*

Prof. Anderson konstruierte eine besondere schaukelartige Bank, die sich im absoluten Gleichgewicht befand, wenn er sich drauflegte. Dachte er daran, daß er eben tanzte oder den amerikanischen Volkstanz Jig ausführe, so begann sich nach einigen Sekunden jener Teil der Bank, wo sich die Füße befanden, zu senken. — Der deutsche Kraftmensch der 80er Jahre, Eugen Sandow, verkündete schon seinerzeit, daß die ohne Gedankenkonzentration und interesselos, nur mechanisch ausgeführten Leibesübungen sehr wenig für die Entwicklung der Muskeln tun könnten. Er und Professor Anderson waren die ersten, die etwas von der wunderbaren Wirkung eines indischen Turnsystems vor dem Spiegel gehört hatten; bedauerlicherweise gedachten sie dieses Umstandes nur im Zusammenhange mit ihren Übungen, und so geriet dieses Wissen bald in Vergessenheit.

Es erübrigt sich, noch zu erwähnen, daß die *Yoga-Philosophie* im scharfen Gegensatz zu dem — zu unserem Leidwesen — in der Welt vorherrschenden Materialismus steht. Nach *Dschana-Yoga* besteht der Mensch aus drei Teilen: aus Körper, Seele und Geist. Der Geist ist das SELBST, der nie verschwindende, ewig leuchtende, göttliche Funke, der nach dem Tod von der irdischen Staubhülle befreit wird und seine

Existenz auf einer höheren Ebene fortsetzt. Die Seele ist der Sitz des Gefühls- und Trieblebens, eine kleine Lagerstelle der Instinkte und des unterbewußten, kleinen Ichs, das den vollkommen unstofflichen Geist mit dem derben, stofflichen Körper verbindet. Mit andern Worten: die Seele ist das Kleid des Geistes, seine halbmaterielle, unsichtbare Hülle, die Akkumulation des Prana und der kosmischen Strömungen, im Gegensatz zum wunderbar komplizierten, durchaus materiellen und feinen Präzisionsradiosender und Empfangsapparat des Gehirns, das die belebenden Leibesvibrationen des GROSSEN SENDERS aufnimmt und in seinem kleineren Sendekreis die Verbindung auf den Gedankenaustausch zwischen Menschengeistern sichert. Tiere, Pflanzen und Minerale haben nach dem Yoga nur eine Seele, da sie in der nach oben strebenden Linie ihrer Entwicklung noch nicht jenen Grad erreicht haben, wo der göttliche Funke in ihnen entzündet wird, so daß sie nach Jahrtausenden oder Jahrmillionen schon in Form bewußter menschlicher Existenz verkörpert werden könnten.

Im Zusammenhange damit muß ich einen allgemein verbreiteten westlichen Irrglauben über die indische »Seelenwanderung« entkräften, derzufolge wir im Körper von Tieren neugeboren werden. Diese Lehre wurde von den höher geordneten, indischen Religionen nie verkündet. Nach der Hindulehre kann sich der menschliche Geist nur nach oben vervollkommnen, und es gibt keine irdische Sünde, welche die Seele, entgegen den ewigen Gesetzen der Entwicklung, in eine niedrigere Daseinsstufe degradieren würde. Hingegen ist es ein wichtiger Lehrsatz der Yoga-Philosophie, daß zur Vervollkommnung des menschlichen Geistes und zur Wiedergutmachung alter Sünden der Mensch nach Jahrhunderten, entsprechend dem Willen Gottes, wieder geboren werden muß. Nur mit der Reinkarnation können — nach indischer Auffassung — die für eine normale Urteilskraft unfaßbaren Unterschiede einigermaßen erklärt werden, die im irdischen Leben zwischen den Menschen bestehen. Weshalb wird der eine Mensch zum Bettler, der andere zum König, der eine als umschwärmter, schätzereicher Maharadscha, der andere als verachteter Paria geboren? Wo ist hier die Gerechtigkeit? — frägt der indische Denker. —

Das menschliche Leben ist eine freie Arena, in der jeder zur Geltung kommen und seine seelischen und körperlichen Fähigkeiten nach freiem Willen in guter oder schlechter Richtung lenken kann. Wer sah schon auf einem westlichen Sportplatz, wo »fair play« streng eingehalten wird, Wettbewerber, von denen einige üppig genährt, andere erst nach monatelangem Training zum Sportplatz kamen und neben diesen von der Straße aufgelesene, kraftlose, lahme Bettler, um den ungleichen Kampf aufzunehmen? Die Bettler werden sicher nicht die geringsten Erfolgsaussichten haben. Wenn wir nun die Lehre der Reinkarnation verwerfen, muß uns jede Art von irdischer Sportarena als himmelschreiende Ungerechtigkeit erscheinen. Nach allgemein gültiger westlicher Auffassung — es handelt sich zunächst um jene, die an eine Seele und ein Jenseits glauben —, kommen die Menschen nicht mit einem seelischen Handicap zur Welt, da ihre Seele bei der Geburt ein »unbeschriebenes Blatt« ist: die unverdorbene Seele ohne Sünden erhält der Mensch gleichzeitig mit dem Leben zum Geschenk. Die Yoga-Philosophie aber lehrt, dies wäre eine große Ungerechtigkeit! Die Ungleichheiten des Lebens und ihr Sinn können — indischer Auffassung gemäß — nur erklärt werden, wenn wir voraussetzen, daß auf der nach oben strebenden geistigen und moralischen Entwicklung, deren Endziel sich im flammenden Lichtstrom ewigen Glanzes und ewiger Liebe verliert, mehrere Stufen, mehrere

Klassen sind, die wir wiederholen können, wenn wir uns in der vorherigen nicht bewährt haben.

In den jetzigen blutdurchtränkten Zeitläufen ist es für den denkenden Menschen ein Ding der Unmöglichkeit zu übersehen, daß sowohl sein unmaßgebliches persönliches Los, als auch der Wettstreit der Völker, der triebhafte Hang nach Freizeit und nach besserer Lebenshaltung und all die Kriege in einen göttlichen Weltplan eingeschlossen sind. Das Zeitalter des Materialismus geht zur Neige. Die Menschheit strebt nach höheren Idealen, denn sie fühlt in ihrem unbewußten und bewußten SELBST, daß die vielen Lügen, der Klassenkampf, die Unterdrückung, die geistlose Konvention und die widernatürliche Lebensführung, zu der der Mensch von einer sich selbst vernichtenden Zivilisation gezwungen wurde, im Zusammenbruch stehen, und daß in Bälde eine neue, schönere, freiere, für das Gemeinwohl offenere Welt geboren werden wird.

Das ganze System des Hatha-Yoga gründet sich auf eine Rückkehr zur natürlichen Lebensweise, zu der Intuition, die den menschlichen Geist aus höheren Ebenen lenkt. Es gründet sich auf die Rückkehr zu den Eingebungen des Geistes und wird so zum wertvollsten Schatze der im Werden begriffenen neuen Welt und einer Generation, die ein glückliches und natürliches Leben führen wird. Mit dem Verstummen des Waffenlärms wird eine neue, freiere Welt geboren werden, und es kommt näher die Zeit zur Heilung der Wunden und zur Erziehung des Körpers in einer neuen, gesünderen und selbstbewußteren Weise. Das walte Gott, daß die drei größten Geschenke des Hatha-Yoga: GESUNDHEIT, KRAFT und JUGEND der neuen Generation zuteil werden mögen!

# XVII. Einige Ratschläge für Yoga-Schüler

Stehe auf und gehe zu Bett immer zur selben Zeit. Begib dich spätestens um 10 Uhr zur Ruhe, denn die kosmische Lage der Erde bietet für dich *vor Mitternacht jene Strahlung, in der sich das Nervensystem am besten regenerieren kann.*
Beim Erwachen sei dein erster Gedanke die GESUNDHEIT! Vertiefe dich in das Wesen der Gesundheit und Kraft von Seele und Körper.
Wenn möglich, bade täglich und befreie deinen Körper von anhaftenden Unreinheiten und vergiftenden Toxinen. Deine körperlich-seelische Atmosphäre sei rein.
So oft als nur möglich befreie deinen Fuß aus dem ungelüfteten Kerker des Schuhwerks und wandle barfuß über den nackten Boden im Walde, auf der Wiese, am Rand des Wassers. Durch die Sohlen saugst du Erdstrahlen ein, und dies kräftigt und erfrischt den Organismus in außerordentlicher Weise. Der Städter ermüdet deshalb so rasch, weil die Schuhe, das Pflaster, der Asphalt ihn von dieser heilsamen Kraftquelle trennen. Der Dorfbewohner geht mehrere Kilometer ohne Ermüdung zu Fuß, er zieht aber oftmals die Stiefel aus und trägt sie über die Schulter geworfen! Vor dem zu-Bette-Gehen übe deine Zehen, bewege sie einzeln, damit sie eingelebt und bewußt werden.
Gehe täglich einige Minuten ganz nackt einher. Du hast dieses Luftbad nötig, da deine Haut den ganzen Tag hindurch von der Luft abgeschlossen ist und die Hautatmung durch die schwere Kleidung behindert wird. Beginnst du dieses Luftbad im Sommer und machst es täglich, so wirst du prachtvoll abgehärtet werden.

Früh morgens und abends mache Augenübungen, damit du nie auf eine Brille angewiesen sein mußt.
Sei bedacht auf die Sauberkeit deiner Nasenlöcher, denn sie sind das Tor des Prana.
Schnupfe des Morgens aus der Handhöhle nicht zu kaltes, mild gesalzenes Wasser. Hast du etwa einen Katarrh, so nimm dreimal täglich ein Nasenbad. Gieße in eine Schale warmes Wasser, wie du es eben ertragen kannst, setze einen flachen Kaffeelöffel von Natrium-Bicarbonat hinzu, neige dein Gesicht darüber, stecke die Nase in das Wasser und schnupfe es tief ein, bis es in die Mundhöhle dringt. Danach übe Sarwagasana. So wirst du auch den hartnäckigsten Katarrh loswerden.
Der Mund soll vor und nach jeder Mahlzeit gespült werden. Die Zähne halte man rein. Schneide dir ein kleines Eichenzweiglein — Fichte oder Eukalyptus ist auch gut —, das Tannin erfrischt und stärkt das Zahnfleisch und verhindert die Zahnsteinbildung und somit den Zahnfleischschwund, diese im Westen so häufige Krankheit. Zwischen den Borsten der Zahnbürste werden eine Unmenge von Mikroben gezüchtet. Das Tannin des Eichenholzes desinfiziert. Der Gebrauch ist sehr einfach: Nimm ein Zweiglein im Durchmesser von einem halben Zentimeter, kaue das Ende so lange, bis die Fasern ausgebreitet sind, wie ein kleiner Besen. Mit diesem besenartigen Ende reinige deine Zähne von innen und außen in senkrechter Richtung, damit so die Zähne, wie auch deren Zwischenräume gereinigt werden. Die Krone wurde bereits durch das Kauen gereinigt. — Verletzen wir das Zahnfleisch möglichst nicht, vielmehr kauen wir das Holz so lange, bis es fein weich wird. Der frische Zweig ist elastisch, saftreich und auch sonst nicht so starr, daß er sticht. Dies mache jeden zweiten Tag. An den übrigen Tagen nimm ein wenig feuchtes Salz auf den Zeigefinger, und wenn es zergangen ist, so

reibe damit die Zähne und das Zahnfleisch ab, wodurch die Blutzirkulation erhöht wird. Diese Prozedur stärkt Zahnfleisch und Zahnwurzeln. Deine Zähne werden milchweiß und dein Atem frisch.

Die Speisen sollen gut gekaut werden. Das gründliche Kauen ist nicht nur für die Verdauung nötig, es sorgt auch für eine reiche Blutzufuhr der Zahnwurzeln.

Deine Nahrung bestehe immer mehr aus Rohkost. Wer ein starker Fleischesser war, soll es nicht ohne Übergang lassen, da dies nachteilig für den Organismus wäre. Die Umstellung hat stufenweise zu erfolgen. Etwas Fleischnahrung ist bei kühlerem Klima begründet und kein Hindernis für den Yoga.

Aber vor allem Mäßigung! Das Fleisch verursacht zuviel Schlacke und belastet die Verdauungsorgane sehr. Gemüse, Obst, Steinobst, Getreide, Honig, Milchprodukte sollen die Hauptnahrung bilden.

Sorge für tägliche ordnungsmäßige Entleerung der Gedärme. Ist die Darmtätigkeit nicht regelmäßig, so empfiehlt es sich, die entsprechenden Asanas zu üben: Uddiana-Bandha, Pastschimotana, Yoga-MUDRA, Nauli usw. Gewöhne deine Gedärme daran, ihre Entleerungsarbeit zur natürlichen Absonderungszeit des Morgens oder nach einer der Mahlzeiten zu vollziehen.

Will man im Hatha-Yoga ernsthafte Erfolge erzielen, so ist das Tabakrauchen, der Genuß alkoholischer Getränke und die üble Angewohnheit sonstiger gefährlicher Laster zu meiden, stumpfen doch gerade diese jene Nervenzentren ab, deren Entwicklung angestrebt wird.

Laß nie zu, daß Groll, Haß, Verachtung, Habsucht, Neid, Eitelkeit und ähnliche niedere Gefühle deine Seele berühren. Derartige Gefühle bringen im Menschen gefährliche Strömungen in Gang, vergiften Seele und Leib, und die Folge

davon ist Krankheit. Disziplinieré dein Gemüt, sei heiter und lasse nicht zu, daß äußere Umstände dich beeinflussen! Sei stets dessen bewußt, daß *am Himmel deiner eigenen Seele du die Sonne bist!*
Sprich nur, wenn du etwas zu sagen hast. Mit überflüssigem Geschwätz vergeudest du eine Unmenge positiver Energie. Meide falsche Gedanken, Reden, Handlungen.
Es ist von großem Nutzen, jeden Monat, am besten bei Neumond und Vollmond, einen Fasttag und Maunam (volles Schweigen) zu halten. Die Stauschleusen lassen deine Energien anschwellen, und deine Willenskraft und Gesundheit werden gefestigt werden.
Übe den Yoga wenn möglich in einem gesonderten Raum. In diesem sei reine Luft. In einem Zimmer, erfüllt mit Tabakqualm oder Alkoholgeruch, wo kurz vorher minderwertige Gespräche geführt wurden, übe nicht! — Betrittst du den Raum zum Üben, laß mit deinem Mantel all deine Sorgen, Unruhen, deine Unlust und alle Verzagtheit draußen. Dann wird dein Heim vor Heiterkeit und weihevoller Reinheit strahlen. Übe den Yoga auf einem sauberen Teppich oder auf reiner Matte, mit dem Gesicht gegen Osten.

Beginne deine Übungen mit der Ausschaltung des Angstgefühls, schaue voll Vertrauen in die Zukunft und beginne die tiefen Einatmungen in dem Glauben an die Heilkraft der Übungen: Ruhe, Frohsinn, Geduld und Festigkeit erfüllen deine Seele!

Die seelische Befreiung schwebe stets vor deinen Augen. Strebe unentwegt danach, sie zu erreichen. Lerne einige Sätze aus den Wegweisungen großer Meister wörtlich auswendig. Fühlst du, daß die Finsternis dich anficht, verjage sie mit Hilfe der Helle, die aus den Worten der Meister strömt:

»Zwei Dinge meide, oh Wanderer: Nutzlose Wünsche und übertriebene Kasteiung des Körpers.« Buddha.

»Der Mensch muß seine Augen nach innen kehren, um den wundervollsten Entdeckungsweg der Welt beginnen zu können.« Brunton.

»Kurz ist der Genuß, wie der Blitz, wozu soll ich also dem Weg der Genüsse folgen?« Buddha.

»Die Kraft muß zu einer Nation durch die Erziehung kommen.« Vivekananda.

»In einem Zwiespalt zwischen dem Herzen und dem Verstand, folge dem Herzen.« Vivekananda.

»Wenn man die Wirklichkeit sich vorstellt, so wird aus der Vorstellung eine Wirklichkeit.« E. H.

»Der Körper ist nur die äußere Hülle des Geistes, und was auch immer der Geist ihm vorschreiben wird, muß er ausführen.« Vivekananda.

»Wenn die Materie mächtig ist, so ist der Gedanke allmächtig.« Vivekananda.

»Die Erlösung der Welt ist eine kultivierte Menschheit.«
Pestalozzi.

# XVIII. Tabelle praktischer Übungen

*Der Hatha-Yoga hat den Zweck, uns unseren Körper bewußt zu machen, uns in ihn einzuleben!* Dies ist aber nicht alles. Das Endziel ist, auch verstandesmäßig bewußt zu sein, das heißt, in unserem Geiste. Das Üben der Asanas, verbunden mit Pranayama, bringt den Körper vollkommen unter unsere Kontrolle; gleichzeitig müssen wir aber auch darauf bedacht sein, den Verstand zu disziplinieren: nach außen, für die Umwelt, seien wir passiv und abgeschlossen, zur selben Zeit aber konzentrieren wir uns nach innen auf das SELBST und erleben in gesteigertem Maße eine höher geordnete Wachsamkeit. Der Mensch muß seinen Verstand unter ständiger Kontrolle halten, er darf nicht zulassen, daß seine Gedanken zügellos umherschweifen; er soll vielmehr in ständiger Ruhe und Ausgeglichenheit leben. Erlangen unkontrollierte Gedanken die Macht über uns, so verlieren wir den Boden unter den Füßen und liefern uns jedem Unglück aus. Das Geheimnis des Glücklichseins hängt davon ab, in welchem Grade wir *über Verstand und Körper herrschen.*

Die Hatha-Yoga-Übungen lehren uns die absolute Herrschaft über den Leib und die in diesem lebenden Energien. Unter den Übungen, die in den Tabellen enthalten sind, finden wir einige, jeweilig die neunte, die stets von Sawasana gefolgt wird. Diese ist dazu berufen, uns bei der Disziplinierung unserer Gedanken zu helfen. Beim Wachsein befindet sich der Sitz des Bewußtseins im Hirn. Jetzt müssen wir es dazu zwingen, sich auf einige Minuten zurückzuziehen und unser Denkorgan leer zu machen. Unser mentales Zen-

trum ruht übrigens nur während des Schlafens, da trägt die Natur dafür Sorge, daß dieses wichtigste Energiereservoir von der allgemeinen Inanspruchnahme ausgeschaltet wird.
Wir sitzen in Padmasana-Stellung, schalten jeden Gedanken aus, konzentrieren uns auf das Herz und regulieren den Atem, bis er ganz langsam und gleichmäßig ist. Unser Rückgrat halten wir gerade und wir erleben vollkommenen Frieden. Wir denken mit großer Aufmerksamkeit an das Herz und fühlen so, als würden wir ins Herz »hineingehen«. Jede Unruhe vor der Schwelle lassend, strahlen wir vollkommene Stille und Ruhe aus. . . . Achten wir darauf, daß kein anderer Gedanke uns störe. — Üben wir dies täglich 5 bis 10 Minuten! Dies ist besonders für die Menschen des Westens mit einer zu aktiven Lebensweise sehr notwendig und nützlich.
Den Frieden im Herzen bewahrend, legen wir uns auf den Rücken und beenden die Übungen also stets mit Sawasana.

Wer den Hatha-Yoga übt, richte sich nach den Zielen, die er erreichen möchte.
Für einen stark beschäftigten Beamten, der zur Wahrung seiner Gesundheit den Yoga betreibt, empfiehlt es sich, abends vor dem Nachtessen — und nie mit vollem Magen — die in der Tabelle angegebenen Übungen auszuführen.
Wer der Entwicklung seines Körpers und seines Selbstbewußtseins mehr Zeit widmen kann, der soll in der Morgenfrühe das Zeitlupenturnen, abends die Yoga-Übungen, oder umgekehrt: morgens die Yoga-Übungen und abends das Zeitlupenturnen vornehmen.
Wer noch intensiver dem Yoga leben will, der handelt am vernünftigsten, wenn er sich einen fachkundigen geistigen Lehrer sucht und unter dessen Kontrolle übt.

*I. Woche*

| | | |
|---|---|---|
| 1. | Volle Yogi-Atmung in Padmasana oder Sidhasana (S. 157, 173, 177) | 7 x |
| 2. | Kumbhaka 10–12″ zurückh.*) (S. 161) | 2 x |
| 3. | Uddschai »S. s. s.« (S. 162) | 3 x |
| 4. | Wakrasana 1. Phase (S. 182) | 2 x |
| 5. | Yoga-Mudra (S. 177) | 3 x |
| 6. | Matsyasana (S. 183) | 2 x |
| 7. | Bhudschangasana (S. 194) | 3 x |
| 8. | Wiparita-Karani (S. 210) | 3 x |
| 9. | Selbstversenkung (S. 173, 177) | 5′ |
| 10. | Sawasana (S. 233) | 5′ |

*II. Woche*

| | | |
|---|---|---|
| 1. | Volle Yogi-Atmung sitzend (S. 157, 173, 177) | 7 x |
| 2. | Kapalabhati 3 (S. 163) | 3 x |
| 3. | Sukh-purvak (S. 164) | 3 x |
| 4. | Wakrasana 2. Phase (S. 182) | 3 x |
| 5. | Pastschimotana (S. 184) | 3 x |
| 6. | Supta-Wadschrasana (S. 178) | 3 x |
| 7. | Trikonasana (S. 193) | 3 x |
| 8. | Sarwangasana (S. 205) | 3 x |
| 9. | Selbstversenkung (S. 173, 177) | 5′ |
| 10. | Sawasana (S. 233) | 5′ |

*III. Woche*

| | | |
|---|---|---|
| 1. | Volle Yogi-Atmung sitzend (S. 157, 173, 177) | 7 x |
| 2. | Reinigende Atmung (S. 165) | 3 x |
| 3. | Nervenstärkende Atmung (S. 166) | 3 x |
| 4. | Wakrasana 2. Phase (S. 182) | 2 x |
| 5. | Uddiana Bandha stehend (S. 188) | 3 x |

---

*) ″ = Sekunden, ′ = Minuten.

| | | |
|---|---|---|
| 6. | Padahastasana (S. 188) | 3 x |
| 7. | Ardha-Salabhasana (S. 200) | 2 x |
| 8. | Halasana (S. 219) | 2 x |
| 9. | Selbstversenkung (S. 173, 177) | 5′ |
| 10. | Sawasana (S. 233) | 5′ |

*IV. Woche*

| | | |
|---|---|---|
| 1. | Volle Yogi-Atmung sitzend (S. 157, 173, 177) | 7 x |
| 2. | »Ha«-Atmung stehend (S. 167) | 2 x |
| 3. | »Ha«-Atmung liegend (S. 167) | 3 x |
| 4. | Ardha-Matsyendrasana 1. Phase (S. 181) | 3 x |
| 5. | Ardha-Bhudschangasana 1. Phase (S. 196) | 3 x |
| 6. | Yoga-Mudra (S. 177) | 3 x |
| 7. | Trikonasana (S. 193) | 3 x |
| 8. | Wiparita-Karani (S. 210) | 3 x |
| 9. | Selbstversenkung (S. 173, 177) | 10′ |
| 10. | Sawasana (S. 233) | 10′ |

*V. Woche*

| | | |
|---|---|---|
| 1. | Volle Yogi-Atmung sitzend (S. 157, 173, 177) | 7 x |
| 2. | Pranayama Nr. 1 (S. 168) | 3 x |
| 3. | Pranayama Nr. 2 (S. 168) | 3 x |
| 4. | Ardha-Matsyendrasana 2. Phase (S. 181) | 2 x |
| 5. | Pastschimotana (S. 184) | 3 x |
| 6. | Bhudschangasana (S. 196) | 3 x |
| 7. | Uddiana Bandha stehend (S. 188) | 3 x |
| 8. | Sarwangasana (S. 205) | 3 x |
| 9. | Selbstversenkung (S. 173, 177) | 10′ |
| 10. | Sawasana (S. 233) | 10′ |

*VI. Woche*

| | | |
|---|---|---|
| 1. | Volle Yogi-Atmung liegend (S. 157, 173, 177) | 7 x |
| 2. | Pranayama Nr. 3 (S. 169) | 2 x |

| | | |
|---|---|---|
| 3. | Pranayama Nr. 4 (S. 169) | 2 x |
| 4. | Wakrasana 2. Phase (S. 182) | 3 x |
| 5. | Yoga-Mudra (S. 177) | 3 x |
| 6. | Mayurasana (S. 201) | 2 x |
| 7. | Danurasana (S. 200) | 2 x |
| 8. | Halasana (S. 219) | 3 x |
| 9. | Selbstversenkung (S. 173, 177) | 10′ |
| 10. | Sawasana (S. 233) | 10′ |

*VII. Woche*

| | | |
|---|---|---|
| 1. | Volle Yogi-Atmung sitzend (S. 157, 173, 177) | 7 x |
| 2. | Pranayama Nr. 5 (S. 169) | 3 x |
| 3. | Pranayama Nr. 6 (S. 170) | 3 x |
| 4. | Ardha-Matsyendrasana 1. Phase (S. 181) | 3 x |
| 5. | Matsyasana (S. 183) | 3 x |
| 6. | Mayurasana (S. 201) | 3 x |
| 7. | Uddiana Bandha sitzend (S. 188) | 3 x |
| 8. | Wiparita-Karani (S. 210) | 3 x |
| 9. | Selbstversenkung (S. 173, 177) | 10′ |
| 10. | Sawasana (S. 233) | 10′ |

*VIII. Woche*

| | | |
|---|---|---|
| 1. | Volle Yogi-Atmung sitzend (S. 157, 173, 177) | 7 x |
| 2. | Pranayama Nr. 7. (S. 170) | 3 x |
| 3. | Nervenstärkende Atmung (S. 166) | 2 x |
| 4. | Uddiana Bandha stehend (S. 188) | 3 x |
| 5. | Nauli oder Trikonasana (S. 189, 193) | 3 x |
| 6. | Salabhasana (S. 196) | 2 x |
| 7. | Sirschasana (S. 213) | 3 x |
| 8. | Wiparita-Karani (S. 210) | 3 x |
| 9. | Selbstversenkung (S. 173, 177) | 10′ |
| 10. | Sawasana (S. 233) | 10′ |

*IX. Woche*

| | | |
|---|---|---|
| 1. | Volle Yogi-Atmung sitzend (S. 157, 173, 177) | 7 x |
| 2. | Kapalabhati (S. 163) | 3 x |
| 3. | Kumbhaka 10—20″ zurückh. (S. 161) | 2 x |
| 4. | Sarwangasana (S. 205) | 3 x |
| 5. | Yoga-Mudra (S. 177) | 3 x |
| 6. | Bhudschangasana (S. 194) | 2 x |
| 7. | Mayurasana (S. 201) | 3 x |
| 8. | Sirschasana (S. 213) | 3 x |
| 9. | Selbstversenkung (S. 173, 177) | 10′ |
| 10. | Sawasana (S. 233) | 10′ |

*X. Woche*

| | | |
|---|---|---|
| 1. | Volle Yogi-Atmung sitzend (S. 157, 173, 177) | 7 x |
| 2. | Sukh-purvak (S. 164) | 3 x |
| 3. | »Ha«-Atmung stehend (S. 167) | 3 x |
| 4. | Simhasana sitzend (S. 230) | 3 x |
| 5. | Pastschimotana (S. 184) | 3 x |
| 6. | Ardha-Bhudschangasana (S. 196) | 2 x |
| 7. | Ardha-Matsyendrasana 2. Phase (S. 178) | 2 x |
| 8. | Sarwangasana (S. 205) | 3 x |
| 9. | Selbstversenkung (S. 173, 177) | 10′ |
| 10. | Sawasana (S. 233) | 10′ |

*XI. Woche*

| | | |
|---|---|---|
| 1. | Volle Yogi-Atmung sitzend (S. 157, 173, 177) | 7 x |
| 2. | Uddschai (S. 162) | 3 x |
| 3. | »Ha«-Atmung liegend (S. 167) | 3 x |
| 4. | Simhasana (S. 230) | 3 x |
| 5. | Ardha-Salabhasana (S. 200) | 3 x |
| 6. | Uddiana oder Nauli stehend (S. 188, 189) | 3 x |
| 7. | Danurasana (S. 200) | 2 x |
| 8. | Halasana (S. 219) | 3 x |

| | | |
|---|---|---|
| 9. | Selbstversenkung (S. 173, 177) | 10′ |
| 10. | Sawasana (S. 233) | 10′ |

*XII. Woche*

| | | |
|---|---|---|
| 1. | Volle Yogi-Atmung sitzend (S. 157, 173, 177) | 7 x |
| 2. | Pranayama Nr. 2 (S. 168) | 3 x |
| 3. | Pranayama Nr. 7 (S. 170) | 3 x |
| 4. | Wakrasana 2. Phase (S. 182) | 3 x |
| 5. | Supta-Wadschrasana (S. 178) | 3 x |
| 6. | Salabhasana (S. 196) | 3 x |
| 7. | Nauli oder Uddiana (S. 189, 188) | 3 x |
| 8. | Sirschasana (S. 213) | 3 x |
| 9. | Selbstversenkung (S. 173, 177) | 10′ |
| 10. | Sawasana (S. 233) | 10′ |

*XIII. Woche*

| | | |
|---|---|---|
| 1. | Volle Yogi-Atmung sitzend (S. 157, 173, 177) | 7 x |
| 2. | Kumbhaka 10—20″ zurückh. (S. 161) | 3 x |
| 3. | Kapalabhati (S. 163) | 3 x |
| 4. | Pranayama Nr. 6 (S. 170) | 3 x |
| 5. | Yoga-Mudra (S. 177) | 3 x |
| 6. | Ardha-Bhudschangasana 2. Phase (S. 196) | 3 x |
| 7. | Matsyasana (S. 183) | 3 x |
| 8. | Wiparita-Karani (S. 210) | 3 x |
| 9. | Selbstversenkung (S. 173, 177) | 10′ |
| 10. | Sawasana (S. 233) | 10′ |

*XIV. Woche*

| | | |
|---|---|---|
| 1. | Volle Yogi-Atmung sitzend (S. 157, 173, 177) | 7 x |
| 2. | Sukh-purvak (S. 164) | 3 x |
| 3. | Pranayama Nr. 4 (S. 169) | 2 x |
| 4. | Ardha-Matsyendrasana 2. Phase (S. 181) | 2 x |
| 5. | Trikonasana (S. 193) | 3 x |

| | | |
|---|---|---|
| 6. | Padahastasana (S. 188) | 3 x |
| 7. | Mayurasana (S. 201) | 3 x |
| 8. | Halasana (S. 219) | 3 x |
| 9. | Selbstversenkung (S. 173, 177) | 10′ |
| 10. | Sawasana (S. 233) | 10′ |

*XV. Woche*

| | | |
|---|---|---|
| 1. | Volle Yogi-Atmung sitzend (S. 157, 173, 177) | 7 x |
| 2. | »Ha«-Atmung liegend (S. 167) | 3 x |
| 3. | Pranayama Nr. 1 (S. 168) | 3 x |
| 4. | Yoga-Mudra Nr. 1 (S. 177) | 3 x |
| 5. | Wakrasana 2. Phase (S. 182) | 3 x |
| 6. | Ardha-Salabhasana (S. 200) | 3 x |
| 7. | Bhudschangasana (S. 194) | 4 x |
| 8. | Sirschasana (S. 213) | 3 x |
| 9. | Selbstversenkung (S. 173, 177) | 10′ |
| 10. | Sawasana (S. 233) | 10′ |

*XVI. Woche*

| | | |
|---|---|---|
| 1. | Volle Yogi-Atmung sitzend (S. 157, 173, 177) | 7 x |
| 2. | Nervenstärkende Atmung (S. 166) | 3 x |
| 3. | Pranayama Nr. 3 (S. 169) | 2 x |
| 4. | Simhasana (S. 230) | 3 x |
| 5. | Sirschasana (S. 213) | 3 x |
| 6. | Uddiana sitzend (S. 188) | 3 x |
| 7. | Danurasana (S. 200) | 2 x |
| 8. | Sarwangasana (S. 205) | 3 x |
| 9. | Selbstversenkung (S. 173, 177) | 10′ |
| 10. | Sawasana (S. 233) | 10′ |

*XVII. Woche*

| | | |
|---|---|---|
| 1. | Volle Yogi-Atmung sitzend (S. 157, 173, 177) | 7 x |
| 2. | Kapalabhati (S. 163) | 3 x |

| | | |
|---|---|---|
| 3. | Pranayama Nr. 7 (S. 170) | 3 x |
| 4. | Salabhasana (S. 200) | 2 x |
| 5. | Mayurasana (S. 201) | 2 x |
| 6. | Danurasana (S. 200) | 2 x |
| 7. | Uddiana stehend (S. 188) | 3 x |
| 8. | Wiparita-Karani (S. 210) | 3 x |
| 9. | Selbstversenkung (S. 173, 177) | 10′ |
| 10. | Sawasana (S. 233) | 10′ |

*XVIII. Woche*

| | | |
|---|---|---|
| 1. | Volle Yogi-Atmung sitzend (S. 157, 173, 177) | 7 x |
| 2. | Kumbhaka 20—30″ zurückh. (S. 161) | 2 x |
| 3. | Sukh-purvak (S. 164) | 3 x |
| 4. | Wakrasana 1. Phase (S. 182) | 2 x |
| 5. | Ardha-Matsyendrasana 1. Phase (S. 181) | 2 x |
| 6. | Trikonasana (S. 193) | 3 x |
| 7. | Pastschimotana (S. 184) | 3 x |
| 8. | Halasana (S. 219) | 3 x |
| 9. | Selbstversenkung (S. 173, 177) | 10′ |
| 10. | Sawasana (S. 233) | 10′ |

*XIX. Woche*

| | | |
|---|---|---|
| 1. | Volle Yogi-Atmung sitzend (S. 157, 173, 177) | 7 x |
| 2. | Uddschai (S. 162) | 5 x |
| 3. | Pranayama Nr. 5 (S. 169) | 3 x |
| 4. | Matsyasana (S. 183) | 3 x |
| 5. | Padahastasana (S. 188) | 3 x |
| 6. | Ardha-Matsyendrasana 2. Phase (S. 181) | 3 x |
| 7. | Uddiana Bandha stehend (S. 188) | 3 x |
| 8. | Sarwangasana (S. 205) | 3 x |
| 9. | Selbstversenkung (S. 173, 177) | 10′ |
| 10. | Sawasana (S. 233) | 10′ |

*XX. Woche*

| | | |
|---|---|---|
| 1. | Volle Yogi-Atmung sitzend (S. 157, 173, 177) | 7 x |
| 2. | »Ha«-Atmung liegend (S. 167) | 3 x |
| 3. | Pranayama Nr. 4 (S. 169) | 3 x |
| 4. | Sirschasana (S. 213) | 3 x |
| 5. | Supta-Wadschrasana (S. 178) | 2 x |
| 6. | Uddiana Bandha sitzend (S. 188) | 3 x |
| 7. | Danurasana (S. 200) | 2 x |
| 8. | Wiparita-Karani (S. 210) | 3 x |
| 9. | Selbstversenkung (S. 173, 177) | 10′ |
| 10. | Sawasana (S. 233) | 10′ |

*XXI. Woche*

| | | |
|---|---|---|
| 1. | Volle Yogi-Atmung sitzend (S. 157, 173, 177) | 7 x |
| 2. | Sukh-purvak (S. 164) | 3 x |
| 3. | Kumbhaka 20—30″ (S. 161) | 3 x |
| 4. | Pranayama Nr. 4 (S. 169) | 2 x |
| 5. | Yoga-Mudra (S. 177) | 3 x |
| 6. | Mayurasana (S. 201) | 3 x |
| 7. | Ardha-Matsyendrasana 2. Phase (S. 178) | 2 x |
| 8. | Sirschasana (S. 213) | 3 x |
| 9. | Selbstversenkung (S. 173, 177) | 10′ |
| 10. | Sawasana (S. 233) | 10′ |

Wie aus der Anleitung ersichtlich wird, ist die Dauer der angeführten Übungen mit insgesamt etwa 25 bis 40 Minuten bemessen. Im weiteren kann jedermann nach Hang und Anlage die ihm entsprechenden Pranayamas und Asanas üben. Es empfiehlt sich aber nicht, auf einmal länger als eine Stunde zu üben.

☆

Sowohl die Pranayamas und die Asanas als auch das uralte System der mit Glauben, Willens- und Einbildungskraft gepaarten Kraftübungen empfehle ich liebevoll den Sportlehrern des Westens. Es lohnt sich, diesem ehrwürdigen Erfahrungswissen eingehende Aufmerksamkeit zu widmen, und es wäre sehr nützlich, die Jugend schon von Anbeginn unter den Einfluß des Hatha-Yogas zu bringen. Dann würde eine mit neuen Kräften, mit Selbstbeherrschung und starker Willenskraft ausgerüstete Generation heranwachsen, denn:

*der Körper wird nur dann ein sich anpassendes*
*und folgsames Offenbarungsinstrument des Geistes,*
*wenn er gesund ist!*
*— OM —*

Ardha = Halb.

Ardha-bhutschangasana = Halb-Kobrastellung.

Ardha-matsyendrasana = Sie wurde nach dem Yogi Matsyendra benannt. Da aber die ursprüngliche Übung sehr schwer ist, wurde sie unter dem Namen »Ardha« (halb) — Matsyendrasana im Hatha Yoga aufgenommen.

Ardha-salabhasana = Salabha bedeutet auf Sanskrit Heuschrecke, Ardha-salabhasana = Halbe Heuschreckübung, d. h. daß wir nicht beide Beine auf einmal heben, sondern abwechslungsweise zuerst das eine und dann das andere Bein.

Bastrika = Blasebalg. Eine Art von Atemübung: wenn wir die Luft stark ein- und gleich stark ausatmen. Beschleunigte vollständige Yogi-Atmung.

Bhudschangasana = Bhudschanga = Schlange. Kobrastellung.

Bru-Madya-Drischti = Augenbrauenschauen.

Dhanurasana = Dhanu: Bogen. Bogenstellung.

Halasana = Diese Körperhaltung wird »Pflugstellung« genannt, da sie dem indischen Pflug ähnlich sieht. »Hala« heißt auf Sanskrit: »Pflug«.

Kapalabhati = Kapala = Schädel; bhati = Licht. Es ist eine reinigende Atmung des Kopfes, es verursacht klare Denkensart und Konzentrationsfähigkeit.

Kumbhaka = Pause nach dem Atemanhalten oder nach dem Ausatmen.

Matsyasana = Fischstellung. Matsya = Fisch.

Mayurasana = Pfauenstellung. Mayura = Pfau.

Mudra = Siegel. Eine Siegel-Stellung. Schloßstellung.

Nauli = Isolierung des Bauchmuskels in der Mitte. Dakschina und Waman Nauli = Isolierung der rechten und linken Bauchmuskeln.

Padahastasana = Storchenstellung.

Padmasana = Padma = Lotus. Lotusstellung.

Pastchimotanasana = Ausstrecken des Rückgrates (nach vorne gebeugt).

Salabhasana = Salabha bedeutet Heuschreck. Heuschreckstellung.

Sarwangasana = Kerzenstellung.

Sawasana = Sawa = Leiche. Leichenstellung.

Sidhasana = Stellung der seelischen Vertiefung, Selbstversenkung.

Simhasana = Simha = Löwen. Löwenstellung.

Sirschasana = Sirscha = Kopf. Kopfstand.

Supta-wadschrasana = Diamantenstellung für Selbstbeherrschung und Willenskraft-Entwicklung.

Trikonasana = Triangelstellung, Dreieckstellung.

Uddijana-bandha = Binden, aufziehen, umwandeln. Prana Energie wird durch diese Übung in die Mitte des Rückgrates gelenkt.

Yoga-mudra = Siegelstellung, geschlossene Stellung.

Wakrasana = Drehsitz.

# Ergänzendes Schrifttum

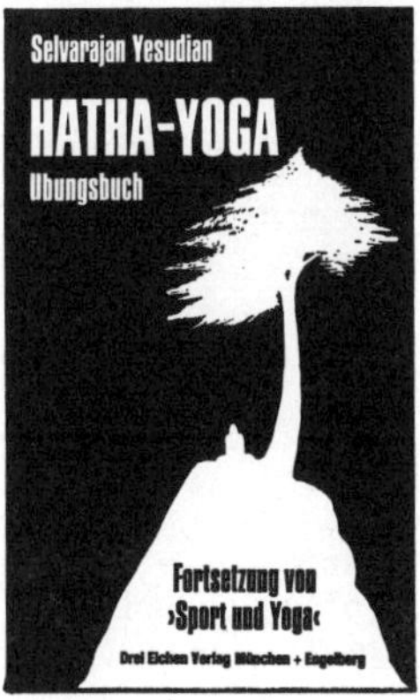


Neuerscheinungen
von
Selvarajan
Yesudian

*

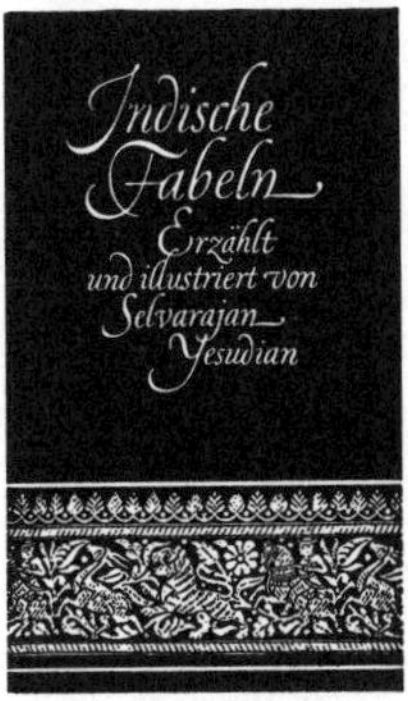


SELVARAJAN YESUDIAN: **HATHA-YOGA-ÜBUNGSBUCH**

Fortsetzung von „Sport und Yoga", 224 Seiten, Leinen

Aus dem Inhalt: Vorwort von Elisabeth Haich — Vorwort des Verfassers — Einige Leitgedanken — Yoga-Übungen durch das Jahr — Neue Pranayama-Atemübungen und Hatha-Yoga-Übungen und ihre Heilwirkung — Leitgedanken großer Meister — Gedanken und Gedichte des Verfassers — Empfehlenswerte Bücher.

Yesudian gab im Buch „Sport und Yoga" die einfach-klassischen Hatha-Yoga-Übungen, die ein jeder Mensch, ob alt oder jung, ob gesund oder krank, mit viel Erfolg und ohne Gefahr ausführen konnte. Viele Schüler üben diese Übungen seit Jahren, so daß es notwendig wurde, weitere Übungen zusammenzustellen, die den Körper noch belebter und bewußter machen. Alle Übungen hat er mit geschmackvollen Zeichnungen und Gedichten geschmückt und sehr lebendig gestaltet. Das ganze Werk haucht das feine, liebevolle, echt orientalische Wesen Yesudians aus. Es gibt das Bild seines seelischen, aus Liebe und Wohlwollen geflochtenen Wesens wieder. Alle, die dieses Werk in die Hand nehmen und gebrauchen, werden daran innige Freude haben.

SELVARAJAN YESUDIAN: **INDISCHE FABELN**

131 Seiten, Leinen

Die hier erzählten Fabeln spiegeln die Tiefe der Lebenseinstellung des Inders wider. Es sind stumme Botschaften, durch Jahrhunderte überlieferte Bruchstücke des indischen geistigen Erbes, überliefert vom Vater auf den Sohn, von der Mutter auf die Tochter und von Freund zu Freund. Zierliche Zeichnungen des Verfassers schenken dem Werk ein liebliches Cachet. Ein prächtiges Geschenk für viele Gelegenheiten.

# Empfehlenswerte Bücher

ELISABETH HAICH: *Der Tag mit Yoga*
Geistiger Yoga-Weg für Denkende. 72 Seiten kartoniert

ELISABETH HAICH: *Tarot*
185 Seiten mit 22 farbigen Karten im Anhang. Leinen
Die zweiundzwanzig Bewußtseinsstufen des Menschen. Das Erkennen der inneren Zusammenhänge menschlichen Wesens, geistiger und seelischer Zustände.

ELISABETH HAICH: *Einweihung*
3. erweiterte Auflage, 428 Seiten, Großformat, Leinen
Das Buch, in dem sich Biographie, Metaphysik und mystische Lehren verweben, gibt ein spannungsreiches Bild von den Mysterien der Einweihung — 6 Seiten Bilder.

ELISABETH HAICH: *Sexuelle Kraft und Yoga*
230 Seiten, Leinen
Die Umwandlung ursprünglicher Triebkraft in höhere geistige Kräfte. Offene Wege zur Erweiterung des Bewußtseins. Wertvolle Ratschläge für den Alltag und außergewöhnliche Situationen.

YESUDIAN-HAICH: *Sport und Yoga*
19. Auflage, 284 Seiten, Leinen
Sport, ein Begriff und eine Tätigkeit des Westens, bedarf zu seiner Vervollkommnung und Vertiefung der Lebenskunst des Ostens, des Yoga. 74 Bilder. (Über 1 Million Gesamtauflage in 16 Sprachen)

SELVARAJAN YESUDIAN: *Selbsterziehung durch Yoga*
212 Seiten, Leinen
In einem weitgespannten Rahmen sind praktische Anweisungen, sinnvolle Legenden und mancherlei Fragen und Antworten eingefügt. 11 Seiten Bilder.

YESUDIAN-HAICH: *RAJA-YOGA · Yoga in den zwei Welten*
230 Seiten, Leinen
Die vier Abschnitte des Werkes behandeln: Was ist Yoga? — Weg des Ostens — Weg des Westens — Die zwei Wege begegnen sich — Große Schau und Zielsetzung.

YESUDIAN-HAICH: *Yoga im heutigen Lebenskampf*
48 Seiten, kartoniert
Anregung zu froher Lebensmeisterung. Einiges über Magie.

YESUDIAN-HAICH: *Yoga und Schicksal*
3 Vorträge, 60 Seiten, kartoniert
Wie man ein Yogi wird — Yoga und Selbstheilung.

Drei Eichen Verlag AG
Engelberg/Schweiz + München 60